Interpretação de Exames Bioquímicos para o NUTRICIONISTA

Guia Nutricional de Consulta de Exames de Laboratório Clínico

3ª Edição

EDITORAS

Maria José de Carvalho Costa
Nutricionista. Professora Pós-Doutora do Curso de Graduação e Pós-Graduação em Ciências da Nutrição na Universidade Federal da Paraíba (UFPB). Professora de Dietoterapia e do Estágio Supervisionado em Nutrição Clínica do Curso de Graduação em Nutrição. Membro do Núcleo Interdisciplinar de Estudos em Saúde e Nutrição.

Raquel Patrícia Ataíde Lima
Nutricionista Graduada e Mestre em Ciências da Nutrição pela Universidade Federal da Paraíba (UFPB). Doutora em Ciências da Nutrição pela UFPB, com período sanduíche na *Université Lyon 1*. Membro do Núcleo Interdisciplinar de Estudos em Saúde e Nutrição da UFPB. Pós-Doutora na Universidade Estadual de Campinas (Unicamp).

EDITORA ATHENEU

São Paulo — Rua Maria Paula, 123 – 13º andar
Conjutos 133 e 134
Tel.: (11) 2858-8750
E-mail: atheneu@atheneu.com.br

Rio de Janeiro — Rua Bambina, 74
Tel.: (21) 3094-1295
E-mail: atheneu@atheneu.com.br

CAPA: Equipe Atheneu
PRODUÇÃO EDITORIAL: Sandra Regina Santana

CIP-BRASIL. CATALOGAÇÃO NA PUBLICAÇÃO
SINDICATO NACIONAL DOS EDITORES DE LIVROS, RJ

C874i
3. ed.

Costa, Maria José Carvalho da
    Interpretação de exames bioquímicos para o nutricionista: guia nutricional de consulta de exames de laboratório clínico / Maria José de Carvalho Costa, Raquel Patrícia Ataíde Lima. - 3. ed. - Rio de Janeiro : Atheneu, 2020.

    21 cm.

    Inclui bibliografia e índice
    ISBN 978-85-388-1066-7

    1. Bioquímica - Manuais de laboratório. I. Lima, Raquel Patrícia Ataíde. II. Título.

20-62238
CDD: 612.015
CDU: 612.015

Leandra Felix da Cruz Candido - Bibliotecária - CRB-7/6135

06/01/2020   08/01/2020

COSTA M. J. C.; LIMA R. P. A.
Interpretação de Exames Bioquímicos para o Nutricionista: Guia Nutricional de Consulta de Exames de Laboratório Clínico– 3ª edição
© *Direitos reservados à EDITORA ATHENEU – Rio de Janeiro, São Paulo, 2020.*

Sobre os Colaboradores

Alexandre Henriques Gouveia Dantas
Médico. Professor Mestre de Patologia da Nutrição e do Curso de Graduação em Nutrição da Universidade Federal da Paraíba (UFPB).

Ana Maria de Carvalho Albuquerque Melo
Nutricionista. Professora Mestre de Dietoterapia da Universidade Federal de Pernambuco (UFPE). Membro do Colegiado da Residência em Nutrição Clínica do Hospital das Clínicas da UFPE. Membro do Colegiado do Curso de Graduação em Nutrição da UFPE. Membro da Diretoria do Departamento de Nutrição da Sociedade Brasileira de Cardiologia (SBC), Regional de Pernambuco. Membro da Comissão Estadual de Residência em Nutrição.

Bruna Maia de Oliveira
Nutricionista Graduada pela Universidade Federal da Paraíba (UFPB).

Caroline Severo de Assis
Nutricionista Graduada pela Faculdade de Ciências Médicas da Paraíba (FCM-PB). Mestre em Ciências da Nutrição pela Universidade Federal da Paraíba (UFPB).

Christiane Carmem Costa do Nascimento
Nutricionista Graduada pela Universidade Federal da Paraíba (UFPB). Especialista em Nutrição Clínica pela Universidade Federal de Pernambuco (UFPE). Mestre em Ciências da Nutrição pela UFPB.

Christiane Castro de Melo Silva
Nutricionista Graduada pela Universidade Federal da Paraíba (UFPB). Sócia-Proprietária da Nutroserv.

Danielle de Carvalho Pereira
Nutricionista Graduada e Mestre em Ciências da Nutrição pela Universidade Federal da Paraíba (UFPB). Especialista em Nutrição Clínica pela Universidade Federal de Pernambuco (UFPE). Fiscal do Conselho Regional de Nutricionistas – 6ª Região (CRN6).

Diego Valois da Mota Ribeiro
Nutricionista Graduado pela Faculdade de Ciências Médicas da Paraíba (FCM-PB). Mestre em Ciências e Tecnologia de Alimentos pela Universidade Federal da Paraíba (UFPB).

Elisama Araújo de Sena
Nutricionista Graduada e Mestre em Ciências da Nutrição pela Universidade Federal da Paraíba (UFPB).

Emannuel Veríssimo de Araújo
Nutricionista Graduada e Mestre em Ciências da Nutrição pela Universidade Federal da Paraíba (UFPB).

Erika Epaminondas de Sousa
Nutricionista Graduada pela Faculdade de Ciências Médicas da Paraíba (FCM-PB). Mestre em Ciências da Nutrição pela Universidade Federal da Paraíba (UFPB).

Fernanda Patrícia Torres Barbosa
Nutricionista Graduada pela Universidade Federal da Paraíba (UFPB). Especialista em Gerontologia pela UFPB. Mestre em Ciências da Nutrição pela UFPB.

Fernando Caldeira Filho
Biomédico e Mestre em Biomedicina pela Universidade Federal de Pernambuco (UFPE). Biomédico do Município de João Pessoa.

Francisco Eduardo de Carvalho Costa
Biólogo Graduado pela Universidade Federal da Paraíba (UFPB). Professor Doutor pela Universidade de São Paulo (USP). Professor da Universidade do Vale do Sapucaí (Univás).

Geórgia de Sousa Ferreira Soares
Nutricionista Graduada e Mestre em Ciências da Nutrição pela Universidade Federal da Paraíba (UFPB). Especialista em Nutrição Clínica Funcional pela Universidade Ibirapuera (Unib). Doutora em Nutrição pela Universidade Federal de Pernambuco (UFPE).

Geovanna Torres de Paiva Bandeira
Nutricionista Graduada e Mestre pela Universidade Federal da Paraíba (UFPB). Doutora em Ciências da Nutrição pela Universidade Federal de Pernambuco (UFPE). Nutricionista do Hospital Universitário Onofre Lopes (HUOL).

Gyselle Iwie Oliveira de Araújo
Nutricionista Graduada pela Universidade Federal da Paraíba (UFPB).

Ilka Maria Lima Araújo
Nutricionista. Professora Mestre de Dietoterapia e de Prática de Nutrição do Curso de Graduação em Nutrição da Universidade Federal da Paraíba (UFPB).

Isabelly Cristina Almeida de Assis
Nutricionista Graduada pela Universidade Federal da Paraíba (UFPB). Sócia-Proprietária da Nutroserv.

Jailane de Souza Aquino
Nutricionista Graduada e Mestre em Ciências e Tecnologia de Alimentos pela Universidade Federal da Paraíba (UFPB). Doutora em Nutrição pela Universidade Federal de Pernambuco (UFPE). Professora da UFPB.

Jean-Claude Guilland
Docteur-Ingénieur, Maître de Conférences, Praticien Hospitalier – Faculté de Médicine de Dijon, France.

Jéssica Vanessa de Carvalho Lisboa
Nutricionista Graduada pela Faculdade de Ciências Médicas da Paraíba (FCM-PB). Mestre em Ciências da Nutrição pela Universidade Federal da Paraíba (UFPB).

Jéssica Vicky Bernardo de Oliveira
Nutricionista Graduada e Mestre em Ciências da Nutrição pela Universidade Federal da Paraíba (UFPB).

Judeiana da Nóbrega Andrade Silva
Nutricionista Graduada pelo Centro Universitário Maurício de Nassau (Uninassau).

Juliana Gondim de Albuquerque
Nutricionista Graduada pela Universidade Federal da Paraíba (UFPB).

Keylha Querino de Farias Lima
Nutricionista Graduada pela Faculdade de Ciências Médicas da Paraíba (FCM-PB). Mestre em Ciências da Nutrição pela Universidade Federal da Paraíba (UFPB).

Luiza Sonia Asciutti Moura
Bióloga. Professora Pós-Doutora do Curso de Pós-Graduação em Ciências da Nutrição, do Curso de Especialização em Nutrição Clínica da Universidade Federal da Paraíba (UFPB) e da Graduação em Nutrição da Faculdade de Ciências Médicas da Paraíba (FCM-PB). Membro do Núcleo Interdisciplinar de Estudos em Saúde e Nutrição.

Manoel Miranda Neto
Nutricionista Graduada e Mestre em Ciências da Nutrição pela Universidade Federal da Paraíba (UFPB).

Maria Amélia Amado Rivera
Nutricionista. Professora Pós-Doutora do Curso de Pós-Graduação em Ciências da Nutrição, do Curso de Especialização em Nutrição Clínica da Universidade Federal da Paraíba (UFPB) e da Graduação em Nutrição da Faculdade de Ciências Médicas da Paraíba (FCM-PB). Professora do Mestrado Interdisciplinar de Saúde Coletiva da Universidade Estadual da Paraíba (UEPB). Membro do Núcleo Interdisciplinar de Estudos em Saúde e Nutrição.

Maria da Conceição Rodrigues Gonçalves
Nutricionista. Professora Doutora Titular de Prática de Nutrição Clínica do Curso de Graduação em Nutrição e do Curso de Especialização em Nutrição Clínica da Universidade Federal da Paraíba (UFPB).

Maria de Fátima Duques de Amorim
Gastroenterologista. Mestre em Ciências da Nutrição. Professora do Departamento de Nutrição do Centro de Ciências da Saúde (CCS) da Universidade Federal da Paraíba (UFPB). Médica do Ambulatório de Hepatologia do Hospital Universitário Lauro Wanderley (HULW) – UFPB.

Marina Ramalho Ribeiro
Nutricionista Graduada pela Faculdade de Ciências Médicas da Paraíba (FCM-PB). Mestre em Ciências da Nutrição pela Universidade Federal da Paraíba (UFPB). Professora de Nutrição.

Mussara Gomes Cavalcante Alves Monteiro
Enfermeira Graduada pela Fundação Francisco Mascarenhas, Paraíba. Nutricionista Graduada e Mestre em Ciências da Nutrição pela Universidade Federal da Paraíba (UFPB). Especialista em Saúde Pública pelas Faculdades Integradas de Patos (FIP). Membro do Núcleo Interdisciplinar de Estudos em Saúde e Nutrição da UFPB. Doutorado em Andamento na UFPB.

Paulo Duques de Amorim
Graduado em Medicina pela Universidade Federal da Paraíba (UFPB). Médico Residente em Clínica Médica do Conjunto Hospitalar do Mandaqui. Médico Residente em Gastroenterologia da Universidade de São Paulo (USP). Médico Residente em Endoscopia Digestiva da USP.

Pedro Duques de Amorim
Médico Residente em Hepatologia da Universidade Estadual de Campinas (Unicamp), São Paulo.

Rafaella Cristhine Pordeus Luna
Nutricionista Graduada e Mestre e Doutora em Ciências da Nutrição pela Universidade Federal da Paraíba (UFPB), com período sanduíche na *Université Lyon 1*. Especialista em Nutrição Clínica pela Universidade Gama Filho (UGF). Membro do Núcleo Interdisciplinar de Estudos em Saúde e Nutrição da UFPB. Professora de Dietoterapia do Curso de Graduação em Nutrição da Universidade Federal do Piauí (UFPI).

Regina Maria Cardoso Monteiro
Nutricionista Graduada pela Universidade Federal da Paraíba (UFPB). Especialista em Nutrição Clínica pela UFPB.

Rúbia Cartaxo Squizato de Moraes
Nutricionista Graduada pela Faculdade de Ciências Médicas da Paraíba (FCM-PB). Mestre em Ciências da Nutrição pela Universidade Federal da Paraíba (UFPB).

Sônia Cristina Pereira de Oliveira Ramalho Diniz
Nutricionista. Professora Mestre de Dietoterapia e de Prática de Nutrição Clínica do Curso de Graduação em Nutrição da Universidade Federal da Paraíba (UFPB). Coordenadora do Curso de Graduação em Nutrição e do Estágio Supervisionado em Nutrição Clínica da UFPB.

Stéfany Kelly Martins de Oliveira
Nutricionista Graduada pelo Centro Universitário Maurício de Nassau (Uninassau).

Tainá Gomes Diniz
Nutricionista Graduada pela Faculdade de Ciências Médicas da Paraíba (FCM-PB). Mestre em Ciências da Nutrição pela Universidade Federal da Paraíba (UFPB).

Talita Iraci Lins Rabelo da Costa
Nutricionista Graduada pela Universidade Federal da Paraíba (UFPB).

Thais Rodrigues Lins
Nutricionista Graduada pela Faculdade de Ciências Médicas da Paraíba (FCM-PB).

Thaise Anataly Maria de Araújo
Nutricionista Graduada e Mestre em Ciências da Nutrição pela Universidade Federal da Paraíba (UFPB). Especialista em Política e Gestão do Cuidado pela UFPB.

Vitor Ferreira Boico
Nutricionista Graduado e Mestre em Nutrição pela Universidade Estadual de Campinas (Unicamp). Professor e Coordenador do Curso de Nutrição da Anhanguera.

Waldir Pedrosa Dias de Amorim (*in memoriam*)
Hepatologista. Ex-Professor Adjunto de Gastroenterologia da Universidade Federal da Paraíba (UFPB). Médico do Ambulatório de Hepatologia do Hospital Universitário Lauro Wanderley (HULW) – UFPB.

Yohanna de Oliveira
Nutricionista Graduada pela Faculdade de Ciências Médicas da Paraíba (FCM-PB). Mestre em Ciências da Nutrição pela Universidade Federal da Paraíba (UFPB).

Agradecimento

Agradecemos a todos os autores que contribuíram de forma tão valiosa, embasados na literatura científica, para a elaboração desta obra.

Dedicatória

Dedico este compêndio aos meus filhos, Francisco, Ricardo e Rodrigo, e ao meu esposo, Francisco, pelo apoio irrestrito durante o desenvolvimento desta obra.
Maria José de Carvalho Costa

Ao meu filho, Matheus Ataíde.
Raquel Patrícia Ataíde Lima

Prefácio

Nesta terceira edição, tenho a honra de prefaciar este compêndio de interesse aos nutricionistas. É com satisfação que faço uma breve descrição a seguir.

Parabenizo a autora, professora pós-doutora Maria José de Carvalho Costa, que vem desde a primeira edição selecionando colaboradores da área e atualizando a obra com casos clínicos comentados. Nesta nova edição, a doutora Raquel Patrícia Alaíde Lima, que sempre atuou como colaboradora, hoje atua na prática clínica ao lado da doutora Maria José. Essas autoras adicionam nesta nova edição casos clínicos atualizados, novas diretrizes e mais alimentos que funcionam como reguladores da saúde e que atuam nos dados bioquímicos.

Atualmente, o nutricionista vem cada vez mais conquistando seu espaço na prática clínica em consultórios e hospitais. Atualizar-se com embasamento científico de artigos e diretrizes é primordial para o nutricionista desempenhar uma boa conduta. Este livro traz o que há de mais atual na literatura, referente a dados bioquímicos e sua relação com os alimentos.

Compreender e interpretar os exames bioquímicos do paciente é necessário para delinear a conduta dietoterápica do nutricionista, conhecendo estratégias para, juntos, elaborarem um tratamento dietoterápico mais eficaz.

Entendendo os limites de normalidade das taxas sanguíneas, o nutricionista poderá auxiliar o indivíduo a melhorar as suas. Essa é a proposta dos autores, neste livro – *Interpretação de Exames Bioquímicos para o Nutricionista: Guia Nutricional de Consulta de Exames de Laboratório Clínico* –, no qual se descortinam os tipos de exames bioquímicos fundamentais para o diagnóstico e seus princípios, recomendações, interpretações e limitações.

Esses pontos são apresentados de forma clara e de fácil compreensão em cada capítulo desta obra, que é de utilidade inestimável. O Capítulo 1 trata da importância e da interpretação dos principais exames para esclarecimentos sobre as cardiopatias e as hiperlipoproteinemias, e nesta nova edição foi atualizado, sendo inserida a parte de flavonoides e fitosteróis nas doenças cardiovasculares, com tabelas e quadros; no Capítulo 2, são abordados os exames capazes de promover um melhor entendimento sobre a condição do indivíduo diabético, com inserção das novas diretrizes, caso clínico e contagem de carboidratos; o Capítulo 3 refere-se à interpretação de exames de importância em nutrição para a doença renal, abordando inclusive a interpretação metabólica sobre a taxa e a filtração glomerular, e foi todo remodelado, com novos indicadores bioquímicos e tabelas para melhor interpretação; o Capítulo 4 é esclarecedor no que se refere aos exames para doenças hepáticas; no Capítulo 5, encontram-se interpretações sobre as deficiências vitamínicas, e nele adicionamos estudos com a vitamina D; e o Capítulo 6 traz uma interpretação simplificada do hemograma, para a interpretação dos riscos de anemia, com inserção da vitamina B_{12}.

Nesta edição, continuamos com o Capítulo 7, no qual há um olhar sobre a influência dos alimentos sob os marcadores inflamatórios, e no Capítulo 8 abordamos alimentos que auxiliam na estabilização de valores bioquímicos, com um quadro dos principais alimentos, seus nutrientes e sua relação com o exame bioquímico, sendo essa lista a mais atual que o nutricionista poderá encontrar.

Sem dúvida, a leitura deste livro mostra mais uma vez a importância dessas abordagens no que se refere à interpretação de exames de importância para o cotidiano do nutricionista nas suas atividades, deixando clara a existência de uma grande lacuna, que poderá ser preenchida com as informações aqui contidas.

Gostaria de manifestar novamente as minhas felicitações às autoras, organizadoras do livro pela ideia brilhante de colocar à disposição dos colegas de profissão todos os aspectos aqui abordados, visando facilitar o seu trabalho. Felicito também os nutricionistas pelo presente recebido, desejando que aproveitem bem a leitura, com o compromisso e a responsabilidade que sempre demonstram nas prescrições dietoterápicas para os seus clientes.

Sônia Cristina Pereira de Oliveira Ramalho Diniz
Professora Doutora e Coordenadora do Curso de
Nutrição da Universidade Federal da Paraíba (UFPB)

Sumário

1. **Interpretação de Exames de Importância em Nutrição para Cardiopatias e/ou Hiperlipoproteinemias**, 1
   Maria José de Carvalho Costa
   Alexandre Henriques Gouveia Dantas
   Ana Maria de Carvalho Albuquerque Melo
   Christiane Carmem Costa do Nascimento
   Francisco Eduardo de Carvalho Costa
   Geórgia de Sousa Ferreira Soares
   Rafaella Cristhine Pordeus Luna
   Raquel Patrícia Ataíde Lima
   Keylha Querino de Farias Lima
   Talita Iraci Lins Rabelo da Costa
   Vitor Ferreira Boico

2. **Interpretação de Exames de Importância em Nutrição para *Diabetes Mellitus***, 47
   Maria José de Carvalho Costa
   Raquel Patrícia Ataíde Lima
   Christiane Castro de Melo Silva
   Emannuel Veríssimo de Araújo
   Ilka Maria Lima Araújo
   Isabelly Cristina Almeida de Assis
   Maria da Conceição Rodrigues Gonçalves
   Rafaella Cristhine Pordeus Luna
   Regina Maria Cardoso Monteiro
   Sônia Cristina Pereira de Oliveira Ramalho Diniz
   Yohanna de Oliveira
   Thais Rodrigues Lins

3. **Interpretação de Exames de Importância em Nutrição para Doença Renal**, 95
   Maria José de Carvalho Costa
   Raquel Patrícia Ataíde Lima
   Bruna Maia de Oliveira
   Fernanda Patrícia Torres Barbosa
   Gyselle Iwie Oliveira de Araújo
   Isabelly Cristina Almeida de Assis
   Thaise Anataly Maria de Araújo
   Sônia Cristina Pereira de Oliveira Ramalho Diniz
   Caroline Severo de Assis
   Elisama Araújo de Sena

4. Interpretação Metabólica sobre Exames de Importância nas Doenças Hepáticas, 125
Maria José de Carvalho Costa
Maria de Fátima Duques de Amorim
Jailane de Souza Aquino
Manoel Miranda Neto
Mussara Gomes Cavalcante Alves Monteiro
Paulo Duques de Amorim
Pedro Duques de Amorim
Raquel Patrícia Ataíde Lima
Waldir Pedrosa Dias de Amorim
Rúbia Cartaxo Squizato de Moraes
Tainá Gomes Diniz

5. Interpretação Metabólica sobre Deficiências Vitamínicas, 169
Maria José de Carvalho Costa
Danielle de Carvalho Pereira
Geovanna Torres de Paiva Bandeira
Jean-Claude Guilland
Juliana Gondim de Albuquerque
Luiza Sonia Asciutti Moura
Maria Amélia Amado Rivera
Raquel Patrícia Ataíde Lima
Jéssica Vanessa de Carvalho Lisboa
Marina Ramalho Ribeiro

6. Interpretação de Importância em Nutrição de Hemograma, 195
Maria José de Carvalho Costa
Raquel Patrícia Ataíde Lima
Diego Valois da Mota Ribeiro
Fernando Caldeira Filho

7. Influência da Alimentação nos Valores Sanguíneos de Marcadores Inflamatórios, 235
Maria José de Carvalho Costa
Raquel Patrícia Ataíde Lima
Rafaella Cristhine Pordeus Luna
Stéfany Kelly Martins de Oliveira
Judeiana da Nóbrega Andrade Silva

8. Exames Laboratoriais na Prática do Nutricionista, 245
Maria José de Carvalho Costa
Raquel Patrícia Ataíde Lima
Jéssica Vicky Bernardo de Oliveira
Erika Epaminondas de Sousa

Índice Remissivo, 259

1

Interpretação de Exames de Importância em Nutrição para Cardiopatias e/ou Hiperlipoproteinemias

Maria José de Carvalho Costa
Alexandre Henriques Gouveia Dantas
Ana Maria de Carvalho Albuquerque Melo
Christiane Carmem Costa do Nascimento
Francisco Eduardo de Carvalho Costa
Geórgia de Sousa Ferreira Soares
Rafaella Cristhine Pordeus Luna
Raquel Patrícia Ataíde Lima
Keylha Querino de Farias Lima
Talita Iraci Lins Rabelo da Costa
Vitor Ferreira Boico

1.1 PRINCIPAIS FONTES DE VARIAÇÃO PRÉ-ANALÍTICA DO PERFIL LIPÍDICO: VARIÁVEIS FISIOLÓGICAS

1.1.1 Idade e sexo

O efeito da idade nos resultados dos exames laboratoriais tem sido reconhecido pelo ponto separador do intervalo de referência que distingue as populações pediátrica, adolescente, adulta e geriátrica. Entre 15 e 55 anos de idade, há um progressivo aumento dos níveis de colesterol total (CT) e colesterol da lipoproteína de baixa densidade (LDL-C), com níveis bastante baixos em mulheres na pré-menopausa, talvez pelo efeito protetor dos estrógenos, quando comparadas a homens da mesma idade.

1.1.2 Variabilidade

Os componentes do perfil lipídico sofrem flutuações ao longo do tempo em resposta a vários estímulos. A magnitude dessas flutuações é própria de cada indivíduo e caracteriza a variabilidade biológica intraindividual. As variações médias em indivíduos saudáveis, em termos de coeficiente de variação (CV%), podem ser resumidas em: para CT, colesterol da lipoproteína de alta densidade (HDL-C) e LDL-C, cerca de 10%, e para os triglicérides (TG), de 25%. Portanto, para os TG, podem ser encontradas variações muito expressivas entre duas determinações, considerando-se apenas a influência da variabilidade biológica.

1.1.3 Gravidez

Durante a gravidez, sobretudo no segundo e no terceiro trimestre, existe um incremento do metabolismo, havendo maior mobilização dos lipídeos, determinando uma elevação dos níveis séricos de apolipoproteínas, TG e CT, sobretudo do LDL-C. Esses níveis voltam ao normal após a 10ª semana do parto em mães que não amamentam seus filhos.

1.1.4 Estilo de vida

O perfil lipídico é influenciado por vários fatores, incluindo genética, estilo de vida e fatores dietéticos. Segundo a Organização Mundial da Saúde (OMS), 4 milhões de mortes por ano são atribuídas à doença cardíaca coronária em todo o mundo, e 70% dos pacientes com sintomas prematuros demonstram metabolismo lipídico anormal. Trabalhos anteriores demonstraram que, para cada redução de 10% nos níveis séricos de CT, há um declínio de 15% no risco de mortalidade associada à doença cardíaca coronária, destacando a importância da dislipidemia na progressão da doença cardíaca coronária e a necessidade de melhorar os lipídios séricos (Ding et al., 2019).

Atualmente, a prevenção e o tratamento de primeira linha da dislipidemia incluem mudanças na dieta e no estilo de vida, além da farmacoterapia. Por exemplo, atividade física e cessação do tabagismo têm efeitos benéficos bem-estabelecidos no perfil lipídico de pacientes com dislipidemia.

Fatores incluindo idade, exercício, dieta, tabagismo, índice de massa corporal (IMC) e consumo de álcool e café desempenham papéis fundamentais na modificação dos níveis de HDL-C e no gerenciamento do risco de doença DCV. O café, um fator de estilo de vida modificável, é a segunda principal bebida não alcoólica consumida em todo o mundo e tem sido associado positivamente ao HDL-C, o que implica que ele pode proteger contra as DCV. As propriedades antiaterogênicas são atribuídas aos seus compostos fenólicos ricos em antioxidantes, que aumentam o efluxo de colesterol mediado por HDL-C a partir de macrófagos. De acordo com Hsu et al. (2019), beber café pode ser cardioprotetor, especialmente em mulheres.

As dietas ricas em gordura saturada em geral são lipogênicas, e o efeito varia dependendo da quantidade de ingestão de ácidos graxos. Carboidratos complexos e ácidos graxos mono e poli-insaturados, quando substituem os ácidos graxos saturados, tendem a baixar os níveis de LDL-C. Uma dieta rica em óleo de peixe diminui os níveis de TG e VLDL, presumivelmente porque o óleo de peixe tem a habilidade de inibir a síntese de TG da VLDL. O consumo de etanol, especialmente em sujeitos que usualmente não consomem álcool, aumenta os níveis de TG da fração VLDL. O uso moderado (< 30 g/dia) contribui para a elevação dos níveis de HDL-C e apoliproteínas AI e AII. Quando exceder 80 g/dia, a síntese de VLDL é estimulada com a ativação da lipase lipoproteica, que vai hidrolisar os TG da VLDL, resultando em níveis aparentemente normais de VLDL no plasma, apesar do aumento de síntese de VLDL. O tabagismo é o hábito de vida que, sem dúvida, tem maior impacto na saúde como um todo e, sobretudo, interfere no perfil bioquímico e celular, também reduzindo os níveis de HDL-C sérico, que está relacionado com o número de cigarros fumados por dia.

1.1.5 Duração de jejum

Segundo a V Diretriz Brasileira de Dislipidemias e Prevenção da Aterosclerose, a coleta de sangue deverá ser realizada após jejum de 12 horas para a análise das concentrações de TG, bem como para o cálculo do colesterol da LDL (LDL-C) pela fórmula de Friedewald. As determinações do CT, apolipoproteína B (apoB), apoA-I e HDL-C podem ser analisadas em amostras coletadas sem jejum prévio. O jejum é também importante para avaliar a glicemia. A determinação do perfil lipídico deve ser feita em indivíduos com dieta habitual e estado metabólico e peso estáveis por pelo menos duas semanas antes da realização do exame. O CT pode ser determinado em pacientes recém-alimentados, porém a lipemia, quando presente, pode interferir na metodologia de quantificação do colesterol. A padronização do perfil lipídico recomenda jejum de 12 a 14 horas prévio à coleta da amostra. Os valores de referência do *National Cholesterol Education Program* (NCEP), no qual se baseiam os documentos de consenso, foram obtidos com jejum de 12 horas.

1.1.6 Postura durante a coleta

A mudança da posição deitada para a ereta ou sentada pode resultar na troca da água corpórea do compartimento intravascular para o extravascular, resultando em alteração na diluição do sangue. Amostras sanguíneas obtidas em indivíduos que estiveram deitados durante 5 minutos e em seguida se sentaram podem apresentar 10% de redução no nível de CT e 12% nos níveis de TG. Portanto, é recomendável que a punção venosa seja realizada na posição sentada, devendo o paciente permanecer dessa maneira em torno de 10 a 15 minutos antes da realização da coleta.

1.1.7 Duração do tempo do torniquete

A utilização do torniquete, por baixar a pressão sistólica, mantém uma efetiva pressão de filtração dentro dos capilares, resultando na transferência das pequenas moléculas e fluidos do compartimento intravascular para o espaço intersticial. A sua permanência por mais de 1 minuto até 3 minutos pode resultar em hemoconcentração, causando elevação de macromoléculas que não são capazes de penetrar na parede dos capilares, com o aumento de 5% no nível de colesterol sérico. Caso a duração desse torniquete ultrapasse 5 minutos, o aumento do nível de colesterol poderá oscilar entre 10% e 15%. Visando minimizar o "efeito torniquete", este deverá ser desfeito tão logo a agulha penetre na veia.

1.1.8 Efeito de exercícios

Atividades físicas como caminhadas e atividades extenuantes, como a prática de esporte em academias e maratonas, podem afetar os resultados de vários exames. Devido à transferência de líquidos do volume intravascular para o intersticial, por causa da sudorese durante o exercício, ocorre uma elevação dos níveis proteicos, porém causando um efeito benéfico a longo termo, pela redução dos níveis de LDL-C e Apo B, e elevação do HDL-C e ApoA-I. Recomenda-se não praticar exercícios extenuantes nas nas 72 e 24 horas que antecedem a coleta de sangue, respectivamente noite que precede a coleta, muito menos na manhã do dia em questão.

O anticoagulante EDTA (ácido etilenodiamino tetra-acético) pode ser utilizado para a medição do CT e do TG.

- **Nota 1** – Quando for utilizado plasma, ao se utilizar EDTA, deve-se multiplicar o valor plasmático por 1,03 para se obter o valor equivalente aos níveis séricos.
- **Nota 2** – Os métodos para medição do HDL-C (precipitação e homogêneos) sofrem interferência do EDTA, e este não pode ser usado.
- **Nota 3** – A heparina não é recomendada para a determinação dos TG por ativar a lipase das lipoproteínas in vivo (e também *in vitro*), alterando os seus níveis.

Outros anticoagulantes não devem ser utilizados.
– Heparina: pode ser utilizada para medição do CT e HDL-C

1.1.9 Estocagem e manipulação da amostra

O tempo e a temperatura de acondicionamento da amostra coletada, bem como os passos da preparação do soro, plasma ou separação de células usando técnicas de gradiente de densidade, podem introduzir uma variável pré-analítica.

O soro não deve ter contato com células dentro de três horas após a coleta (Santos, 2001).

1.2 PRINCÍPIOS, RECOMENDAÇÕES, INTERPRETAÇÕES E LIMITAÇÕES DE EXAMES

1.2.1 Colesterol

Princípios e recomendações

O colesterol é enzimaticamente liberado do éster do colesterol, e o colesterol livre é medido em ensaios enzimáticos automatizados.

Interpretação

O CT é correlacionado ao risco de doenças cardiovasculares (DCV), mas não é um bom indicador de HDL e LDL.

Intervalo de referência

- Desejável: < 190 mg/dL.
(Sociedade Brasileira de Cardiologia, 2019).
- Limítrofe: 200 a 239 mg/dL.
- Alto risco: ≥ 240 mg/dL.

Limitações e/ou interações

As medidas de colesterol têm considerável variabilidade individual. Podem resultar parcialmente de variabilidade na coleta ou manuseio da amostra.

1.2.2 HDL-colesterol

Princípios e recomendações

LDL e **VLDL** são precipitados do soro antes das medidas do **HDL** residual: atualmente, a medida direta do **HDL** é feita em alguns laboratórios.

Interpretação

O **HDL** é chamado colesterol bom por indicar que é um fator de risco negativo.

Intervalo de referência

Desejável: ≥ 40 mg/dL (Sociedade Brasileira de Cardiologia, 2019).

Limitações e/ou interações

Alguns métodos de precipitação causam a subestimativa de **HDL**. O **HDL** pode ser dividido em classes: **HDL1**, **HDL2** e **HDL3**. O **HDL3** é o que melhor se correlaciona com o risco de doença cardíaca.

1.2.3 LDL-colesterol

Princípios e recomendações

O **LDL** é estimado pela fórmula de Friedwald (**LDL** = colesterol total − **HDL-C** − **TG**/5) ou por novos ensaios diretos.

Interpretação

O **LDL** é chamado CT para indicar que é um possível fator de risco. Ver diretrizes do **NCEP**.

Intervalo de referência

- Limítrofe: 130 a 159 mg/dL (3,4 a 4,1 umol/L).
- Alto risco: ≥ 160 mg/dL (≥ 4,1 umol/L).

Ou, segundo o *Adult Treatment Panel III* (ATP III), > 100 mg/dL.
- Alto risco acentuado: > 170 mg/dL.
- Alto risco moderado: > 130 mg/dL.

Limitações e/ou interações

Cálculo válido apenas quando a concentração de **TG** é < 400 mg/dL; assim, não pode ser determinado em plasma ou em soro sem jejum. O ATP III utilizou também níveis de LDL medidos por método direto da LDL.

1.2.4 Triglicérides

Princípios e recomendações

A lipase libera o glicerol e ácidos graxos do **TG**; o glicerol é medido em ensaios enzimáticos automatizados.

Interpretação

A associação entre **TG** e doença arterial coronariana (**DAC**) tem sido demonstrada; pode ser um fator de risco mais importante em mulheres.

Intervalo de referência

- < 160 mg/dL (< 1,8 mmol/L) ou < 150 mg/dL.

Limitações e/ou interações

É essencial uma amostra em jejum: a ingestão de álcool pode aumentar os resultados. Alguns anticoagulantes também afetam os resultados.

1.2.5 Lipoproteínas

Princípios e recomendações

Medidas por uma variedade de técnicas de radioimunoensaio.

Interpretação

Existem associações positivas entre o risco de DAC e lipoproteína (a) [Lp(a)] sérica. A influência da dieta é incerta. Intervalo de referência: < 160 mg/dL (≤ 180 mmol/L).

Limitações

Os resultados de diferentes métodos de ensaio podem não ser comparáveis.

1.2.6 Homocisteína

Princípios e recomendações

São medidas por cromatografia ou por imunoensaio recentemente disponíveis.

Interpretação

O nível de homocisteína (Hcy) é um fator de risco independente de DAC, trombose venosa e outras doenças. Os níveis de Hcy no plasma reduzem vitaminas B_{12} e B_6 e ácido fólico, podendo provocar outras doenças quando elevados.

Intervalo de referência

- Normal:
  - 3,8 a 18,6 umol/L ♂;
  - 0,2 a 20,1 umol/L ♀.
- Em DAC:
  - 4,4 a 21,7 umol/L ♂;
  - 0 a 27,8 umol/L ♀.

Limitações

Há diferenças pequenas entre indivíduos com **DAC** e indivíduos normais; como ocorre com a **LDL**, há aumento de risco com níveis elevados.

1.3 CONHECIMENTOS IMPORTANTES NA INTERPRETAÇÃO DE EXAMES PARA SUBSIDIAR UMA MELHOR CONDUTA DIETÉTICA

Há uma série de fatores envolvidos na vulnerabilidade que convergem para alterações do perfil lipídico, contribuindo para o acometimento de DCV. Quanto maior o número de fatores de risco e quanto mais jovem for o indivíduo quando eles surgirem, mais elevadas serão as chances de desenvolvimento da aterosclerose.

Diante disso, deve-se observar a Tabela 1.1, que apresenta os principais fatores de risco cardiovascular, de acordo com o controle e/ou a importância deles.

TABELA 1.1. Classificação dos fatores de risco (FR) de acordo com o controle e/ou a importância deles

FR	FR ótimos	1 FR não ótimo	FR elevados	FR principais
Colesterol total	< 180 mg/dL	180-199 mg/dL	200-239 mg/dL	> 240 mg/dL
Pressão arterial sistólica (PAS)	Não tratada: < 120 mmHg	Não tratada: 120-139 mmHg	Não tratada: 140-159 mmHg	Tratamento para hipertensão arterial sistêmica (HAS) ou PAS não tratada ≥ 160 mmHg
Pressão arterial diastólica (PAD)	Não tratada: < 80 mmHg	Não tratada: 80-89 mmHg	Não tratada: 90-99 mmHg	Tratamento para HAS ou PAD não tratada ≥ 100 mmHg
Fumo	Não	Não	Não	Sim
Diabetes mellitus	Não	Não	Não	Sim

Fonte: V Diretriz de Dislipidemia e Aterosclerose da Sociedade Brasileira de Cardiologia, 2013-2015.

Como já foi dito, a hipertensão é um dos fatores que proporcionam o aumento da probabilidade do desenvolvimento de cardiopatias. No intuito de classificar se o usuário apresenta ou não hipertensão, ver as Tabelas 1.2 e 1.3, que demonstram os níveis de pressão arterial para adultos acima de 18 anos segundo o 7º Comitê de Junta Nacional (JNC 7) e as VII Diretrizes Brasileiras de Hipertensão Arterial.

TABELA 1.2. Classificação dos níveis de pressão arterial (PA) para adultos acima de 18 anos de acordo com o JNC 7

Critério	PA sistólica (mmHg)	PA diastólica (mmHg)
Normal	< 120	< 80
Pré-hipertensão	120 a 139	80 a 90
Hipertensão estágio 1 (leve)	140 a 159	90 a 99
Hipertensão estágio 2 (moderada)	≥ 160	≥ 100

Fonte: V Diretrizes Brasileiras de Monitorização Ambulatorial da Pressão Arterial, 2011.

TABELA 1.3. Classificação da pressão arterial de acordo com a medição casual ou no consultório a partir de 18 anos de idade de acordo com as VII Diretrizes Brasileiras de Hipertensão Arterial

Classificação	PA sistólica (mmHg)	PA diastólica (mmHg)
Normal	< 120	< 80
Pré-hipertensão	121-139	81-89
Hipertensão estágio 1	140-159	90-99
Hipertensão estágio 2	160-179	100-109
Hipertensão estágio 3	≥ 180	≥ 110

Quando a PAS e a PAD situam-se em categorias diferentes, a maior deve ser utilizada para classificação da PA.

Considera-se hipertensão sistólica isolada se PAS ≥ 140 mmHg e PAD < 90 mmHg, devendo ser classificada em estágios 1, 2 e 3.

Fonte: Malachias et al., 2016.

Ainda, há um instrumento, o Escore de Framingham, que pode ser utilizado para inferir o quanto um determinado usuário está propício ao desenvolvimento de DCV a cada 10 anos. Para isso, é necessário seguir sistematicamente seis passos e, em seguida, somar os pontos obtidos e, a partir deles, observar o percentual de risco (Quadro 1.1).

QUADRO 1.1. Fatores de risco a cada 10 anos

	Passo 1	
Idade	Homens	Mulheres
30 a 34	−1	−9
35 a 39	0	−4
40 a 44	1	0
45 a 49	2	3
50 a 54	3	6
55 a 59	4	7
60 a 64	5	8
65 a 69	6	8
70 a 74	7	8

(continua)

QUADRO 1.1. Fatores de risco a cada 10 anos (continuação)

Colesterol total	Passo 2 Homens	Mulheres
< 160	–3	–2
160 a 199	0	0
200 a 239	1	1
240 a 279	2	1
≥ 280	3	3

HDL-c	Passo 3 Homens	Mulheres
<35	2	2
35 a 44	1	2
45 a 49	0	1
50 a 59	0	0
≥ 60	–1	–3

PAS*	PAD**	Passo 4 Homens	Mulheres
< 120	< 80	0	–3
120 a 129	80 a 84	0	0
130 a 139	85 a 89	1	0
140 a 159	90 a 99	2	2
≥ 160	≥ 110	3	3

	Passos 5 e 6 Homens	Mulheres
Diabetes		
– Sim	2	4
– Não	0	0
Fumo***		
– Sim	2	2
– Não	0	0

Passo 7
Somar os pontos
Idade + CT + HDL – c + PAS ou PAD + DM**** + Fumo = total de pontos

(continua)

QUADRO 1.1. Fatores de risco a cada 10 anos (continuação)

Passo 8
Veja risco absoluto nas tabelas

Homens – Pontos	Homens – Risco de DAC em 10 anos (%)	Mulheres – Pontos	Mulheres – Risco de DAC em 10 anos (%)
< –1	2	≤ –2	1
0	3	–1	2
1	3	0	2
2	4	1	2
3	5	2	3
4	7	3	3
5	8	4	4
6	10	5	4
7	13	6	5
8	16	7	6
9	20	8	7
10	25	9	8
11	31	10	10
12	37	11	11
13	45	12	13
≥ 14	53	13	15
		15	20
		16	24
		17	≤ 27

*PAS: pressão arterial sistólica; **PAD: pressão arterial diastólica; ***Fumo: qualquer cigarro no último mês; ****DM: *diabetes mellitus*.
Quando os valores de PAS e PAD discordarem, deve-se utilizar o mais alto.
Fonte: V Diretrizes Brasileiras de Monitorização Ambulatorial da Pressão Arterial, 2011.

O perfil lipídico tem uma relação estreita com as cardiopatias; logo, deve-se solicitar aos pacientes que apresentarem mais de dois fatores de risco exames das seguintes frações lipídicas: CT, LDL-C, HDL-C e TG. Vale ressaltar que a interpretação do aspecto do soro é importante, uma vez que quanto mais turvo, maior a presença de quilomícrons e TG (Tabela 1.4).

TABELA 1.4. Interpretação do aspecto do soro com as possíveis alterações do perfil lipídico

Aspecto do soro	Alteração do perfil lipídico
Límpido ou claro	Sem dislipidemia ou hipercolesterolemia isolada
Turvo	Hipertrigliceridemia isolada ou combinada
Cremoso	Hipertrigliceridemia grave ou hiperquilomicronemia

1.3.1 Colesterol

A partir dos valores obtidos, pode-se inferir a presença ou ausência de fatores de risco, com consequente interpretação clínica, sinais de alerta e proposta de conduta clínica (Tabela 1.5). É pertinente mencionar, também, os valores de referência de colesterolemia para crianças e adolescentes (Tabela 1.6).

TABELA 1.5. Interpretação da colesterolemia: presença ou não de fatores de risco cardiovascular, interpretação clínica, sinal de alerta e proposta de conduta clínica para adultos

Valores obtidos	Fatores de risco	Interpretação clínica	Sinais de alerta	Conduta clínica
Até 200 mg/dL	Ausente	Bom	Verde	Observar.
Até 200 mg/dL	Presente	Atenção!	Amarelo	Controlar fator de risco.
De 201 a 239 mg/dL	Ausente	Atenção!	Amarelo	Avaliar dieta e exercícios.
De 201 a 239 mg/dL Presente		Cuidado!	Vermelho	Avaliar dieta e exercícios, e controlar fator de risco e, se indicado, medicamento.
Acima de 240 mg/dL	Ausente	Cuidado!	Vermelho	Avaliar dieta, exercícios e, se indicado, medicamento.
Acima de 240 mg/dL	Presente	Muito cuidado e atenção!	"A coisa está preta!"	Indicar medicamento para retirar da faixa de perigo, depois seguir os passos do sinal vermelho.

Fonte: Elaboração própria.

TABELA 1.6. Interpretação laboratorial dos valores referenciais do perfil lipídico para a faixa etária entre 2 e 19 anos

Interpretação	2-19 anos
Desejável	Colesterol < 150 mg/dL LDL-C 100-120 mg/dL HDL-C ≥ 45 mg/dl TG < 100 mg/dL
Limítrofe	Colesterol 150-169 mg/dL LDL-C < 100 mg/dL TG 100-129 mg/dL
Alto	Colesterol ≥ 170 mg/dL LDL-C ≥ 130 mg/dL TG ≥ 130 mg/dL

1.3.2 HDL-C

Apresenta relação inversa com o risco cardiovascular, tendo em vista suas funções importantes no organismo, como inibição da expressão das moléculas de adesão com atividade anti-inflamatória e antioxidante (Reis et al., 2012). Essa fração apresenta um enorme poder antiaterogênico, por realizar o transporte reverso do colesterol dos tecidos periféricos para o fígado. Na Tabela 1.7, propomos alimentos que podem melhorar os valores de LDL-C. Na Tabela 1.7, propomos alimentos que podem melhorar os valores de LDL-C.

TABELA 1.7. Redução do LDL-C por modificação na dieta

Componente da dieta	Mudança dietética	Redução aproximada do LDL-C, %
Gordura saturada	< 7% de calorias	8 a 10
Colesterol dietético	< 200 mg/dia	3 a 5
Redução de peso	Perder 4,5 kg	5 a 8
Fibra viscosa	5 a 10 g/dia	3 a 5
Esteróis/estanóis	2 g/dia	6 a 15
Estimativa cumulativa	–	20 a 30

LDL-C: LDL-colesterol.
Fonte: Kanter et al., 2012.

1.3.3 LDL-C

É constituído pelas moléculas lipídicas mais aterogênicas no sangue e também é a mais importante via transportadora de colesterol para os tecidos, sendo, assim, essencial; contudo, não deve ultrapassar os níveis aceitáveis.

1.3.4 VLDL-C e trigliceridemia

Na Tabela 1.6, encontra-se a interpretação laboratorial dos valores de trigliceridemia, em mg/dL, no perfil lipídico para crianças, adolescentes e adultos.

É interessante expor que a dislipidemia pode ter uma origem secundária, nesse caso as principais patologias de base podem ser: hipotireoidismo, síndrome nefrótica, insuficiência renal crônica, prancreatite e icterícia obstrutiva.

1.4 INTERPRETAÇÃO METABÓLICA SOBRE COLESTEROLEMIA E OUTROS EXAMES DE IMPORTÂNCIA NA DOENÇA CARDÍACA

1.4.1 Introdução

O Painel de Tratamento de Adultos do **NCEP** estabeleceu um guia para os níveis séricos do CT, do **LDL** e do **HDL** associados a risco de doença cardíaca coronariana. Na presença de dois ou mais fatores de risco, o valor almejado para o **LDL-C** diminui de menos de 160 mg/dL para menos de 130 mg/dL. Quando a doença cardíaca coronariana está presente, é recomendado como meta menos de 100 mg/dL (**NCEP** para fatores de risco que modificam as recomendações).

As recomendações do **NCEP** baseiam-se na suposição de que os laboratórios responsáveis pelas medições lipídicas produzirão resultados precisos (coeficientes de variação, 3%) e imparciais (tendência, 3%). Para terem confiança na validade de suas recomendações, os profissionais da saúde devem estar confiantes de que os laboratórios executem essas análises satisfazendo essas exigências.

Novos métodos para a medida direta dos níveis séricos do **LDL-C** estão sendo desenvolvidos. Quando a segurança e a precisão, bem como o custo desses ensaios, se tornarem aceitáveis, os laboratórios poderão não mais utilizar a equação de Friedewald para medir o **LDL-C**. Entretanto, as concentrações de triacilglicerol ainda precisam ser avaliadas quando um perfil lipídico é determinado, portanto o jejum ainda será necessário. Além dos fatores de risco padrão ligados aos lipídeos séricos, estudos recentes ligam outros índices lipídicos e lipoproteicos à doença cardíaca coronariana. Todos eles são medidos em laboratório, mas a maioria não tem sido suficientemente avaliada para demonstrar uma ligação clara com o risco de doença cardíaca coronariana, ou são muito caros para serem avaliados, exceto em casos raros.

"Novos" fatores de risco lipídicos e lipoproteicos para doença cardíaca coronariana

Até agora não se sabe como fatores nutricionais e outros fatores de risco mutáveis (Apo^B, ApoA^1, Lpa), pequenas mas densas partículas de LDL) para doença cardíaca coronariana poderão afetar esses índices. Os lipídeos dietéticos estão aparentemente associados a outras doenças crônicas, além da **CVD**, incluindo câncer e diabetes. Entretanto, diferentemente da **CHD**, desconhece-se se o risco dessas doenças está relacionado aos índices lipídicos séricos. Isso sugere que há múltiplos passos intermediários entre o desenvolvimento dessas doenças e os padrões dietéticos ricos em lipídeos.

1.4.2 Índices de estresse oxidativo

Estudos atuais indicam que muitas das doenças crônicas, incluindo **CHD**, e pelo menos algumas formas de câncer são iniciadas por oxidação de radicais livres dos lipídeos, dos ácidos nucleicos ou proteínas. Por exemplo, atualmente, suspeita-se que o mecanismo subjacente ao desenvolvimento da aterosclerose seja mediado por compostos de radiais livres chamados de **espécies reativas de oxidação (ERO)**. Esses produtos incluem o radical superóxido (O_2), o radical hidroxil (OH) e o peróxido de hidrogênio (H_2O_2).

A formação de **ERO** é, algumas vezes, mas não sempre, mediada por certos oligoelementos essenciais (por exemplo, ferro, cobre, cromo e níquel), e, uma vez formadas, as **ERO** reagem com ácidos graxos insaturados localizados em **LDL**, criando peróxidos lipídicos, outras espécies de radicais livres. Como todos os radicais livres, os peróxidos lipídicos iniciam a oxidação de outros compostos, incluindo as proteínas presentes nas lipoproteínas (apoproteínas). Isso leva à formação de produtos radicais livres por toda a partícula ampla e heterogênea da lipoproteína. Células associadas à parede arterial ingerem as lipoproteínas oxidadas resultantes. Uma vez presentes nessas células, o metabolismo posterior desse complexo modificado parece não ocorrer. Após algum tempo, outras respostas fisiopatológicas estabilizam a lipoproteína oxidada depositada como uma placa aterosclerótica.

Além dos compostos oxidados dentro das lipoproteínas, produtos oxidados de lipídeos, proteínas e carboidratos estão também presentes nos fluidos corpóreos. Esses compostos podem ser medidos no laboratório, e alguns desses testes estão sendo feitos, atualmente, em laboratórios clínicos. Há alguma evidência de que suplementos nutricionais possam diminuir o nível de alguns desses marcadores, e alguns poucos estudos mostram que a dieta sozinha pode afetá-los. Entretanto, é necessário um estudo adicional para mostrar se – e como – a dieta e a nutrição afetam os marcadores vigentes ou ainda não conhecidos. Até que estudos adicionais se tornem disponíveis, esses testes podem não auxiliar o nutricionista no aconselhamento preciso de seus clientes, a respeito de como e em que grau esses marcadores se relacionam com o risco de doenças crônicas, ou sobre o efeito da intervenção nutricional sobre esse risco. Por outro lado, se esses marcadores potenciais do estresse oxidativo forem completamente ignorados, haverá o risco de que os clientes não recebam informações que poderiam ajudá-los a diminuir o risco de doenças crônicas. Contudo, pode ser melhor usar esses testes imperfeitos do que não fazer nada. Com sua utilização, o entendimento das relações entre doenças crônicas e estresse oxidativo está provavelmente aumentando, tornando possível o surgimento de novos e melhores testes.

Uma maneira indireta de avaliar o nível de **estresse oxidativo** é medir os níveis de compostos antioxidantes presentes nos fluidos corpóreos. Isso pode ser feito porque o estresse oxidativo está relacionado com os níveis de:
- Vitaminas antioxidantes (tocoferóis e ácido ascórbico);
- Minerais com funções antioxidantes (por exemplo, selênio);
- Fitoquímicos dietéticos com propriedades antioxidantes (por exemplo, carotenos e licopeno);
- Compostos antioxidantes endógenos e enzimas (por exemplo, superóxido dismutase e glutationa).

Mais precisamente, a concentração desses compostos correlaciona-se com o equilíbrio entre sua ingestão ou produção e seu uso durante a inibição dos compostos de radicais livres.

1.4.3 Marcadores do estresse oxidativo

Alguns testes medem a presença de uma classe de produtos dos radicais livres. Outros medem a capacidade antioxidante global do plasma ou de uma fração do plasma. Esses testes são promovidos assumindo-se que o conhecimento das concentrações individuais dos marcadores de radicais livres ou antioxidantes são menos úteis do que o conhecimento do potencial antioxidante do meio em que eles estão (por exemplo, o plasma). Essa atividade total dos antioxidantes é determinada por um teste que avalia as capacidades antioxidantes combinadas de seus constituintes. Infelizmente, os resultados dos testes incluem as capacidades antioxidantes de compostos como o ácido úrico e a albumina, e, portanto, não são específicos para os compostos de interesse. Isso significa que nenhum tipo de ensaio é capaz de fornecer um quadro global do estresse oxidativo ao qual um indivíduo está exposto.

A despeito dessa ausência de correlação ou especificidade dos ensaios de estresse oxidativo, há dois ensaios que parecem promissores. O primeiro deles é o imunoensaio de partículas de **LDL** modificadas oxidativamente. Por medir um produto que pode participar diretamente da aterogênese, esse ensaio, que pode estar disponível em muitos laboratórios clínicos nos próximos anos, pode permitir uma correlação específica do risco de **CHD** com consumo dietético e suplementar de antioxidantes. O segundo ensaio mede o composto isoprostano Fa, já disponível em alguns laboratórios clínicos nutricionais. Ele mede a presença de um composto de radical livre continuamente formado, produzido por oxidação de radical livre de ácidos graxos poli-insaturados específicos. O isoprostano Fa tem uma estrutura similar à das protaglandinas e já mostrou que reflete o estado de estresse oxidativo de crianças que recebem níveis terapêuticos de oxigênio.

1.5 VISÃO ATUAL SOBRE NUTRIÇÃO E DOENÇA CARDIOVASCULAR

1.5.1 Consumo de gordura e doenças cardiovasculares

A ingestão de gordura saturada tem sido associada a um aumento do risco de doença cardiovascular (DCV), e acredita-se que esse efeito seja mediado principalmente pelo aumento das concentrações de LDL-C. As principais fontes alimentares de ácidos graxos saturados são os laticínios integrais e a carne vermelha. Dados de ensaios clínicos demonstraram que a substituição da gordura poli-insaturada por gorduras saturadas resulta em menor incidência de DCV; entretanto, como descrito a seguir, há poucas evidências de tais estudos ou de estudos epidemiológicos de que uma redução no consumo de gordura saturada abaixo de 9% do consumo total de energia está associada a um risco reduzido de DCV. Recomendações para novas reduções na ingestão de gordura saturada (por exemplo, para ≤ 7% da energia total) baseiam-se principalmente na previsão de uma redução progressiva do risco de DCV associada a maiores reduções do LDL-C. No entanto, do ponto de vista da implementação, reduções adicionais no consumo de gordura saturada geralmente envolvem prescrições dietéticas que incluem uma proporção maior de carboidratos. Para uma grande proporção da população, no entanto, o efeito de dietas com maior teor de carboidratos, particularmente aqueles enriquecidos em carboidratos refinados, associado com o aumento da incidência de sobrepeso e obesidade, cria um estado metabólico que pode favorecer uma piora da dislipidemia aterogênica, caracterizado por níveis elevados de TG, redução do HDL-C e aumento das concentrações de partículas pequenas e densas de LDL. Estudos recentes apontam para os efeitos benéficos da redução da ingestão de carboidratos, mas não da gordura saturada, sobre esse estado dislipidêmico.

No *Lyon Diet Heart Study*, a adoção de uma dieta estilo "mediterrâneo", que incluiu aumento na ingestão de ômega-3 (n-3), redução na ingestão de gordura saturada para 8% em comparação com 11,7% de energia e aumento modesto na ingestão de fibra e carboidrato total, foi associada com uma redução de 72% em eventos recorrentes de doença coronariana em pacientes com infarto do miocárdio prévio. Análises secundárias da composição do ácido graxo plasmático nesse estudo indicaram que o benefício da doença coronariana estava mais fortemente correlacionado com o aumento de ômega-3.

Um programa de mudanças abrangentes no estilo de vida, incluindo uma dieta vegetariana muito baixa em gordura total, sem tabagismo, treinamento de controle do estresse e exercício moderado, foi relatado como uma regressão da aterosclerose coronária após um e cinco anos de intervenção em comparação com um grupo-controle de cuidados habituais. Em um estudo separado que usou um programa semelhante de modificação de fatores de risco, mas também incluiu apoio de grupo, o tamanho e a gravidade das anormalidades de perfusão miocárdica e estenoses de artéria coronária diminuíram no grupo de intervenção, mas aumentaram no grupo controle de cuidados habituais. Apesar de sua eficácia, a natureza multifatorial dessas intervenções impediu a atribuição de benefício de DCV a qualquer fator específico, incluindo a ingestão de gordura saturada (Siri-Tarino et al., 2010). O efeito da gordura saturada da dieta sobre as lipoproteínas plasmáticas que mais afetam o risco de DCV é a elevação das concentrações de LDL-C. A substituição de gordura saturada por gordura poli-insaturada mostrou diminuir o CT, o LDL e o HDL. Com base nas análises dos efeitos da substituição de categorias individuais de ácidos graxos por carboidratos, o LDL-C pode ser reduzido tanto pelas gorduras monoinsaturadas quanto pelas poli-insaturadas, com um efeito aparentemente maior dos poli-insaturados.

É importante ressaltar que os efeitos da gordura saturada sobre lipídios e lipoproteínas podem ser modulados pelo conteúdo e/ou disponibilidade de ácidos graxos poli-insaturados, de forma que a gordura saturada afeta apenas o LDL se a ingestão de gordura poli-insaturada estiver abaixo do nível limiar (≈5% de energia). O LDL-C, bem como o CT e a apoB não foram diferentes entre as mulheres que consumiram dietas com alto ou baixo teor de gordura saturada, mas com proporções similares de gordura poli-insaturada a saturada (P:S) (Siri-Tarino et al., 2010).

Foi relatado que a substituição de ácidos graxos saturados por poli-insaturados nas dietas de indivíduos hiperlipidêmicos reduz a taxa de produção de LDL-C, embora tenha sido relatado um aumento na taxa de depuração, possivelmente devido ao aumento da atividade dos receptores de LDL.

Nos últimos anos, tem havido crescente preocupação com os efeitos da dieta sobre a dislipidemia, caracterizada por níveis elevados de TG, baixas concentrações de HDL-C e concentrações aumentadas de partículas pequenas e densas de LDL. Esse perfil metabólico é considerado um dos principais contribuintes para o aumento do risco de DCV em pacientes com síndrome metabólica, resistência à insulina e diabetes tipo 2. Ambos aumentaram a adiposidade e maiores ingestões de carboidratos e demonstraram aumentar a magnitude de cada um dos componentes da dislipidemia aterogênica. Em pacientes hipercolesterolêmicos e hiperlipidêmicos combinados, a restrição de gordura a < 25% e a ingestão de carboidratos > 60% foram associadas a alterações adversas similares nos lipídios (TG aumentados e HDL-C reduzido) sem mais reduções no LDL-C.

1.5.2 Consumo de ovo e doenças cardiovasculares

O ovo é um alimento de baixo custo e altamente nutritivo, o que faz com que seja um contribuinte valioso para uma dieta equilibrada e saudável com baixa ingestão calórica (75 calorias por unidade de tamanho médio). Em média, o teor de macronutrientes do ovo inclui uma baixa quantidade de carboidratos e aproximadamente 12 g de proteína de ótima qualidade para cada 100 g de ovo.

O conteúdo lipídico corresponde, na maior parte, a ácidos graxos monoinsaturados, com uma pequena quantidade de gorduras saturadas, ao mesmo tempo que constitui uma das principais fontes de colesterol dietético – aproximadamente 220 mg de colesterol para cada unidade de ovo de tamanho médio (Dussaillant *et al.*, 2017).

O ovo fornece proteínas de alto valor biológico, rico em aminoácidos essenciais, que poderiam promover a síntese e a manutenção da massa musculoesquelética. Essa propriedade pode ser de relevância para atletas e idosos, ajudando os últimos a evitarem o processo de sarcopenia próprio do envelhecimento. A principal proteína na clara é a ovalbumina, seguida pela ovotransferrina e outras como a lisozima. Ele postula que diferentes proteínas do ovo poderiam ter um impacto favorável contra processos inflamatórios, bem como antimicrobianos, imunoprotetores, anti-hipertensivos e antioxidantes. Por outro lado, sugere-se que os lipídios da gema também possuem inúmeros benefícios nutricionais à saúde, incluindo propriedades antimicrobianas. Além disso, a gema contém imunoglobulina Y (IgY), equivalente funcional da imunoglobulina G e um dos principais anticorpos nos mamíferos. Tanto *in vitro* como *in vivo*, a IgY inibe o desenvolvimento de infecções por patógenos gastrointestinais, como o rotavírus, *Escherichia coli* e outros.

Por outro lado, lipídios e fosfolipídios presentes na gema mostraram ter efeitos antioxidantes e foram estudados na prevenção da oxidação ácida ácidos graxos insaturados. Um fosfolipídio, em particular, a fosfatidilcolina, é uma fonte considerável de colina, um nutriente importante para desenvolvimento cerebral, a função hepática e a prevenção do câncer. O ovo é também uma das principais fontes de vitamina D na dieta e fornece inúmeros outros nutrientes, como riboflavina, folato, selênio, vitamina A e vitamina B_{12}, dentre outros. Alguns desses nutrientes (como zinco, selênio, retinol e tocoferóis) são deficientes em pessoas que consomem uma dieta ocidental. Dada a capacidade antioxidante desses nutrientes, eles poderiam ser potenciais protetores contra as doenças cardiovasculares. Além disso, tem sido postulado que as características antioxidantes e anti-inflamatórias dessas biomoléculas também poderiam exercer efeitos cardioprotectores (Dussaillant *et al.*, 2017).

As últimas evidências sobre o consumo de colesterol dietético no valor de um ovo por dia demonstrou não ser prejudicial e não resultar em variações negativas em níveis de lipoproteínas de colesterol e TG no sangue. No entanto, o consumo de mais de sete ovos por semana tem sido associado a aumento de risco em alguns estudos. A ingestão de ovo também resultou na formação de lipoproteína menos aterogênica, incluindo aumento em LDL-C grande e as partículas grandes de HDL-C. A ausência de associação entre a ingestão de ovos e a doença coronariana parece estar relacionada com nutrientes específicos e antioxidantes presentes em ovos, incluindo os carotenoides luteína e zeaxantina, bem como a vitamina E. Portanto, o consumo de ovos deve ser moderado (até um por dia) para a população em geral e restrito para diabéticos (Santos et al., 2013). O papel da nutrição na prevenção da DCV tem sido extensamente estudado. Fortes evidências mostram que fatores dietéticos podem influenciar diretamente a aterosclerose, ou por meio de efeitos nos tradicionais fatores de risco, como os lipídeos séricos, pressão sanguínea ou níveis de glicose.

1.5.3 Flavonoides e doenças cardiovasculares

O acúmulo de evidências científicas sugere que uma alta ingestão de frutas e vegetais está inversamente associada ao risco de incidência de DCV e à mortalidade por todas as causas e DCV. Os efeitos benéficos das frutas e vegetais podem estar relacionados com seu alto conteúdo de potássio, magnésio e fibra alimentar, que têm sido inversamente associados à mortalidade em estudos recentes. No entanto, os flavonoides presentes também podem ser responsáveis pela associação protetora entre frutas e vegetais e a incidência dessas doenças. Os flavonoides são classificados como compostos polifenólicos, que são um amplo grupo de metabólitos secundários presentes em vegetais.

Resultados de metanálises recentes mostraram uma associação inversa significativa entre o consumo de flavonoides e a incidência de DCV e DAC. Muitos estudos prospectivos de coorte também examinaram o efeito da ingestão de flavonoides no risco de mortalidade por DCV ou por todas as causas até o momento. Alguns estudos relataram associações inversas significantes entre o consumo de flavonoides e a mortalidade por DCV ou por todas as causas (Kim; Je, 2017).

Frutas e vegetais que são fontes de flavonoides também contêm fibra alimentar; portanto, é difícil ter certeza de que a associação inversa entre a ingestão de flavonoides e a mortalidade por DCV e por todas as causas seja efeito apenas dos flavonoides. No entanto, os resultados permaneceram significativos quando realizamos a análise, limitando-nos a estudos que ajustaram a ingestão de fibra alimentar, e as diferenças por ajuste para ingestão de fibra alimentar não foram significativas.

Um alto consumo de frutas e vegetais é um dos pilares de uma dieta saudável e tem sido recomendado ao público em geral para reduzir o risco de doenças. Essas recomendações basearam-se, em grande parte, em resultados de estudos epidemiológicos que mostraram associações inversas entre a alta ingestão de frutas e hortaliças e o risco de acidente vascular cerebral – AVC (Aune *et al.*, 2017).

No entanto, a questão de qual é o nível ideal de ingestão de frutas e vegetais para reduzir o risco de doenças crônicas e morte prematura ainda não foi respondida. Isso se reflete no fato de que as recomendações para a ingestão alimentar variam globalmente. Por exemplo, as recomendações atuais para a ingestão de frutas e verduras variam de pelo menos 400 g/dia pela Organização Mundial da Saúde para 500 g/dia na Suécia, 600 g/dia na Dinamarca, 650 a 750 g/dia na Noruega e 640 a 800 g/dia nos EUA; no Brasil, o Ministério da Saúde recomenda três porções de frutas e três porções de vegetais diariamente. Estudos de coorte têm sido mais consistentes em encontrar uma associação inversa entre ingestão de frutas e hortaliças e risco de doença coronariana e AVC.

Esse efeito protetor da ingestão de flavonoides pode ser explicado por vários mecanismos potenciais, conforme Tabela 1.8. O desenvolvimento de DCV pode ser prevenido pelas funções antioxidante, anti-inflamatória e vasodilatadora. Os flavonoides podem diminuir o dano oxidativo por meio da atividade de eliminação de radicais livres, porque eles têm grupos hidroxila. A propriedade antioxidante dos flavonoides pode estar ligada à ação anti-inflamatória e o seu alto consumo está associado a biomarcadores de inflamação de baixo valor, como o fator nuclear *kappa* B (NF-κB) e a proteína C-reativa (PCR). Além disso, o flavonoide pode induzir a dilatação mediada pelo fluxo por meio da influência dos níveis de óxido nítrico, que é um potente vasodilatador.

O acúmulo de evidências de metanálises anteriores relataram que a ingestão de flavonoides está inversamente associada ao risco de câncer relacionado ao tabagismo, câncer de mama e diabetes tipo 2. A alta ingestão de flavonoides pode ajudar a reduzir o risco de mortalidade total por meio da diminuição da incidência dessas doenças (Kim; Je, 2017).

TABELA 1.8. Fontes alimentares dos principais polifenóis, subclasse flavonoides

Classe polifenol	Exemplos	Fontes de alimentos
Flavonóis	Quercetina	Chá-preto, chá-verde, vinho tinto, vinho branco, nozes, amêndoas, maçã com casca, mirtilo, laranjas, chocolate amargo, espinafre cru, cebola, produtos *Brassicaceae* (por exemplo, couve, brócolis)
	Miricetina	
	Kaempferol	
Flavan-3-ols	Catequina	Chá-preto, chá-verde, vinho tinto, amêndoas, avelãs, maçã com casca, mirtilo, chocolate amargo
	Epicatequina	
	Gallocatequina	
	Epicatequina-3-galato	
	Epigalocatequina-3-galato	
Flavanóis Flavanonas	Eriodictyol	Frutas cítricas e sucos, tomates e produtos derivados de tomate
	Naringenina	
	Hesperetina	
Flavonas	Apigenina	Misturas de grãos, óleos vegetais, aipo, pimentão
	Luteolina	
Isoflavonas	Daidzeína	Soja, tofu, leguminosas
	Genisteína	
	Gliciteína	
Antocianinas	Cianidina	Vinho tinto, mirtilo, jabuticaba, romã, milho azul
	Delfinidina	
	Petunidina	
	Malvidina	
	Peonidina	
Proantocianidinas	Procianidinas (oligômeros de epicatequina)	Semente de uva, vinho tinto, mirtilo, amora, groselha preta, chá-verde, chá-preto, cacau, amendoim, casca de pinheiro
	Prodelfinidina (polímeros de epigalocatequina)	

Fonte: Fraga *et al.*, 2019.

1.5.4 Fitoesteróis e doenças cardiovasculares

Entendem-se como esteróis componentes essenciais às membranas das células que podem ser produzidos por animais e plantas. Os fitoesteróis são compostos esteróis oriundos dos vegetais e apresentam grande similaridade estrutural com o colesterol. São compostos com 28 ou 29 carbonos, diferindo do colesterol (27 carbonos) pela presença de um radical metila ou etila adicional na cadeia carbônica. Os estanóis são os esteróis saturados e podem ser extraídos dos alimentos ou produzidos artificialmente por meio de hidrogenação, sendo menos abundantes nos alimentos *in natura* do que os esteróis.

O consumo de fitoesteróis e seus ésteres (o termo "fitoesterol" refere-se aos esteróis vegetais, abreviados como EVs) pode reduzir a concentração de LDL-C de 10% a 15%, reduzindo a absorção do colesterol no intestino delgado. O NCEP e a *American Heart Association* recomendam a ingestão de 2 g/dia como uma opção terapêutica para reduzir a concentração sérica de LDL-C. Embora a ingestão de EVs não *estearatos* também possa diminuir a absorção de colesterol, EVs esterificados são mais solúveis em óleos e, portanto, incorporam mais facilmente em produtos alimentares. A solubilidade máxima de EV livre em óleo é de 2%, enquanto a solubilidade dos ésteres de EVs é de, no mínimo, 20% (Carr *et al.*, 2009).

A esterificação do EV é obtida comercialmente utilizando-se óleos vegetais comuns (por exemplo, de canola, girassol ou soja) compostos pela maior parte de ácidos graxos mono e poli-insaturados. Em uma extensa revisão de estudos aleatórios, testes controlados com EVs dietéticos tiveram 39 dos 41 ensaios analisados contendo ésteres de EV ao invés de EV livre e, quando indicados, a maioria desses estudos relatou que o EV está contido principalmente em ésteres de ácidos graxos insaturados derivados de óleos vegetais (Carr *et al.*, 2009).

Foi relatado que *hamsters* alimentados com ésteres de EV feitos com ácido esteárico purificado (estearato a 97%) ou sebo bovino contendo ácidos graxos (estearato a 19%) não tinham as concentrações de HDL-C significantemente menores no plasma e na absorção de colesterol, em comparação com *hamsters* alimentados com ésteres de EV enriquecidos com linoleato que continha apenas 3% de estearato. Com base nesses resultados, realizou-se um estudo para testar a eficácia de ésteres de EV feito com sebo bovino com ácidos graxos normo e hipercolesterolêmicos em adultos dos sexos masculino e feminino. A principal conclusão desse estudo foi a capacidade dos EVs enriquecidos com ésteres de diminuírem significativamente o LDL-C sérico em adultos machos e fêmeas consumindo suas dietas típicas. Esse é o primeiro ensaio clínico que demonstra as propriedades da redução do colesterol com EV enriquecido com ésteres de estearato. Outro achado importante foi a alta correlação entre a concentração sérica de latosterol, um indicador de toda a síntese do colesterol do corpo, e a magnitude do LDL-C. Finalmente, esse estudo demonstrou as propriedades na redução do colesterol com EV enriquecido com ésteres de estearato em ambos os grupos de normo e hipercolesterolêmicos adultos (Carr *et al.*, 2009).

O latosterol é um precursor do colesterol e sua concentração no soro está diretamente relacionada com toda a síntese do colesterol corporal. À medida que os ésteres dietéticos de EV influenciaram os níveis de latosterol (e, presumivelmente, a síntese do colesterol), ele foi sendo relatado em vários estudos, mas com resultados variáveis. Em estudos que compararam diretamente EV sob a forma de ésteres e estanol, nota-se que a proporção de colesterol latosterol aumentou significativamente com a ingestão de ésteres de EV, mas não com ésteres de estanol. No presente estudo, não observamos mudança no soro que contém latosterol como resultado da suplementação com EV éster. Os resultados inconsistentes são provavelmente devidos à grande variação na capacidade dos participantes de sintetizar colesterol, como estimado pela sua base de latosterol em proporção de colesterol (Carr et al., 2009).

Em resumo, os resultados demonstraram redução significativa do LDL-C em homens e mulheres adultos, consumindo uma nova preparação de éster de EV enriquecidos com ácido esteárico. Observou-se também a redução do LDL-C tanto em normo quanto em hipercolesterolêmicos (LDL-C > 3,36 mmol/L) participantes que seguiram a sua dieta normal e hábitos de vida. Apesar de o ácido esteárico ser um ácido graxo saturado de cadeia longa, a sua presença crescente nos ésteres de EV pode alterar beneficamente e baixar o colesterol como função dos ésteres de EV (Carr et al., 2009).

Além do esteroato de esterol vegetal e fitoesteróis, também o chá-verde tem sido pesquisado como possível redutor de lipídeos, como TG e colesteróis sanguíneos e hepáticos.

O chá-verde é uma bebida de grande consumo popular, derivada da planta *Camellia sinensis*. Evidências sugerem que o chá-verde e suas catequinas possuem propriedades antioxidantes, antiaterogênicas, anti-inflamatórias e anticarcinogênicas, como sugerido por inúmeras culturas *in vitro* de células animais e estudos. Dentre os benefícios potenciais para a saúde, o seu efeito redutor lipídico tem sido bem documentado em modelos animais de hiperlipidemia e aterosclerose, embora as provas ainda permaneçam inconclusivas para os relacionamentos definitivos entre a ingestão de chá-verde e o risco de DCV em humanos. Atualmente, os mecanismos subjacentes ao efeito redutor lipídico do chá não são bem compreendidos. Anteriormente, usando ratos com cânulas em linfonodos mesentéricos, foram apresentadas provas de que o chá-verde inibe a absorção intestinal de lipídeos na dieta, incluindo TG, colesterol e outros compostos lipofílicos, como o α-tocoferol. O chá-verde e suas catequinas, particularmente a epigalocatequina-galato (EGCG), interferem na emulsificação, digestão e solubilidade micelar de lipídeos, etapas fundamentais envolvidas na absorção intestinal de lipídeos na dieta. Se a absorção intestinal e as embalagens dos lípidos e/ou a montagem de quilomícrons são afetadas pelo chá, atualmente não se sabe (Shrestha et al., 2009). Um estudo realizado por Shrestha et al. (2009) busca determinar se o chá-verde inibe a expressão dos genes que regulam a lipogênese hepática e o transporte lipídico intestinal em ratas ovariectomizadas alimentadas com frutose. Para isso, os ratos foram divididos em: 1) um grupo controle alimentado com uma dieta que apresentava o amido de milho como a principal fonte de carboidratos; 2) um grupo de controle que recebeu a mesma dieta, mas com frutose, 60% de carboidratos como a principal fonte; 3) um grupo alimentado com a mesma dieta, mas contendo 0,5% de chá-verde; e 4) um grupo alimentado com a mesma dieta, porém contendo 1% de chá-verde. Em seis semanas, os TG do fígado, colesterol plasmático e expressão do fígado, elemento regulador do esterol-ligado à proteína-1c, assim como os genes envolvidos na lipogênese e transporte de lipídeos selecionados, foram medidos. A frutose elevou o TG plasmático e o colesterol em comparação com o grupo alimentado com amido de milho como principal fonte de carboidratos. O chá-verde – 0,5% e 1,0% – reduziu notavelmene o TG plasmático no fígado. A frutose aumentou a expressão de esterol-ligado à proteína-1c e a síntese de ácidos graxos, assim como a estearol-CoA desaturase 1 mRNA no fígado, enquanto o chá-verde diminuiu a expressão desses genes lipogênicos. Do mesmo modo, a frutose aumentou a abundância de 3 hepático-hidroxi-3-metil-glutaril-CoA redutase mRNA, enquanto o chá-verde diminuiu significativamente sua expressão.

Em resumo, esse estudo utilizando ratos alimentados com frutose, modelo animal da dieta induzida por hipertrigliceridemia, fornece novas evidências de que o chá-verde reduz significativamente a expressão hepática de elemento-ligação à proteína-1c e seus genes-alvo, e os genes que regulam a síntese hepática de colesterol e efluxo. Os dados sugerem que o chá não pode alterar a expressão dos genes envolvidos na absorção lipídica intestinal e na montagem de quilomícrons. Assim, com base nas informações disponíveis, o efeito de redução de TG do chá-verde no plasma e no fígado pode ser mediado, em parte, por meio da supressão da lipogênese, da inibição da hidrólise luminal micelar e da transferência de lípides para o enterócito.

Mais estudos são necessários para determinar a expressão de produtos gênicos e lipogênicos para elucidar os mecanismos pelos quais o chá suprime a expressão desses genes, particularmente em relação à dislipidemia pós-prandial, resistência à insulina e aos processos histopatológicos localizados no colo e no fígado (Shrestha et al., 2009), ver Tabela 1.9.

▶ **Caso clínico comentado**

Ver Tabelas 1.10, 1.11 e 1.12.

▶ **Alertas/diagnóstico ou problemas nutricionais**

- Alergia alimentar – não
- Apetite – sim
- Náuseas/vômitos – não
- Constipação – sim
- Diarreia – não
- Dificuldade de mastigação – não
- Disfagia – não
- Odinofagia – não
- Febre – não
- Pressão alta – sim
- Confinado ao leito – após a amputação do MID.

TABELA 1.9. Propriedade dos alimentos funcionais com destaque para doenças cardiovasculares

Alimentos funcionais com destaque para doenças cardiovasculares	Componente principal	Ação	Quantidade recomendada
Soja	Isoflavona	Diminui o LDL-C e eleva o HDL-C.	25 g de proteína de soja/dia
Aveia	B-glucana (fibra solúvel)	Eleva a síntese de ácidos biliares.	Farelo: 25 a 100 g/dia; farinha: 5 a 140 g/dia
Farelo de arroz	B-glucana	–	–
Fibras	Fibras solúveis	Reduzem o tempo de trânsito gastrointestinal e ajudam na eliminação do colesterol.	–
Tomate	Licopeno	Bloqueia a oxidação de LDL-C.	–
Alho	Alicina	Bloqueia a oxidação de LDL-C e inibe a síntese de colesterol hepático.	600 a 900 mg (1 dente de alho)
Chá-verde	Flavonoides (catequinas)	Antioxidante	5 xícaras por dia
Uva	Resveratrol e flavonoides	Tem efeito anti-inflamatório, reduz a agregação plaquetária e evita a oxidação de LDL-C.	–
Linhaça	Lignanas	Tem efeito anti-inflamatório e reduz a pressão arterial, a agregação plaquetária e triglicerídeos.	–
Peixe (arenque, atum, salmão, cavala, sardinha, truta e fígado de bacalhau)	Ácido eicosapentaenoico (EPA) e ácido docosaexaenoico (DHA)	Reduz triglicerídeos plasmáticos.	2 a 3 vezes por semana
Azeite de oliva	Ácidos graxos monoinsaturados (AGM)	Diminui a agregação plaquetária e os níveis de LDL-C e de colesterol total.	15 mL/dia
Óleos vegetais, vegetais e gérmen de trigo	Fitoesteróis	Diminuem a absorção de colesterol alimentar.	1 g de fitoesteróis por dia

(continua)

TABELA 1.9. Propriedade dos alimentos funcionais com destaque para doenças cardiovasculares (continuação)

Alimentos funcionais com destaque para doenças cardiovasculares	Componente principal	Ação	Quantidade recomendada
Oleaginosas (amendoim, amêndoas e castanha)	Resveratrol (rico em AGM), zinco[1], cálcio[2], selênio[3]	Aumentam as defesas do organismo[1]; melhoram a ossificação[2]; protegem as células[3]; auxiliam na redução dos valores de LDL-C.	–
Prebióticos e probióticos	–	Prebióticos: estimulam o crescimento de bactérias no cólon; Probióticos: suplementos alimentares com microrganismos vivos); auxiliam na redução dos valores de colesterol.	Fontes de prebióticos: fibras dietéticas, açúcares não solúveis, amidos e oligossacarídeos-inulina e fruto-oligossacarídeo (FOS): cebola, tomate, centeio, alho, banana e semente de girassol
Berinjela	Ácido ferúlico, ácido linolênico e licopeno	Auxilia na redução de triglicerídeos.	–
Leguminosas, vegetais folhosos verde-escuros e cereais integrais	Ácido fólico (ressalta-se que as vitaminas B_6 e B_{12} também são necessárias para que a ação descrita ao lado aconteça)	Revertem ou evitam a hiper-homocisteinemia, que representa fator de risco para a aterosclerose.	–
Farelo de cereais, espinafre, carne bovina e sardinhas	Coenzima Q10	Realizam a proteção da mitocôndria, pela supressão da peroxidação lipídica.	–
Caju	Vitamina E e gordura monoinsaturada	Evita patologias cardiovasculares.	–
Feijão	Fibra solúvel	Auxilia na redução dos valores de colesterol.	–

(continua)

TABELA 1.9. Propriedade dos alimentos funcionais com destaque para doenças cardiovasculares (continuação)

Alimentos funcionais com destaque para doenças cardiovasculares	Componente principal	Ação	Quantidade recomendada
Iogurte	Probiótico e possui menos lactose	–	–
Cottage (cremoso e desnatado)	Rico em cálcio	Atua no aproveitamento de insulina e na deposição de cálcio nos ossos.	–
Ricota	Cálcio, com a menor quantidade de sal entre todos os queijos	Auxilia nos valores da pressão sanguínea.	–
Yakult	Lactobacilos	Melhora a função intestinal e a imunologia, além de auxiliar na redução dos lipídeos sanguíneos.	–
Chocolate amargo	Rico em fenóis	Melhora o fluxo sanguíneo.	–
Óleo de canola	Rico em ômega-3 e ômega-6	Auxilia na redução dos lipídeos.	–
Abacate	Elevado teor de gordura monoinsaturada e vitamina E	Além de combater cardiopatias, é indicado para câncer.	–
Gergelim	Gordura mono e poli-insaturada	Aumenta o cálcio destinado aos ossos.	–
Leite desnatado	–	Eleva o cálcio para hipertensão e cálcio de cólon.	–
Cebola	FOS	Reduz o colesterol.	–
Quiabo	Fibras solúveis	Auxilia na redução do colesterol.	–
Romã	Ácidos graxos púnicos	Reduz o colesterol.	–
Frutas vermelhas	Flavonoide e ácido elájico	Antirradicais livres.	–
Maçã	Pectina e quercitina	Reduz a absorção do colesterol.	–
Banana	Potássio	Atua na fluidez do sangue e auxilia na diminuição da pressão arterial.	–

Fonte: Elaboração própria.

TABELA 1.10. Mapa conceitual para estudo de caso

Perfil do paciente	Histórico médico	Conduta dietética
Homem, 68 anos de idade, foi admitido no Hospital Universitário Lauro Wanderley no dia 26/06/2013 relatando episódio de dor intensa em MID há 2 meses; procurou assistência médica, que constatou a presença de um trombo na artéria femoral. Após a realização de exames no MMII, constatou-se a oclusão da artéria femoral comum esquerda + aneurisma trombosado em um terço distal poplíteo e aneurisma da artéria femoral superficial direita + oclusão bilateral de artérias tibiais posteriores. O paciente evolui clinicamente estável, sem queixas, com sono e apetite preservados, pele e mucosa corada, hidratado, e relatou que estava constipado e estava aguardando a prótese para a realização da cirurgia.	De acordo com prontuário médico, exames laboratoriais e Doppler colorido venoso do MID, o paciente possui o diagnóstico definitivo de aneurisma gigante da artéria femoral, *diabetes mellitus* e hipertensão arterial. No dia 29/07, foi realizada a cirurgia vascular *bypass* arterial de MID femoropoplíteo. O paciente, após a cirurgia, apresentou edema de MID, que aumentou no decorrer dos dias (3+/4+), e edema de joelho (+/4+). No dia 14/08, o paciente apresentou quadros de febre, e a extremidade do MID estava fria e com cianose fixa, apresentando sinais de sofrimento da pele com bolhas na face lateral do tornozelo e no dorso do hálux. O paciente foi encaminhado para a realização da cirurgia de amputação do MID acima do tornozelo nesse mesmo dia. PA: 140/80 mmHg	Dieta via oral para paciente diabético e hipertenso apresentando as seguintes características: normocalórica com base no peso amputado de 70,58 kg; normoglicídica com seleção, priorizando os carboidratos complexos e com aumento do consumo de fibras para o controle do trânsito intestinal e melhor resposta glicêmica; normoproteica, para facilitar a biodisponibilidade proteica; normolipídica com seleção (monoinsaturada, 12,8%, poli-insaturada, 6,03% e saturada, 4,37%). Foram utilizados dois suplementos: o SUP 2, que é indicado para pacientes em pré e pós-cirúrgico, e o Diamax, que auxilia nas complicações provocadas pelo diabetes. A dieta deve ser hipossódica para controle da PA. Dieta de consistência normal e fracionada em 6 refeições diárias a cada 3 horas.

Fonte: Elaboração própria.

TABELA 1.11. Dados laboratoriais

Exames	12/06	29/07	01/08	14/08	16/08	Interpretação	Referências
Glicemia	–	–	–	109	125	Elevada	70 a 99 mg/dL
Ureia	36	37	–	18	–	Normal	Idade < 50 anos: 19 a 44 mg/dL Idade > 50 anos: 17,9 a 54,9 mg/dL
Creatinina	1,19	0,88	0,83	–	–	Normal	0,9 a 1,3 mg/dL
TGO	–	15	–	–	–	Normal	5 a 34 U/L
TGP	–	17	–	–	–	Normal	6 a 55 U/L
Bilirrubina Indireta	–	0,45	0,33	–	–	Normal	0,0 a 0,5 mg/dL

(continua)

TABELA 1.11. Dados laboratoriais (continuação)

Exames	12/06	29/07	01/08	14/08	16/08	Interpretação	Referências
Bilirrubina direta	–	0,39	0,34	–	–	Normal	0,0 a 0,5 mg/dL
PCR	0,5	–	–	–	–	Normal	< 6,0 mg/L
Albumina	–	3,1	3	–	–	Reduzida	3,8 a 5,4 g/dL
Hemácias	–	3,54	3,19	3,03	–	Reduzidas	4,5 a 6,0 milhões/mL
Hemoglobina	–	9,83	9,46	8,79	–	Reduzida	12,8 a 17,8 g/dL
Hematócrito	–	31,22	26,67	26,17	–	Reduzido	40% a 52%
Linfócitos	–	–	26	–	–	Normais	20% a 45%
Leucócitos	–	15.060	13.300	12.230	–	Elevados	4 a 11 mm³
Plaquetas	–	162.100	132.700	400.600	–	Normais	150 a 450 mil/mm³
Hba1c	5,8%	–	–	–	–	Normal	Diabetes controlado: 6% a 8%

TABELA 1.12. Dados antropométricos

Dados antropométricos	Avaliação nutricional	Cálculo das necessidades calóricas
Peso atual: 70,58 kg Altura: 1,71 m IMC: 24,17 kg/m² Dobra tricipital: 13 mm Circunferência do braço: 25,5 cm CB: 25,5 cm	Risco de complicações metabólicas, quanto ao estado nutricional. De acordo com o IMC e PCT, o paciente encontra-se em eutrofia. CB com desnutrição leve. CMB com desnutrição moderada.	GET (segundo IMC): 1.212,5 kcal GET (regra de bolso): 2.117 kcal GET (Harris-Benedict): 2.053,8 kcal

Fonte: Elaboração própria.

▶ **Plano terapêutico nutricional**

- Evitar a ingestão de açúcares simples.
- Aumentar a ingestão de carboidratos complexos.
- Aumentar o consumo de frutas e verduras ricas em fibras insolúveis (dieta laxante).
- Fracionar as refeições seis vezes ao dia conforme adequação alimentar.
- Reduzir a ingestão de sódio.

- Aumentar a ingestão hídrica.
- Consumir produtos à base de leite desnatado.
- Diminuir a ingestão, em excesso, de gordura saturada e aumentar o consumo de ômega-6 e 3.
- Evitar o consumo de vegetais folhosos verdes enquanto estiver fazendo uso de anticoagulantes.
- Aumentar o consumo de alimentos imunomoduladores.

▶ **Interpretação dos dados laboratoriais e possíveis intervenções**

Os exames laboratoriais, bem como a interpretação, são de extrema importância para o nutricionista durante a avaliação do estado nutricional, prescrição e evolução dietoterápica do paciente, podendo contribuir para a melhora do quadro clínico.

No presente caso clínico, o paciente apresentava aneurisma gigante da artéria femoral, *diabetes mellitus* e hipertensão arterial.

De acordo com os exames bioquímicos, o paciente apresentou alterações nos valores glicêmicos, fazendo-se necessária a utilização de alimentos ricos em carboidratos complexos, pois eles melhoram a resposta glicêmica, por exemplo, pão integral, aveia, inhame, vegetais e frutas. Os suplementos fornecidos pelo hospital têm como fonte de carboidrato complexo a maltodextrina, que é importante no controle da glicemia em pacientes diabéticos.

Os valores de ureia e creatinina estão dentro da faixa de referência, indicando que não há comprometimento da função renal. Todos os valores encontrados de transaminase glutâmico oxalacética (TGO), transaminase glutâmico pirúvica (TGP), PCR e bilirrubina direta e indireta estão de acordo com os parâmetros desejados, evidenciando que a função hepática está preservada.

Os valores de albumina estão um pouco abaixo da faixa de referência, representando uma depleção leve, que pode ser devida à cirurgia de grande porte realizada no dia 29/07/2013, ocasionando uma inflamação, que pode estar relacionada a essa leve depleção da albumina. Foi recomendado o consumo de alimentos com alto teor proteico, como clara de ovo cozida, queijo ricota, leite e derivados e os suplementos utilizados pelo paciente, como o SUP 2 e o Diamax, que são compostos por proteínas de alto valor biológico, como a do soro do leite e o caseinato de cálcio, que estimulam o sistema imune e promovem um rápido esvaziamento gástrico.

Os valores de hemácias, hemoglobina e hematócrito estão reduzidos, pois o paciente faz uso de medicamentos que diminuem a absorção de ácido fólico e ferro. Portanto, deve consumir alimentos que sejam fontes de ferro (fígado, carne vermelha e feijão) e de vitamina C, que, por sua vez, auxilia na absorção do ferro não heme da dieta, a exemplo de alimentos como laranja, acerola, abacaxi e outras frutas cítricas. O ferro desempenha um papel essencial na imunidade e no desenvolvimento cognitivo (Gallagher, 2012).

Já os valores de leucócitos estão acima da faixa de referência, podendo indicar um processo infeccioso, pois alguns exames foram realizados após o procedimento cirúrgico. É indicada a ingestão de alimentos imunomoduladores ricos em ferro e zinco, por exemplo, os pescados, carnes vermelhas e frango. Maiores quantidades de zinco no sangue são encontradas nos eritrócitos e leucócitos, sendo metabolicamente ativo e varia em resposta à ingestão dietética (Gallagher, 2012).

Os níveis de TG encontram-se acima do permitido, fazendo-se necessária uma dieta com duas a três porções de peixes por semana (atum, salmão, cavala), carnes e aves, que são fontes de ácido eicosapentaenoico (EPA) e ácido docosaexaenoico (DHA) e auxiliarão na redução dos TG, assim como a berinjela, que tem como componentes principais o ácido ferrúlico, ácido linolênico e licopeno. O valores do HDL estão reduzidos, sendo indicada uma dieta que utilize de duas a quatro colheres de chá por dia de óleos e sementes oleaginosas, como o azeite de oliva e o gergelim, alimentos ricos em ômega-3 e ômega-6, que auxiliam no aumento das concentrações de HDL e na diminuição do LDL.

▶ **Cardápio qualitativo**

Desjejum

- Mamão – 1 fatia pequena
- Papa de aveia:
  - Aveia – 2 colheres de sopa
  - Leite – ½ copo
- Pão integral com clara de ovo cozida:
  - Pão integral – 1 unidade
  - Clara de ovo cozida – 1 unidade
- Leite desnatado – ½ copo

Lanche

- SUP 2

Almoço

- Salada com azeite de oliva:
  - Salada crua sem vegetais folhosos – 1 porção
  - Salada cozida – ½ xícara
  - Azeite de oliva – 2 colheres de chá
- Peixe ao molho – 1 porção
- Feijoada simples – 1 concha
- Arroz cozido – 2 colheres
- Suco de acerola – ½ copo

Lanche

- Diamax

Jantar

- Sopa de legumes com carne:
- Carne magra – ½ porção
- Inhame com frango ao molho:
- Inhame – ½ fatia
- Frango ao molho
- Suco de caju – 1 copo

Colação

- Biscoito integral – 2 unidades
- Suco de acerola – ½ copo

▶ Considerações finais

A dietoterapia recomendada para o paciente foi de consistência normal e fracionada seis vezes ao dia, com utilização de alimentos e suplementos que auxiliarão no controle glicêmico, que são fontes de ômega-6 e ômega-3, que modulam o sistema imune, e de ômega-9, que reduz a incidência de DCV. Detectou-se um quadro de anemia, portanto foi estimulada a utilização de alimentos ricos em ferro e vitamina C. Para o quadro de constipação, foram indicadas as fontes alimentares laxativas, como ameixa, mamão, laranja etc.

Assim, ressalta-se a importância do trabalho do nutricionista no tratamento dessas patologias e de uma conduta dietoterápica adequada subsidiada pela interpretação dos exames bioquímicos, constituindo uma forma de otimizar o tratamento.

Bibliografia

Aune D, Giovannucci E, Boffetta P, Fadnes LT, Keum N, Norat T, et al. Fruit and vegetable intake and the risk of cardiovascular disease, total cancer and all-cause mortality-a systematic review and dose-response meta-analysis of prospective studies. Int J Epidemiol. 2017;46(3):1029-56.

Binkoski AE, Kris-Etherton PM, Beard JL. Iron supplementation does not affect the susceptibility of LDL to oxidative modification in women with low iron status. J Nutr. 2004;134(1):99-103.

Cao Y, Mauger DT, Pelkman CL, Zhao G, Townsend SM, Kris-Etherton PM. Effects of moderate (MF) versus lower fat (LF) diets on lipids and lipoproteins: a meta-analysis of clinical trials in subjects with and without diabetes. J Clin Lipidol. 2009;3(1):19-32.

Carr TP, Krogstrand KL, Schlegel VL, Fernandez ML. Stearate-enriched plant sterol esters lower serum LDL cholesterol concentration in normo- and hypercholesterolemic adults. J Nutr. 2009;139(8):1445-50.

Costa MJC. Interpretação de exames bioquímicos para o nutricionista. 2ª ed. São Paulo: Atheneu; 2014.
Costa MJC, Lima RCP, Araújo TAM. Material Didático da Disciplina de Dietoterapia II. Departamento de Nutrição do Centro de Ciências da Saúde da Universidade Federal da Paraíba; 2009.
Costa RP, Silva CC. Doenças cardiovasculares. In: Cuppari L. Guia de Nutrição Clínica do Adulto. 3ª ed. São Paulo: Manole; 2014. Cap.16, p. 385-412.
Costa RP, Silva CC. Pimentel Cl. Terapia Nutricional nas Doenças Cardiovasculares. In: Silva SMC, Mura JP. Tratado de alimentação, nutrição e dietoterapia. São Paulo: Roca; 2007. Cap. 43, p. 672.
Demonty I, Ras RT, van der Knaap HC, Duchateau GS, Meijer L, Zock PL, et al. Continuous dose-response relationship of the LDL-cholesterol-lowering effect of phytosterol intake. J Nutr. 2009;139(2):271-84.
Ding F, Ma B, Vannani A, Varkaneh H, Fatahi S, Papageorgiu M, et al. The effects of green coffee bean extract supplementation on lipid profile in humans: A systematic review and meta-analysis of randomized controlled trials. Nutr Metab Cardiovasc Dis. 2019;33(11):2918-26.
Dussaillant C, Echeverría G, Rozowski J, Velasco N, Arteaga A, Rigotti A. Consumo de huevo y enfermedad cardiovascular: una revisión de la literatura científica. Nutrición Hospitalaria. 2017;34(3):710-8.
European Association for Cardiovascular Prevention & Rehabilitation, Reiner Z, Catapano AL, De Backer G, Graham I, Taskinen MR, Wiklund O, et al. ESC/EAS Guidelines for the management of dyslipidaemias: the Task Force for the management of dyslipidaemias of the European Society of Cardiology (ESC) and the European Atherosclerosis Society (EAS). Eur Heart J. 2011;32(14):1769-818.
Fontana L, Meyer TE, Klein S, Holloszy JO. Long-term calorie restriction is highly effective in reducing the risk for atherosclerosis in humans. PNAS. Proc Natl Acad Sci U S A. 2004;101(17):6659-63.
Fraga CG, Croft KD, Kennedy DO, Tomás-Barberán FA. The effects of polyphenols and other bioactives on human health. Food Funct. 2019;10(2):514-28.
Gallagher LM. Ingestão: Os nutrientes e seu metabolismo. In: Mahan K, Escott-Stump S, Raymond LJ. Alimentos, nutrição e dietoterapia. 13ª ed. Rio de Janeiro: Elsevier; 2012. cap. 3, p. 102-27.
Hsu TW, Tantoh DM, Lee KJ, Ndi ON, Lin LY, Chou MC, et al. Genetic and Non-Genetic Factor-Adjusted Association between Coffee Drinking and High-Density Lipoprotein Cholesterol in Taiwanese Adults: Stratification by Sex. Nutrients. 2019;11(5). pii: E1102.

Kanter MM, Kris-Etherton PM, Fernandez ML, Vickers KC, Katz DL. Exploring the factors that affect blood cholesterol and heart disease risk: is dietary cholesterol as bad for you as history leads us to believe? Adv Nutr. 2012;3(5):711-7.

Kim Y, Je Y. Flavonoid intake and mortality from cardiovascular disease and all causes: A meta-analysis of prospective cohort studies. Clin Nutr ESPEN. 2017;20:68-77.

Malachias MVB, Souza WKSB, Plavnik FL, Rodrigues CIS, Brandão AA, Neves MFT, et al. 7ª Diretriz Brasileira de Hipertensão Arterial. Arq Bras Cardiol. 2016;107(3 Supl 3).

Mirmiran P, Noori N, Zavareh MB, Azizi F. Fruit and vegetable consumption and risk factors for cardiovascular disease. Metabolism. 2009;58(4):460-8.

Mirmiran P, Ramezankhani A, Azizi F. Combined effects of saturated fat and cholesterol intakes on serum lipids: Tehran lipid and glucose study. Nutrition. 2009;25(5):526-31.

Morrison A, Hokanson JE. The independent relationship between triglycerides and coronary heart disease. Vasc Health Risk Manag. 2009;5(1):89-95.

National Cholesterol Education Program; National Heart, Lung, and Blood Institute; National Institutes of Health. Third Report of the National Cholesterol Education Program (NCEP) Expert Panel on Detection, Evaluation, and Treatment of High Blood Cholesterol in Adults (Adult Treatment Panel III) – Executive Summary. NIH Publication No. 01-3670; 2001.

Neto FT. Nutrição clínica. Rio de Janeiro: Guanabara Koogan; 2003. 519p.

Nordøy A, Marchioli R, Arnesen H, Videbaek J. N-3 polyunsaturated fatty acids and cardiovascular diseases. Lipids. 2001;36 Suppl:S127-9.

Okura T, Tanaka K, Nakanishi T, Lee DJ, Nakata Y, Wee SW, et al. Effects of obesity phenotype on coronary heart disease risk factors in response to weight loss. Obes Res. 2002;10(8):757-66.

Peckenpaugh NJ. Nutrição: essência e dietoterapia. 7ª ed. São Paulo: Roca; 1997. 701p.

Pereira JV. Bioquímica clínica. João Pessoa: Universitária; 1998. 408p.

Perez-Jimenez F, Lopez-Miranda J, Mata P. Protective effect of dietary monounsaturated fat on arteriosclerosis: beyond cholesterol. Atherosclerosis. 2002;163(2):385-98.

Raymond LJ, Couch CS. Tratamento nutricional clínico da doença cardiovascular. In: Mahan K, Escott-Stump S, Raymond LJ. Alimentos, nutrição e dietoterapia. 13ª ed. Rio de Janeiro: Elsevier; 2012. cap. 34, p. 742-78.

Reis TN, Guedes PE, Calixto-Lima L. Dislipidemia. In: Calixto-Lima L, Reis TN. Interpretação de exames laboratoriais aplicados a nutrição clínica. 1ª ed. Rio de Janeiro: Rubio; 2012. Cap. 12, p. 213-26.

Santos RD, coord. III Diretrizes Brasileiras sobre Dislipidemias e Diretriz de Prevenção da Aterosclerose do Departamento de Aterosclerose da Sociedade Brasileira de Cardiologia. Arq Bras Cardiol. 2001;77(Supl 3):1-48.

Santos RD, Gagliardi ACM, Xavier HT, Magnoni CD, Cassani R, Lottenberg AMP, et al. Sociedade Brasileira de Cardiologia. I Diretriz sobre o Consumo de Gorduras e Saúde Cardiovascular. Arq Bras Cardiol. 2013;100(1 Supl 3):1-40.

Santos RD, Timerman S, Spósito AC, coords. Diretrizes para Cardiologistas sobre Excesso de Peso e Doença Cardiovascular dos Departamentos de Aterosclerose, Cardiologia Clínica e FUNCOR da Sociedade Brasileira de Cardiologia. Arq Bras Cardiol. 2002;78(Supl 1):1-13.

Shils ME, Olson JA, Shike AC, Ross AC. Tratado de nutrição moderna na saúde e na doença. 9ª ed. São Paulo: Manole; 2003.

Shrestha S, Ehlers SJ, Lee JY, Fernandez ML, Koo SI. Dietary green tea extract lowers plasma and hepatic triglycerides and decreases the expression of sterol regulatory element-binding protein-1c mRNA and its responsive genes in fructose-fed, ovariectomized rats. J Nutr. 2009;139(4):640-5.

Siri-Tarino PW, Sun Q, Hu FB, Krauss RM. Saturated fat, carbohydrate, and cardiovascular disease. Am J Clin Nutr. 2010;91(3):502-9.

Sociedade Brasileira de Cardiologia. Atualização da Diretriz de Prevenção Cardiovascular da Sociedade Brasileira de Cardiologia – 2019. Disponível em: http://publicacoes.cardiol.br/portal/abc/portugues/aop/2019/aop-diretriz-prevencao-cardiovascular-portugues.pdf. Acesso em: 9 dez. 2019.

V Diretrizes Brasileiras de Monitorização Ambulatorial da Pressão Arterial. 2001. Disponível em: http://departamentos.cardiol.br/dha/revista/18-1/05-parte2.pdf. Acesso em: 11 out. 2019.

Xavier HT, Izar MC, Faria Neto JR, Assad MH, Rocha VZ, Sposito AC, et al. V Diretriz Brasileira de Dislipidemias e Prevenção da Aterosclerose. Arq Bras Cardiol. 2013;101(4 Suppl 1):1-20.

Ziegler EE, Filer Jr LJ, eds. Conocimientos actuales sobre nutrición. 7ª ed. Publicación científica nº 565. Washington, DC: OPS/OMS; 1997.

2

Interpretação de Exames de Importância em Nutrição para *Diabetes Mellitus*

Maria José de Carvalho Costa
Raquel Patricia Ataíde Lima
Christiane Castro de Melo Silva
Emannuel Veríssimo de Araújo
Ilka Maria Lima Araújo
Isabelly Cristina Almeida de Assis
Maria da Conceição Rodrigues Gonçalves
Rafaella Cristhine Pordeus Luna
Regina Maria Cardoso Monteiro
Sônia Cristina Pereira de Oliveira Ramalho Diniz
Yohanna de Oliveira
Thais Rodrigues Lins

2.1 EPIDEMIOLOGIA

O *diabetes mellitus* (DM) é um importante e crescente problema de saúde para todos os países, independentemente do seu grau de desenvolvimento. Em 2015, a Federação Internacional de Diabetes (*International Diabetes Federation* – IDF) estimou que 8,8% da população mundial com 20 a 79 anos de idade (415 milhões de pessoas) vivia com diabetes. Se as tendências atuais persistirem, o número de pessoas com diabetes pode ser superior a 642 milhões em 2040 (Sociedade Brasileira de Diabetes – SBD, 2017-2018). O Brasil, atualmente, ocupa a quarta posição no mundo, com maior número de pessoas com diabetes (14,3 milhões) – dados publicados nas Diretrizes da SBD 2017-2018.

2.2 PRINCÍPIOS, RECOMENDAÇÕES, INTERPRETAÇÕES E LIMITAÇÕES DOS EXAMES

2.2.1 Exames para diagnosticar

2.2.1.1 Glicose no soro ou plasma

Glicemia em jejum: deve ser coletada em sangue periférico após jejum calórico de no mínimo 8 horas.

2.2.1.2 Teste de tolerância à glicose (TTG)

Previamente à ingestão de 75 g de glicose dissolvida em água, coleta-se uma amostra de sangue em jejum para a determinação da glicemia; coleta-se outra, então, após 2 horas da sobrecarga oral. É importante reforçar que a dieta deve ser a habitual e sem restrição de carboidratos (CHO) pelo menos nos três dias anteriores à realização do teste. Permite avaliação da glicemia após sobrecarga, que pode ser a única alteração detectável no início do DM, refletindo a perda de primeira fase da secreção de insulina. Para a realização do TTG oral, algumas informações devem ser consideradas (Tabela 2.1).

TABELA 2.1. Considerações antes de realizar o TTG

Período de jejum entre 10 e 16 h
Ingestão de pelo menos 150 g de glicídios nos 3 dias anteriores à realização do teste
Atividade física normal
Comunicação da presença de infecções, ingestão de medicamentos ou inatividade

Fonte: Oliveira; Vencio, 2016.

2.2.1.3 Hemoglobina glicada (HbA1c)

Oferece vantagens ao refletir níveis glicêmicos dos últimos três a quatro meses e ao sofrer menor variabilidade dia a dia e independer do estado de jejum para sua determinação.

▶ Interpretação

Teste de glicose no soro ou plasma: ≥ 2 níveis no jejum > 126 mg/dL são diagnósticos; nível randômico ≥ 200 seguido pelo nível do jejum > 126 é diagnóstico. Níveis do jejum entre 110 e 126 indicam tolerância prejudicada à glicose ou tolerância à glicose diminuída.

TTG: níveis séricos > 200 em 2 horas são diagnósticos; em 2 horas o nível < 140 e todos os níveis entre 0 e 2 horas < 200 são normais: 140 a 199 em 2 horas é um valor que indica TTG.

O teste de diabetes gestacional pode ser realizado em uma ou duas etapas: em uma etapa, com base no TTG com 75 g de glicose, com glicemia de jejum ≥ 126 mg/dL; glicemia 2 horas após 75 g ≥ 140 mg/dL e no rastreamento com o teste de 50 g de glicose 1 hora após ≥ 185 mg/dL. Em duas etapas, testes positivos de glicemia de jejum ≥ 85 mg/dL ou glicemia 1 hora após 50 g de glicose ≥ 140 mg/dL.

No teste de HbA1c > 6,5% (48 mmol/mol). A menos que haja um diagnóstico clínico claro, é necessário um segundo teste para confirmação. Recomenda-se que o mesmo teste seja repetido sem demora, utilizando-se uma nova amostra de sangue para a confirmação, para uma maior probabilidade de concordância.

Limitações e/ou interações

Teste de glicose no soro ou plasma: níveis elevados de glicose são normais em estresse fisiológico – o sangue total dá valores discretamente mais baixos.

TTG: frequentemente utilizado para confirmação; pacientes ambulatoriais apenas; repouso no leito ou estresse prejudica TTG; consumo inadequado de CHO antes do teste invalida o resultado.

2.2.2 Exames para monitoração

Princípios e recomendações: a glicose é medida por procedimento químico automatizado.

2.2.2.1 Glicose sanguínea

A monitoração requer que o paciente acompanhe a evolução do nível de glicose no sangue.

2.2.2.2 Frutosamina sérica

Avaliação a meio-termo do controle da glicose por meio de medidas da proteína glicada no soro; atualmente testada apenas em laboratório.

2.2.2.3 Hemoglobina glicosada no soro ou HbA1c

Avalia o controle da glicose a longo prazo; atualmente é testada apenas em laboratório.

Interpretação

Glicose sanguínea: o controle rígido do diabetes requer monitoração frequente dos níveis de glicose.

Frutosamina sérica: permite a avaliação dos níveis médios de glicose para as primeiras duas a três semanas.

Hemoglobina glicosada no soro ou HbA1c: possibilita a avaliação dos níveis médios de glicose para os primeiros dois a três meses e a verificação da glicose sérica do paciente.

Intervalo de referência
- 70 a 12 mg/dL (3,9 a 6,7 mmol/L) de glicose sanguínea
- Níveis normais: 1% a 2% da proteína total
- Níveis normais: 5,7 a 7,5 de HbA1c

Limitações e/ou interações

Uma combinação da monitoração da glicose (pelo paciente) e medidas laboratoriais da proteína glicosada é necessária para monitorar efetivamente o controle da glicose; a frutosamina deve ser interpretada à luz da meia-vida das proteínas plasmáticas, e o HbA1c deve ser interpretado à luz da meia-vida da hemácia.

2.3 CONHECIMENTOS IMPORTANTES NA INTERPRETAÇÃO DE EXAMES PARA SUBSIDIAR UMA MELHOR CONDUTA DIETÉTICA

A triagem em indivíduos assintomáticos quanto ao risco de diabetes tipo 2 (DM2) encontra-se descrita no Quadro 2.1.

Após o passo descrito anteriormente, devem-se analisar os fatores de risco para DM2, conforme o Quadro 2.2.

O exame mais comum para medir o nível de glicose no sangue é o de glicemia de jejum, para o qual é necessário jejum de no mínimo 8 horas. É um teste feito no sangue venoso; neste, ao se encontrarem duas amostras coletadas em dias diferentes, com resultado igual ou acima de 126 mg/dL ou quando a glicemia

QUADRO 2.1. Triagem em indivíduos assintomáticos quanto ao risco de DM2

1.	Idade a partir de 45 anos, ambos os sexos, *sem fatores de risco* para DM2: fazer glicemia de jejum. Se o valor estiver dentro da faixa de referência estipulada, repetir a cada três anos. Se o valor estiver fora dessa faixa, prosseguir com a investigação.
2.	Independentemente de faixa etária para ambos os sexos, mas *com fatores de risco* para DM2: fazer a glicemia de jejum mais frequente ou fazer o teste oral de tolerância à glicose (TOTG). Se o valor estiver dentro da faixa de referência estipulada, repetir pelo menos a cada ano. Se o valor estiver fora dessa faixa, prosseguir com a investigação.

Fonte: American Diabetes Association, 2016.

aleatória estiver igual ou acima de 200 mg/dL, na presença de sintomas, diagnostica-se um quadro de diabetes. Atualmente, o resultado é considerado normal quando a taxa de glicose varia de 70 até 99 mg/dL. Caso os valores encontrados apresentem-se em torno de 100 a 125 mg/dL, o indivíduo é portador de intolerância à glicose. Ressalta-se a importância da realização desse exame com o intuito de analisar a eficácia da resposta terapêutica, no que diz respeito à conduta dietética, ao uso de hipoglicemiantes orais e insulinoterapia em qualquer tipo de diabetes avaliado. As Tabelas 2.2 e 2.3 resumem o explanado anteriormente.

Para diferenciar os itens centrais da Tabela 2.4, solicita-se o teste oral de tolerância à glicose (TOTG). Nesse teste, o indivíduo consome 75 g de glicose, posteriormente à realização da coleta de sangue para a glicemia de jejum e, após 2 horas do consumo da glicose, é feita outra coleta. É importante ressaltar que não se indica esse teste para pacientes com glicemia de jejum superior a 200 mg/dL ou com diabetes tipo 1 (DM1).

É interessante que o nutricionista também saiba interpretar a glicemia casual, ou seja, coletada a qualquer hora do dia.

QUADRO 2.2. Fatores de risco para DM2

1.	Obesidade (índice de massa corporal – IMC – maior ou igual a 25 kg/m^2).
2.	Inatividade física.
3.	Parentes de primeiro grau com DM (pais, irmãos, avós, tios).
4.	Raça/etnia de alto risco (afro-americanos, latinos, americanos nativos, americano-asiático, islandês-pacífico).
5.	Hipertensão (pressão arterial maior ou igual a 140/90 mmHg).
6.	Dislipidemia com HDL-colesterol abaixo de 35 mg/dL e triglicerídeos acima ou igual a 250 mg/dL.
7.	Histórico de doenças cardiovasculares.
8.	História de macrossomia fetal (peso de nascimento acima de 4 kg) ou diabetes gestacional.
9.	A1C acima ou igual a 5,7% (39 mmol/mol) e outras condições clínicas associadas com resistência à insulina.
10.	Síndrome dos ovários policísticos.

Fonte: American Diabetes Association, 2016.

Na Tabela 2.4 estão os valores de glicemia no TOTG, para cada intervalo de tempo das coletas de sangue, pelo critério de Coustan e Carpentier. Observa-se que a curva glicêmica clássica, ou seja, com várias punções venosas, foi substituída pela glicemia de jejum mais a glicemia pós-prandial,

TABELA 2.2. Critérios laboratoriais para diagnóstico de normoglicemia, pré-diabetes e DM,3 adotados pela Sociedade Brasileira de Diabetes 2017-2018

	Glicose em jejum (mg/dL)	Glicose 2 horas após sobrecarga com 75 g de glicose (mg/dL)	Glicose ao acaso	HbA1c (%)	Observações
Normoglicemia	< 100	< 140		< 5,7	A Organização Mundial da Saúde emprega valor de corte de 110 mg/dL para normalidade da glicose em jejum.
Pré-diabetes ou risco aumentado para DM	≥ 100 e < 126	≥ 140 e < 200		≥ 5,7 e < 6,5	A positividade de qualquer dos parâmetros confirma diagnóstico de pré- diabetes.
Diabetes estabelecido	≥ 126	≥ 200	≥ 200 com sintomas inequívocos de hiperglicemia	≥ 6,5	A positividade de qualquer dos parâmetros confirma o diagnóstico de DM. O método de HbA1c deve ser o padronizado. Na ausência de sintomas de hiperglicemia, é necessário confirmar o diagnóstico pela repetição de testes.

Fonte: Egídio et al., 2017.

TABELA 2.3. Meta do controle glicêmico recomendada pela Sociedade Brasileira de Diabetes (SBD)

	Glicemia em jejum	Glicemia pré-prandial	Glicemia pós-prandial	HbA1c (%)
ADA/EASD	< 100 mg	< 130 mg	< 180 mg	< 7
SBD	< 100 mg	< 130 mg	< 160 mg	< 7

Fonte: Oliveira; Vencio, 2016.
ADA: *American Diabetes Association*; EASD: *European Association for the Study of Diabetes*. ADA/EASD. *Diabetes Care*, versão *on-line*, 19 de abril de 2012.

duas horas após a ingestão e o TOTG, comentado anteriormente. É interessante correlacionar o resultado encontrado pelo método da glicemia de jejum com o intuito de obter um diagnóstico mais preciso com outros dois exames: HbA1c e frutosamina, ambos voltados para o controle metabólico.

A HbA1c é capaz de resumir, para o especialista e para o paciente em tratamento, se o controle glicêmico foi eficaz ou não num período anterior de 60 a 90 dias. A interpretação desse exame baseia-se no fato de que quanto maior a glicemia e mais tempo houver de hiperglicemia, maior será a porcentagem de HbA1c. A A1C possui algumas vantagens em comparação com a glicemia de jejum e o TOTG, incluindo maior comodidade (o jejum não é obrigatório), maior estabilidade pré-analítica e menos perturbações no dia a dia durante estresse e doença. No entanto, essas vantagens podem ser compensado pela menor sensibilidade da HBA1C no ponto de corte designado, maior custo e disponibilidade limitada desse teste em certas regiões. No teste de A1C, é importante considerar idade, raça/etnia e anemia/hemoglobinopatias para diagnosticar o diabetes, já que os estudos epidemiológicos que embasaram as recomendações de A1C incluíram apenas adultos, não estando claro sobre a utilização do mesmo ponto de corte para crianças e adolescentes, além dos níveis que podem variar de acordo com a raça/etnia e pacientes com valores de hemoglobina anormal. Faz-se necessário individualizar o valor de A1C levando em consideração vários

TABELA 2.4. Valores de glicemia no teste oral de tolerância à glicose para cada intervalo de tempo das coletas de sangue pelo critério de Coustan e Carpentier

Intervalo de tempo (horas)	Valores de glicemia (mg/dL)
Jejum	95
1	180
2	155
3	140

Fonte: American Diabetes Association, 2016.

dados clínicos, como idade e existência de outras doenças. Esse exame deve ser solicitado a cada três a seis meses.

Para consensos nacionais e internacionais, o valor de A1C abaixo de 5,7% é considerado normal e o valor maior ou igual a 6,5% é diagnóstico de diabetes (Mahan *et al.*, 2012), promovendo proteção contra o surgimento e a progressão das complicações microvasculares do diabetes (retinopatia, nefropatia e neuropatia). Ressalta-se que pacientes com anemia (hemoglobina baixa) podem ter a interpretação de seus exames alterada. De acordo com as diretrizes da SBD 2017-2018, com base na *American Diabetes Association* – ADA (2016), as recomendações atuais são: diabetes – HbA1c ≥ 6,5%, a ser confirmada em outra coleta – e indivíduos com alto risco para o desenvolvimento de diabetes – HbA1c entre ≥ 5,7% e < 6,5%.

Em uma revisão sistemática com 44.203 indivíduos, a partir de 16 estudos de coorte com uma média de intervalo de acompanhamento de 5,6 anos (variação de 2,8 a 12 anos), esses com valores de A1C entre 5,5% e 6% (37 a 42 mmol/mol), observou-se um aumento significativo no risco de diabetes (incidência de cinco anos de 9% para 25%). No intervalo de A1C de 6% a 6,5% (42 a 48 mmol/mol), observou-se um risco de desenvolvimento de diabetes de cinco anos de 25% e 50% e um parente risco 20 vezes mais elevado em comparação com um A1C de 5% (31 mmol/mol) (Zhang *et al.*, 2010).

Entretanto, estudos clínicos vêm priorizando a utilização das médias glicêmicas em substituição aos valores de HbA1c, devido ao crescente respaldo em relação à utilização do conceito de glicemia média, uma vez que, ao observar as correlações matemáticas entre os níveis de HbA1c e os níveis médios de glicemia, concluiu-se que o último está apresentando resultados mais fidedignos. Explana-se, ainda, que a glicemia média indica, de maneira mais precoce do que a A1C, complicações macrovasculares no DM1, sendo aquela, possivelmente, a maneira eficaz de avaliar o risco cardiovascular (Diretrizes da Sociedade Brasileira de Diabetes, 2009).

O exame de frutosamina auxilia o controle glicêmico das últimas quatro a seis semanas, dessa forma, reflete a avaliação a curto prazo, já que possui meia-vida curta; logo, pode ser útil para a avaliação de alterações do controle de diabetes em intervalos menores para julgar a eficácia de mudança terapêutica, assim como no acompanhamento de gestantes com diabetes. A dosagem da frutosamina também pode ser indicada quando, por motivos técnicos, como hemoglobinopatias e anemia – como supracitado –, a HbA1c não é considerada um bom parâmetro de seguimento.

Deve-se ressaltar que a solicitação do exame de frutosamina é realizado para auxiliar no controle metabólico (Tabela 2.5).

Outra forma de controle de complicações microvasculares é a dosagem de microalbuminúria, uma vez que sua presença indica comprometimento renal incipiente; valor de referência igual até 20 g/min. Esse exame só deve ser efetuado após o controle glicêmico, para evitar resultado falso-positivo devido à hiperfiltração glomerular, provocada pela hiperglicemia.

A proteinúria também auxilia no diagnóstico de nefropatia diabética, que é caracterizada quando ocorre proteinúria ou microalbuminúria, em pelo menos duas dosagens.

Deve-se lembrar que a urina noturna, que é coletada em um período de 12 horas, pode ser utilizada para análise da proteinúria em um período de 24 horas (Tabela 2.6).

TABELA 2.5. Valores de glicemia no teste oral de tolerância à glicose para cada intervalo de tempo das coletas de sangue pelo *Critério do National Diabetes Data Group* (NDDG)

Intervalo de tempo (horas)	Valores de glicemia (mg/dL)
Jejum	105
1	190
2	165
3	145

Fonte: American Diabetes Association, 2016.

Ressalta-se que a medida de concentrações de ureia e creatinina serve para a avaliação do grau de insuficiência renal, a qual pode ser reflexo de um quadro de diabetes, assim como – afirma a literatura –os níveis de globulina sérica geralmente se encontram abaixo dos níveis considerados normais quando o DM está descompensado. Logo, devem-se monitorar os níveis dos componentes mencionados com maior acurácia caso o indivíduo seja diabético, lembrando que os valores de referência deles se encontram em capítulos posteriores do presente compêndio.

É importante afirmar que a hipoglicemia é uma condição mais agressiva do que a hiperglicemia e deve ter acompanhamento eficaz. O diagnóstico de hipoglicemia é conferido quando se obtém um valor abaixo de 60 mg/dL.

2.4 DIAGNÓSTICO DE *DIABETES MELLITUS* GESTACIONAL

Embora não exista consenso sobre a melhor estratégia de rastreamento e diagnóstico do *diabetes mellitus* gestacional (DMG), as recomendações mais aceitas internacionalmente, propostas por várias sociedades científicas, inclusive pela SBD, estão resumidas na Tabela 2.7.

TABELA 2.6. Avaliação laboratorial para acompanhamento de pacientes com *diabetes mellitus* tipo 2

Parâmetros	Primeira consulta	Acompanhamento
Glicemia de jejum	Sim	Todas as consultas
Hemoglobina glicada (HbA1c)	Sim	Individualizar, de acordo com os objetivos planejados
Glicemia pós-prandial normal e teste oral de tolerância à glicose (TOTG)	Se a glicemia de jejum ou teste de tolerância HbA1c alta	Se a glicemia de jejum for normal e a hemoglobina alta
Exame de urina (elementos anormais do sedimento)	Sim	Anual ou a qualquer momento em que houver suspeita de infecção urinária
Microalbuminúria	Sim	Anual

TABELA 2.7. Recomendações para rastreamento e diagnóstico de *diabetes mellitus* gestacional (DMG) na gestação de acordo com a *International Association of the Diabetes and Pregnancy Study Groups* (IADPSG) e a Organização Mundial da Saúde, também adotadas pela Sociedade Brasileira de Diabetes 2017-2018

Na primeira consulta de pré-natal, recomenda-se avaliar as mulheres quanto à presença de *diabetes mellitus* (DM) prévio, não diagnosticado e francamente manifesto. O diagnóstico de DM será feito se um dos testes a seguir apresentar-se alterado: • Glicemia em jejum ≥ 126 mg/dL; • Glicemia 2 horas após sobrecarga com 75 g de glicose ≥ 200 mg/dL; • hemoglobina glicada (HbA1c) ≥ 6,5%; • Glicemia aleatória ≥ 200 mg/dL na presença de sintomas; • A confirmação será feita pela repetição dos exames alterados, na ausência de sintomas.
Sugere-se que seja feita dosagem de glicemia de jejum em todas as mulheres na primeira consulta de pré-natal.
Mulheres sem diagnóstico de DM, mas com glicemia de jejum ≥ 92 mg/dL, devem receber diagnóstico de DMG.
Toda mulher com glicemia de jejum < 92 mg/dL inicial deve ser submetida ao teste de sobrecarga oral com 75 g de glicose anidra entre 24 e 28 semanas de gestação, sendo o diagnóstico de DMG estabelecido quando, no mínimo, um dos valores a seguir encontrar-se alterado: • Glicemia em jejum ≥ 92 mg/dL; • Glicemia 1 hora após sobrecarga ≥ 180 mg/dL; • Glicemia 2 horas após sobrecarga ≥ 153 mg/dL.

Fonte: Egídio *et al.*, 2017.

2.5 INTERPRETAÇÃO METABÓLICA SOBRE GLICEMIA

2.5.1 Introdução

O fígado desempenha papel principal no metabolismo de CHO. Galactose e frutose, produtos da digestão de CHO, são convertidas em glicose no hepatócito ou célula hepática. O fígado armazena glicose como glicogênio (glicogênese) e, então, o envia de volta ao sangue quando os níveis de glicose se tornam baixos (glicogenólise). O fígado também produz "nova" glicose (gliconeogênese) a partir de precursores tais como ácido láctico, aminoácidos glicogênicos e intermediários do ciclo do ácido tricarboxílico.

A glicose e a dextrose são as principais fontes de energia (3,4 kcal/g). Entretanto, a tolerância à glicose é limitada em bebês prematuros, especialmente nos de baixo peso. As razões para essa intolerância são a produção inadequada de insulina e a resistência a essa liberação de glicose hepática contínua enquanto a glicose intravenosa é infundida. A hiperglicemia é menos provável quando a glicose é administrada com aminoácidos do que quando administrada sozinha. Os aminoácidos exercem efeito estimulador na liberação de insulina. Evitar a hiperglicemia é importante, porque ela pode causar diurese e desidratação.

A administração de insulina exógena pode ser necessária com glicemia persistente ou muito alta, porém oscilações no nível de glicose sanguínea dos bebês são problemas comuns associados ao seu uso. Um relato recente sugere que a síntese de proteína é inibida pela administração de insulina em bebês prematuros (1 a 2 mg/kg/min). A hipoglicemia não é um problema tão comum quanto a hiperglicemia, porém ela pode ocorrer se a infusão de glicose for abruptamente diminuída ou interrompida. Quando a glicose entra na célula para oxidação, a rápida infusão de sal e água aumenta a chance de complicações cardíacas e pulmonares pelo excesso de fluido. Em bebês prematuros, a hipo e a hiperglicemia são problemas comuns devido às alterações fisiopatológicas apresentadas por eles, sendo a nutrição parenteral essencial.

A hipoglicemia de origem não diabética tem sido definida como uma síndrome clínica com diversas causas, em que os baixos níveis de glicose plasmática levam, eventualmente, à neuroglicopenia. Hipoglicemia, literalmente, significa baixa (hipo) glicose sanguínea (glicemia). Normalmente, o corpo é competente na manutenção de níveis bastante estáveis de glicose sanguínea – geralmente entre 60 e 100 mg/dL (3,3 a 5,6 mmol/L), apesar da ingestão alimentar intermitente. A manutenção de níveis normais de glicose é importante, porque células corpóreas, especialmente as cerebrais, devem ter um suprimento constante e consistente de glicose para funcionar adequadamente. Sob condições fisiológicas, o cérebro depende quase exclusivamente da glicose para suas necessidades energéticas.

As síndromes hipoglicêmicas são classicamente divididas em hipoglicemia do jejum (privação de alimentos) ou hipoglicemia pós-prandial (reativa), o que ocorre em resposta ao alimento. Com base na classificação mais tradicional, um nível de glicose sanguínea bastante estável é mantido pela interação de vários mecanismos. Após a refeição, o alimento é desdobrado em glicose e entra na corrente sanguínea. À medida que os níveis de glicose se elevam, o pâncreas responde liberando o hormônio insulina, o qual permite que a glicose deixe a corrente sanguínea e entre nas várias células corpóreas, onde estimula as atividades corpóreas. Uma quantidade de glicose é absorvida pelo fígado e aí é armazenada para utilização posterior. Quando os níveis de glicose provenientes da última refeição declinam, o organismo passa do estado de "alimentado" para o estado de "jejum". Os níveis de insulina também diminuem, o que mantém os níveis de glicose sanguínea em queda muito lenta. Além disso, a glicose armazenada é liberada do fígado de volta à corrente sanguínea com a ajuda do glucagon, um hormônio que é também liberado do pâncreas. Normalmente, a capacidade do organismo de balancear a glicose, insulina e glucagon (e outros hormônios contrarreguladores) mantém os níveis de glicose dentro da variação normal. O glucagon propicia a defesa primária contra hipoglicemia; sem ele, não ocorre recuperação total. A epinefrina não é necessária quando o glucagon está presente. Na ausência de glucagon, entretanto, a epinefrina tem importante papel.

A hipoglicemia só é a causa para qualquer sintoma se os níveis sanguíneos forem determinados como abaixo do normal no momento em que os sintomas ocorrem.

Tipos de glicemia

Se os níveis de glicose sanguínea forem inferiores aos limites normais em 2 a 5 horas após a refeição, isso é geralmente referido como hipoglicemia reativa (assim denominada porque o organismo está reagindo ao alimento) ou hipoglicemia pós-prandial. A **hipoglicemia pós-prandial** pode ser causada por hiperinsulinismo, hipoglicemia reativa hipoglicêmica ou síndromes raras, como intolerância hereditária à frutose, galactosemia ou sensibilidade à leucina. O *hiperinsulinismo alimentar* é o tipo mais comum de hipoglicemia pós-prandial documentada e é observado em pacientes que se submeteram à gastrectomia ou a algum outro tipo de cirurgia gástrica. Esses procedimentos estão associados à rápida liberação do alimento ao intestino delgado, à rápida absorção de glicose e à resposta exagerada à insulina. Esses pacientes respondem melhor a alimentações pequenas e frequentes.

A **hipoglicemia do jejum** pode ocorrer em resposta a passar 8 ou mais horas sem ingerir alimentos. Entretanto, geralmente, a hipoglicemia do jejum é o resultado de uma condição média de base. As causas da hipoglicemia incluem estados de deficiência hormonal (por exemplo, hipopituitarismo, insuficiência adrenal, deficiência de catecolaminas ou glucagon), insulinoma (a maioria é benigna, mas 6% a 10% podem ser malignos) e outros tumores não pancreáticos.

Os sintomas relacionados à hipoglicemia do jejum tendem a ser particularmente graves, podendo incluir perda de acuidade mental, convulsões e inconsciência. Se o problema de base puder ser resolvido, a hipoglicemia não será mais um problema.

2.5.2 Diagnóstico de hipoglicemia

A hipoglicemia é caracterizada por um nível normalmente baixo de glicose no sangue, geralmente inferior a 70 mg/dL (3,9 mmol/L). Os sintomas podem variar entre leve e moderado (tremor, palpitação e fome) a grave (mudanças no comportamento, confusão mental, convulsões e coma) (Vencio, 2016). Anteriormente, o TOTG foi o teste-padrão para essa condição. Entretanto, esse teste não é útil, uma vez que envolve um estímulo não fisiológico e os resultados mostram pequena correlação com indivíduos que são posteriormente documentados como portadores de hipoglicemia. O registro das avaliações por punção digital da glicose sanguínea durante a ocorrência espontânea de episódios sintomáticos, em casa, é um método geralmente utilizado para estabelecer o diagnóstico. Um método alternativo é realizar o teste da glicose em ambiente de consultório médico, caso em que é oferecida ao paciente uma refeição típica com documentação precedente de ter induzido episódios sintomáticos; a tríade de Whipple pode ser confirmada caso ocorram sintomas (ver adiante).

Se os níveis de glicose sanguínea são baixos durante o período sintomático, e caso os sintomas desapareçam ao se alimentar, a hipoglicemia é provavelmente responsável. O tratamento dos distúrbios hipoglicêmicos envolve dois componentes distintos: alívio dos sintomas neuroglicopênicos pela restauração dos níveis de glicose sanguínea à variação normal e a correção da causa de base.

O tratamento imediato de hipoglicemia é ingerir alimentos ou bebidas que contenham CHO. À medida que a glicose, proveniente do desdobramento do CHO, entra na corrente sanguínea, aumenta o nível de glicose no sangue e os sintomas são aliviados. Se um problema subjacente estiver causando hipoglicemia, é essencial o tratamento dessa doença ou distúrbio.

A recomendação tradicional tem sido evitar os alimentos que contenham açúcares, assim como ingerir alimentos que contenham proteínas e gordura. Entretanto, uma pesquisa recente sobre índice glicêmico (IG) e açúcares provocou questionamento sobre a adequação da restrição de açúcares somente, uma vez que foi constatado que esses alimentos apresentam menores índices glicêmicos do que muitos dos amidos, que, anteriormente, foram promovidos.

A ingestão de frutose em indivíduos normais resulta em pouca ou nenhuma alteração nas concentrações de glicose. A ingestão de galactose resulta apenas em elevação moderada nas concentrações de glicose periférica e modesta elevação na insulina, atribuível à elevação na glicose. A galactose é ingerida, entretanto, na forma de lactose (açúcar lácteo), que compreende quantidades equimolares de glicose e galactose. A galactose é primariamente utilizada na síntese de glicogênio no fígado, e a insulina tem pouco efeito sobre o metabolismo da galactose. A proteína ingerida não eleva as concentrações de glicose sanguínea em indivíduos normais, mesmo quando ingerida em grandes quantidades. Não ocorre alteração na concentração de glicose, embora 50% a 70% da proteína ingerida possa ser responsável pela desaminação de aminoácidos e síntese de ureia no fígado. Presumivelmente, a maioria dos aminoácidos desaminados é convertida em glicose.

2.5.3 Diretrizes para a prevenção dos sintomas hipoglicêmicos

Devem-se consumir pequenas refeições, com lanches intercalados entre elas e na hora de dormir. Isso significa ingerir cinco a seis pequenas refeições em vez de dois a três grandes refeições para estabilizar os níveis de glicose na corrente sanguínea. Deve-se distribuir a ingestão de alimentos com CHO ao longo do dia.

Ingerir grandes quantidades de CHO de uma vez produz maiores quantidades de glicose e estimula a liberação de maiores quantidades de insulina, que podem causar queda dos níveis de glicose sanguínea. A maioria dos indivíduos pode ingerir duas a quatro porções de alimentos com CHO em cada refeição e uma a duas porções de alimentos com CHO em cada lanche. Além disso, se os CHO são removidos da dieta, o organismo perde sua capacidade de manipulá-los adequadamente. Os alimentos com CHO incluem amidos, frutas e sucos de frutas, leite e iogurte e alimentos que contêm açúcar.

É preciso evitar alimentos que contenham grandes quantidades de CHO.

Devem-se evitar bebidas e alimentos que contenham cafeína. A cafeína pode causar os mesmos sintomas de hipoglicemia e fazer com que os indivíduos não se sintam bem.

Devem-se limitar ou evitar bebidas alcoólicas. A ingestão de bebidas alcoólicas com o estômago vazio e sem alimento pode diminuir os níveis de glicose sanguínea, interferindo na capacidade do fígado em liberar a glicose armazenada (gliconeogênese). Se um indivíduo escolher ingerir álcool, isso deve ser feito moderadamente (um ou dois drinques não mais que duas vezes por semana) e o alimento deve sempre ser ingerido com a bebida alcoólica, associado a caminhadas de 30 minutos cinco vezes por semana.

Deve-se diminuir a ingestão de gorduras. Uma dieta rica em gorduras, especialmente saturadas, demonstrou afetar a capacidade do organismo de utilizar a insulina (resistência à insulina). A diminuição da ingestão de gorduras também pode ajudar na perda de peso, caso o peso seja um problema. O excesso de peso também interfere na capacidade de utilização corpórea da insulina.

Exemplos desses alimentos são refrigerantes regulares, xaropes, balas, iogurtes regulares com frutas, tortas e bolos.

Embora a gordura não estimule independentemente a secreção de insulina, ela também não afeta a concentração de glicose circulante. Entretanto, quando ingerida com CHO, a glicose sanguínea e as respostas à insulina são modificadas. Essa é uma área que requer pesquisa adicional. A evidência preliminar também sugere que uma alta ingestão de gordura pode contribuir para a resistência à insulina.

O objetivo do tratamento é adotar os hábitos alimentares que mantenham os níveis de glicose sanguínea o mais estático possível. Os pacientes com hipoglicemia também podem se beneficiar do conhecimento da contagem de CHO e limitar as porções de CHO (15 g de CHO por porção) a duas a quatro refeições e a uma a duas para lanches. Os alimentos que contêm proteína, que também têm baixo teor de gordura, podem ser ingeridos durante as refeições ou com lanches.

Espera-se que esses alimentos tenham um efeito limitado sobre os níveis de glicose sanguínea, podendo ser acrescentado um alimento extra para a obtenção de saciedade e calorias, sem provocar um efeito prejudicial sobre os níveis de glicose sanguínea. Entretanto, as proteínas, assim como os CHO, interferem na liberação de insulina, podendo ser recomendável a ingestão moderada.

Os nutricionistas devem modificar seu entendimento em relação ao efeito da sacarose nos níveis glicêmicos. Estudos recentes mostram que o efeito desse açúcar (sacarose) proporciona menor aumento na glicemia pós-prandial do que outros tipos de amidos comumente utilizados em nossa alimentação, levando a entender que esse açúcar pode ser consumido por pacientes diabéticos tipo 2 com orientação do nutricionista. Essa postura com pacientes vem sendo realizada nos Estados Unidos, reduzindo uma das mais severas limitações de que os pacientes diabéticos se ressentem.

2.5.4 Considerações relacionadas a alterações da glicemia no paciente diabético

Automonitoração da glicose sanguínea (AMGS). Método pelo qual os indivíduos podem testar seus próprios níveis de glicose sanguínea utilizando uma tira reagente quimicamente tratada e comparando-a visualmente com uma tira de um gráfico colorido ou inserindo-a em um medidor do nível de glicose.

A insuficiência hepática reduz a produção e a utilização periférica de glicose. A taxa de gliconeogênese é aumentada com preferência para lipídeos e aminoácidos para energia. As alterações nos hormônios insulina, glucagon, cortisol e epinefrina são responsáveis, em parte, pela preferência por combustíveis alternativos. A **hipoglicemia de jejum** pode ocorrer devido a uma disponibilidade diminuída de glicose a partir de glicogênio, além da capacidade gliconeogênica decrescente. A hipoglicemia ocorre com mais frequência em insuficiência hepática aguda ou fulminante, e não na hepatopatia crônica. A hipoglicemia também pode ocorrer após o consumo de álcool em pacientes cujos estoques de glicogênio estão esgotados pela inanição devido a um bloqueio de gliconeogênese hepática pelo etanol. Os pacientes com hipoglicemia devem comer frequentemente para impedir essa condição.

A hiperglicemia observada durante o estresse resulta inicialmente de um aumento na produção de glicose e captura secundária à gliconeogênese e de níveis elevados de hormônio, inclusive epinefrina, que diminui a liberação de insulina. O estresse também inicia a liberação de aldosterona, um corticosteroide que causa retenção renal de sódio e hormônio antidiurético (ADH), o qual estimula a reabsorção de água tubular renal. A ação desses hormônios resulta na conservação de água e sal e suporta o volume sanguíneo circulante.

Tríade de Whipple

É uma tríade de características clínicas que inclui: (1) baixos níveis de glicose sanguínea, (2) acompanhados por sintomas e (3) que são aliviados com a administração de glicose.

Ao diagnóstico, pessoas com DM1 são normalmente magras e experimentam sede excessiva, micção frequente e significativa perda de peso. O defeito primário do DM1 é a destruição de células beta do pâncreas, em geral, levando à absoluta deficiência de insulina e resultando em **hiperglicemia, poliúria** e **polidipsia**, perda de peso, desidratação, distúrbios eletrolíticos e cetoacidose.

A taxa de destruição de células beta é bem variável, ocorrendo rapidamente em alguns indivíduos (principalmente bebês e crianças) e lentamente em outros (principalmente adultos). A capacidade de secreção de insulina do pâncreas saudável excede muito à normalmente necessária; portanto, o início clínico do diabetes pode ser precedido por um extenso período assintomático de meses a anos, durante o qual as células beta estão submetendo-se à destruição gradual.

A etiologia do diabetes autoimune envolve a predisposição genética e a destruição das células beta das ilhotas que produzem insulina. Os fatores genéticos envolvem uma hipótese atraente, ou seja, uma infecção viral, agentes químicos tóxicos ou outras doenças podem desencadear uma reação imunológica por meio de mimetismo em indivíduos geneticamente suscetíveis. Frequentemente, após o diagnóstico e a correção da hiperglicemia, acidose metabólica e cetoacidose, recupera-se a secreção endógena de insulina. Durante essa **"fase de lua de mel"**, as necessidades de insulina exógena diminuem dramaticamente por até um ano. Entretanto, a necessidade de aumentar a reposição de insulina exógena é inevitável e, em oito a dez anos após o início clínico, a perda de células beta é completa e a deficiência de insulina é absoluta.

O DM2 é caracterizado por resistência à insulina e deficiência rotativa (e não absoluta) de insulina. Pessoas com DM2 podem variar entre ser predominantemente resistentes à insulina (com relativa deficiência de insulina) e predominantemente deficientes na secreção de insulina com resistência a ela. Os níveis de insulina endógena podem ser normais, deprimidos ou elevados, mas são inadequados para superar a **resistência à insulina** concomitante (diminuição de sensibilidade tecidual ou de responsividade à insulina); como resultado, segue-se hiperglicemia.

A **AMGS** pode ser utilizada para controlar o diabetes com eficácia e segurança. Entretanto, a mensuração laboratorial de HbA1c fornece o melhor índice disponível de controle total de diabetes.

A AMGS pode ser realizada até sete vezes ao dia – antes do café da manhã, almoço e jantar; na hora de dormir; 1 a 2 horas após as refeições; durante a noite (uma vez por semana); ou para determinar as causas de hipo ou hiperglicemia. Recomenda-se com frequência que as pessoas com DM1 testem os níveis de glicose quatro vezes ao dia, antes de cada refeição e na hora de dormir. Aqueles com DM2 podem fazer a monitoração uma a quatro vezes ao dia, mas apenas três ou quatro dias por semana. Ao se utilizarem registros de monitoração de glicose sanguínea, deve-se ter em mente que fatores outros que não os alimentares afetam os níveis de glicose sanguínea. Um aumento nos níveis de glicose sanguínea pode ser resultado de insulina insuficiente ou medicações orais, excesso de alimentos ou aumentos no glucagon e hormônios contrarreguladores, resultantes de estresse, enfermidade ou infecção. Os fatores que contribuem para a hipoglicemia incluem excesso de insulina ou medicações orais, alimentos insuficientes, quantidades não usuais de exercícios e refeições omitidas ou atrasadas. O teste de glicose sanguínea, entretanto, permanece como a única forma prática de detectar cetonas. O teste para a detecção de cetonúria deve ser realizado regularmente durante os períodos de enfermidades e quando os níveis de glicose sanguínea excederem consistentemente 240 mg/dL (13,3 mmol/L). A presença de quantidades persistentes, moderadas ou grandes de cetonas, associada com níveis elevados de glicose sanguínea, requer ajustes insulínicos. As pessoas com DM2 raramente têm cetose. Entretanto, o teste de cetonas deve ser feito se houver doença séria.

A hiperglicemia pode levar à **cetoacidose diabética** (CAD), uma complicação potencialmente fatal, mas reversível, caracterizada por graves distúrbios no metabolismo de CHO, proteínas e gorduras. A CAD é sempre o resultado de insulina inadequada para utilização de glicose. Como resultado, o corpo depende de gordura para a energia, e as cetonas são formadas. A acidose resulta de aumento da produção e diminuição da utilização de ácido acetoacético e ácido 3-beta-hidroxibutírico provenientes de ácidos graxos. Essas cetonas derramam-se na urina, razão pela qual a detecção delas baseia-se em teste de urina. A CAD é caracterizada por níveis elevados de glicose sanguínea (≥ 1.250 mg/dL ≥ 13,9 mmol) e pela presença de cetonas no sangue e na urina.

A hipoglicemia é um efeito colateral comum da terapia com insulina. Os sintomas autônomos são geralmente os primeiros sinais de hipoglicemia leve e incluem tremor, sudorese palpitações e fome. Sintomas hipoglicêmicos moderados e avançados relacionam-se à neuroglicopenia e incluem cefaleias, confusão, falta de coordenação, visão borrada, ira, convulsões e coma. A hipoglicemia seguida de hiperglicemia de "rebote" é também chamada de **efeito Somogyi**. Esse fenômeno origina-se da secreção de hormônios contrarreguladores (glucagon, epinefrina, hormônio do crescimento e cortisol). A produção de glicose hepática é estimulada, consequentemente elevando os níveis de glicose sanguínea. Caso a hiperglicemia de rebote permaneça não identificada e as doses de insulina sejam aumentadas, pode resultar em um ciclo de superinsulinização.

2.5.5 Conceitos e tratamento de hipoglicemia

Segundo a ADA (American Diabetes Association, 2016), o tratamento da hipoglicemia necessita da ingestão de glicose ou alimentos contendo CHO. O tratamento preferido é a ingestão da glicose pura na média de 15 a 20 g, mas qualquer tipo de hidratos de carbono que contêm glicose vai elevar a glicose na corrente sanguínea. No entanto, adicionar gordura pode retardar e, em seguida, prolongar a resposta glicêmica aguda. Na Tabela 2.8 será descrito o exemplo com 15 g glicose.

Após a ingestão de 15 a 20 g de glicose, deve-se esperar 15 minutos e testar novamente. Se o nível de glicose sanguínea permanecer ≤ 70 mg/dL (≤ 3,9 mmol/L), deve-se tratar com mais 15 g de CHO.

Repetir o reteste e o tratamento até o nível de glicose sanguínea retornar à variação normal.

Avaliar o momento da próxima refeição ou lanche para determinar a necessidade de alimento adicional. Se levar mais de 1 hora até a próxima refeição ou lanche, devem-se acrescentar 15 g adicionais de CHO.

Os níveis de glicose sanguínea são menores em 7 a 14 mg/dL (0, 39 a 78 mmol/L) durante a gravidez no caso de diabetes preexistente e **DMG**. Existe maior necessidade de insulina durante o segundo e o terceiro trimestre de gravidez. Essa é a razão para a triagem para o **DMG** entre a 24ª e a 28ª semana de gravidez. O pico de necessidades e os níveis de insulina em 38 a 40 semanas pós-concepção são duas a três vezes os níveis da pré-gravidez. Os hormônios associados à gravidez, que são antagonistas à ação da insulina, induzem a elevação dos níveis de glicose sanguínea.

Para mulheres com diabetes preexistente, essa necessidade maior de insulina deve ser preenchida aumentando-se a insulina exógena. Para mulheres obesas com **DMG**, 30% a 33% de restrição calórica (ingestão de aproximadamente 1.800 kcal/dia) têm demonstrado reduzir a hiperglicemia sem aumentar a cetonúria. Portanto, mulheres obesas com índice de massa corporal **(IMC)** acima de 30 podem se beneficiar com a restrição calórica moderada. Não obstante, deve-se utilizar apenas a insulina humana para reduzir a probabilidade de formação de anticorpos insulínicos na mãe e no feto.

Apesar do aumento na intolerância à glicose com a idade, o envelhecimento por si só não deve ser uma razão para o controle subótimo da glicose sanguínea. Mesmo presumindo incorretamente não ser relevante nos cuidados de idosos evitar as complicações diabéticas a longo prazo, a hiperglicemia persistente tem efeitos nocivos sobre os mecanismos de defesa contra a infecção. Ela também aumenta o limiar da dor, exacerbando a dor neuropática, e tem efeitos prejudiciais sobre o resultado dos acidentes vasculares cerebrais.

TABELA 2.8. Alimentos ou bebidas

3 tabletes de glicose
Suco de frutas ou refrigerantes regulares, ½ xícara;
Açúcar ou mel, 1 colher de sopa

Fonte: Oliveira; Vencio, 2016.

Hiperglicemia

Hiperglicemia é a quantidade excessiva de glicose no sangue (geralmente ≥ 180 mg/dL) causada por muito pouca insulina, resistência à insulina ou aumento da ingestão alimentar; os sintomas incluem micção frequente, aumento da sede e perda de peso. A síndrome metabólica pode estar presente até 10 anos antes da detecção de alterações glicêmicas. A terceira publicação do *Painel de Especialistas para a Detecção e Tratamento do Colesterol Elevado em Adultos*, nos Estados Unidos, define como portadores dessa síndrome adultos com três ou mais dos fatores de risco, relacionados a seguir: obesidade abdominal (> 102 cm no homem e > 88 cm nas mulheres); triglicerídeos (de 150 mg/dL); HDL-colesterol (< 40 mg/dL no homem e < 50 mg na mulher); pressão arterial (de 130/85 mmHg). Quanto aos conceitos comuns utilizados com relação à hipoglicemia, destacam-se os que serão apresentados a seguir.

Hipoglicemia (ou reação à insulina)

Nível baixo de glicose sanguínea (geralmente ≤ 70 mg/dL), que pode ser causado pela administração excessiva de insulina ou medicações orais, muito pouco alimento, refeições ou lanches atrasados ou omitidos, maior quantidade de exercícios ou outra atividade física, ou ingestão de álcool sem alimentos.

Hipoglicemia de origem não diabética

Baixos níveis de glicose sanguínea que levam a sintomas de neuroglicopenia e melhoram com a ingestão de CHO.

Medicações orais para a redução da glicose

Drogas administradas por via oral, utilizadas para controlar ou reduzir os níveis de glicose sanguínea, incluindo sulfonilureias, biguanidas, inibidores de alfaglicosidase, tiazolidinedionas e meglitinida de primeira e segunda gerações.

Neuroglicopenia

Sintomas neurológicos de hipoglicemia relacionados a um suprimento insuficiente de glicose para o cérebro.

Objetos-alvo da glicose sanguínea

Níveis para teste de glicose sanguínea: suprimento insuficiente de glicose para um indivíduo que pode ser atingido sem risco de hipoglicemia séria.
Sintomas adrenérgicos
Sintomas de hipoglicemia que surgem da ação do sistema nervoso autônomo.

Efeito Somogyi (rebote)

Hipoglicemia seguida de hiperglicemia "rebote" causada por superprodução de hormônios contrarreguladores; as doses de insulina não devem ser aumentadas nesse momento.
Hemoglobina glicosilada
Teste sanguíneo que mede os níveis médios individuais de glicose sanguínea, expressos como uma porcentagem de hemoglobina total com glicose ligada, durante dois ou três meses precedentes; pode também ser chamada de HbA1c ou glico-hemoglobina.

2.5.6 Visão atual do consumo de alimentos em relação à glicemia

Para muitas pessoas diabéticas, a parte mais desafiadora do tratamento é determinar o que elas vão consumir. Segundo a ADA (American Diabetes Association, 2016), não existe um único padrão alimentar para indivíduos com diabetes. A ADA (2015) e Inzucchi *et al.* (2015) reconhecem a importância do desenvolvimento de um plano alimentar individualizado.

Alguns estudos indicam que a quantidade ingerida de CHO por indivíduos diabéticos ainda não está bem definida, mas é importante a monitorização da ingestão de CHO sobre a resposta glicêmica (Dafne Study Group, 2002; Delahanty *et al.*, 2009). Nesse contexto, a literatura sobre o IG e a carga glicêmica (CG) em pessoas diabéticas também é bem complexa. Em alguns estudos, a redução do consumo de CHO com CG tem demonstrado reduções de A1C de 20,2% a 20,5%. Em outro estudo, o consumo de grãos integrais mostrou ter um importante potencial na redução da mortalidade e doença cardiovascular – DCV. Todos os indivíduos com diabetes devem ser alertados para substituir os CHO refinados e açúcares adicionados e acrescentar na sua alimentação grãos integrais, legumes, verduras e frutas (American Diabetes Association, 2016).

As mudanças do estilo de vida propostas nos estudos ocidentais foram semelhantes e consistiram em dieta alimentar para a perda de, em média, 7% do peso inicial ao longo de seis meses, no ritmo de 0,5 a 1 kg/mês. O cálculo da dieta prescrita considerou um déficit entre 500 e 1.000 calorias/dia em relação ao total necessário para manter o peso, com retirada preferencial das gorduras saturadas (Egídio *et al.*, 2017). Em associação com a dieta, tem-se a recomendação de atividade física aeróbica moderada (tipicamente, caminhar rápido) por 150 minutos/semana, distribuída em pelo menos três sessões. Cada sessão de exercício deve durar mais que 10 minutos e não passar de 75 minutos.

Contudo, frutas secas e suculentas são geralmente evitadas por pacientes diabéticos, que são advertidos pelos clínicos e nutricionistas com restrição substancial. Para fornecer orientação sobre frutas para pacientes diabéticos (bem como cardiopatas), é importante conhecer sua composição química e todas as suas respostas biológicas. A substituição de calorias e outros nutrientes deve ser feita com base na escolha do paciente, na capacidade socioeconômica, na disponibilidade das frutas e na orientação da equipe.

Sabe-se que a insulina é o hormônio central na manutenção da homeostase da glicose sanguínea. No DM2, o nível absoluto de insulina pode ser baixo, normal ou alto no sangue, embora exista uma relativa insuficiência de insulina. Na rota de segurança do hormônio, tem sido demonstrado que o alto nível de insulina no sangue (hiperinsulinemia) está associado ao aumento da aterosclerose e consequentes desordens cardiovasculares. Com relação a essa rota aterogênica, é desejável controlar a glicose sanguínea dos pacientes, mantendo os níveis de insulina o mais baixo possível. Nesse contexto, o peptídeo C sérico (um marcador de insulina) tem implicações importantes.

Pesquisadores demonstraram que, embora o IG seja o mesmo para o mamão e a manga, a resposta insulínica é substancialmente maior (atingindo níveis significantes no caso de valores absolutos e índice de peptídeo C) no caso do mamão. Essa propriedade secretora da insulina pode ter algumas vantagens em casos de pacientes com níveis de insulina normais ou altos, que podem não ser desejáveis. Na ausência de avaliação bioquímica detalhada para a capacidade secretora de insulina (ou ao menos para os níveis avaliados de insulina/peptídeo C), fica difícil estimar o estado insulinêmico de um indivíduo. Nesses casos, parece que uma aproximação cuidadosa é necessária com relação à quantidade de mamão aconselhada. Os clínicos devem estar também atentos a essa propriedade do mamão quando droga ou insulina oral é prescrita. Se uma escolha livre for dada, a manga deverá ser o alimento preferido para o paciente diabético.

É necessário agora estudar outras variedades comuns de manga e mamão. Novos estudos devem ser realizados para explorar o mecanismo de aumento dos níveis séricos de insulina induzido pelo mamão nos pacientes e utilizá-lo com mais segurança no tratamento.

Atualmente, há muito interesse na mensuração da glicose sanguínea em resposta aos alimentos, por causa de suas implicações na saúde e na doença. O problema com a precisão na determinação dos efeitos dos alimentos nos níveis de glicose sanguínea é que as respostas são altamente variáveis. Crescentes evidências relatam a importância da glicose pós-prandial (GPP) no controle da glicemia, no que diz respeito ao desenvolvimento de complicações em pacientes com diabetes. A GPP desempenha um papel crítico na determinação geral do controle glicêmico, particularmente em pacientes que estão próximos de suas metas glicêmicas. Dados recentes também indicam que a hiperglicemia pós-prandial pode ter um maior efeito no desenvolvimento de complicações cardiovasculares, quando comparada com a glicose plasmática de jejum elevada. Vários agentes antidiabéticos, que especificamente atuam na GPP, são correntemente disponíveis, inclusive glinidas, peptídeo semelhante ao glucagon-1 (*glucagon like peptide-1*), inibidores da dipeptidil peptidase-4 e análogos da insulina de rápida atuação. Uma aproximação mais intensiva da equipe multiprofissional para administrar GPP pode melhorar o cuidado de pacientes com diabetes, e o nutricionista tem um papel importante nessa monitoração com relação à alimentação desses indivíduos.

Já está bem estabelecido que a fibra solúvel viscosa pode diminuir a resposta glicêmica em relação ao consumo de CHO, porém esses polissacarídeos têm palatabilidade limitada. Ainda não está claro se uma fibra solúvel não viscosa e de boa palatabilidade poderia reduzir a GPP. A maltodextrina resistente (MR) é uma fibra não viscosa, e evidências preliminares indicam que ela pode auxiliar no controle da GPP. No Japão, alimentos e bebidas que contêm MR representam excelentes estratégias para a saúde. Resultado de metanálise indicou que o consumo de uma fibra não viscosa, neste caso a MR, por pessoas saudáveis, atenua a resposta glicêmica a CHO, tendo um efeito dose-resposta de 3 a 10 g do alimento e ação atenuante mais forte quando associada a bebidas, em comparação com a adição em outras preparações.

Mudanças dietéticas são frequentemente necessárias para controlar o DM2, seja a insulina requerida ou não. Nesse contexto, tem sido realizado um grande número de pesquisas que englobam o conceito de IG e CG, além do efeito de dietas conduzidas com esses conceitos. O IG reflete a resposta glicêmica para uma quantidade fixa de CHO, enquanto a CG diz respeito à resposta total da glicemia pela quantidade e tipo de CHO consumido. Em outras palavras, o IG fornece uma indicação da qualidade do CHO na alimentação, e a CG informa sobre a quantidade de CHO na alimentação e a demanda de insulina. O IG foi desenvolvido por Jenkins *et al.* (1981) para medir a elevação sanguínea da glicose depois do consumo de um determinado alimento, em uma tentativa de auxiliar os indivíduos diabéticos na seleção de alimentos, com recomendações de que eles elegessem os de baixo IG.

Utilizando a glicose como referência, os alimentos são classificados em baixo (< 55), médio (55 a 69) ou alto (> 70) IG. A resposta global da glicemia pode ser alterada por gordura, proteína e fibra na alimentação, como também por processamento. Por exemplo, o IG do pão isolado é de 71, mas quando combinado com diferentes tipos de gordura (manteiga, óleo azeite, óleo de semente de uva) variou entre 50 e 58. Com relação à CG, um alimento é considerado de baixa CG quando essa for ≤ 10, média, quando > 10 e < 20 e alta, quando ≥ 20. A CG dietética tem sido utilizada para predizer o risco de DM2 e DCV. Dietas com alta CG aumentam o risco de diabetes por aumentarem cronicamente a demanda de insulina, que pode conduzir ao esgotamento, à disfunção e à apoptose das células beta do pâncreas.

Klemsdal *et al.* (2010) compararam uma dieta de baixa carga glicêmica (BCG) com uma dieta de baixo teor de gordura (BTG) em triagem com intervenção dietética de intensidade moderada em indivíduos com graus variados de síndrome metabólica. A dieta de BCG recomendada foi composta de alimentos como peixe, carne vermelha, queijo cottage, ovos, saladas e CHO de baixo IG, com conteúdo de 35% a 40%

das calorias provenientes dos lipídeos, 25% a 30% das proteínas e 30% a 35% dos CHO. A dieta de BTG apresentou menos de 30% da energia oriunda dos lipídeos, 15% das proteínas e 55% a 60% dos CHO. Depois de 12 meses, as dietas reduziram semelhantemente o peso corporal e as complicações metabólicas, mas a dieta de BCG apresentou-se mais satisfatória para indivíduos com síndrome metabólica e foi menos efetiva naqueles sem a síndrome.

Frutas com conteúdo rico em numerosos polifenóis, tais como as uvas e outras frutas, inclusive o resveratrol, quercetina, catequinas e antocianinas, mostraram, em diversos modelos experimentais, potencial para reduzir a hiperglicemia, melhorando a função das células beta e protegendo contra a perda dessas células. Extensas pesquisas em humanos são necessárias para identificar o papel que as uvas e produtos derivados podem desempenhar na regulação da hiperglicemia, sensibilidade à insulina e redução do dano oxidativo para a manutenção da massa de células beta.

Na prática clínica, fica cada vez mais clara a noção de que uma alimentação rica em frutas e vegetais diversificados fornece doses apropriadas de substâncias antioxidantes, que certamente contribuirão para a manutenção da saúde. Segundo a Associação Americana do Coração, deve-se consumir diariamente de oito a dez porções de frutas e legumes; além disso, laticínios de baixo teor de gordura e alimentos com teor reduzido de gordura saturada e colesterol constituem estratégias benéficas à saúde.

A utilização do IG como estratégia na administração de CHO na dieta pode fornecer benefícios na regulação do peso corporal, na GPP e liberação de insulina, e na diminuição do risco para doenças cardiovasculares. Algumas pesquisas sugerem que as dietas de baixo IG auxiliam no controle glicêmico em pessoas com diabetes. Evidências científicas revelam que uma dieta de baixo IG/CG pode promover benefício adicional modesto no monitoramento do diabetes em comparação com o CHO total considerado isoladamente.

Uma recente intervenção com utilização do IG/CG como estratégia revelou que os indivíduos que participaram do estudo puderam realizar mudanças dietéticas segundo as recomendações sobre IG e CG; eles selecionaram em suas dietas maiores quantidades de porções de frutas na sua forma integral e leite e derivados sem gordura.

Apesar de as atuais evidências serem inconsistentes para concluir que dietas de baixos IG e CG reduzem o risco de desenvolvimento de diabetes e de ainda não haver consenso na comunidade científica quanto à utilização desses conceitos, alimentos que apresentam baixos valores de IG e CG são ricos em fibras e outros nutrientes importantes, devendo ser incentivados. Portanto, na prática clínica, a utilização desses conceitos no contexto de uma alimentação saudável e equilibrada pode ser uma boa estratégia.

Segundo Gouveia e Bruno (2001), quando utilizar tratamento com múltiplas doses de insulina, o paciente terá que definir qual a sua razão insulina/CHO, isto é, de quantas unidades de insulina ultrarrápida ou rápida precisará para cobrir os gramas de CHO.

Pode-se partir de uma regra geral em que uma unidade de insulina cobre 15 g de CHO ou uma substituição de CHO, ou pode-se definir essa razão partindo do peso corporal, de acordo com o esquema a seguir (Quadro 2.3).

Na prática, o nutricionista orientará o paciente quanto à quantidade total de CHO que ele deverá consumir por dia, segundo suas necessidades, por exemplo, 191 g de CHO por dia.
- Café da manhã: 51 g de CHO/15 = 3,5 UI de insulina
- Colação: 17 g de CHO/15 = 1,1 UI de insulina (Lantus/Bomba)
- Almoço: 40 g de CHO/15 = 2,6 UI de insulina
- Lanche da tarde: 26 g de CHO/15 = 1,7 UI de insulina (Lantus/Bomba)
- Jantar: 47 g de CHO/15 = 3,1 UI de insulina

- Ceia: 10 g de CHO/15 = 0,6 UI de insulina (Lantus/Bomba)

Ou dividir a quantidade total de CHO em porcentagens aproximadas de 20% no café da manhã, 5% no lanche da manhã, 30% no almoço, 5% no lanche da tarde, 30% no jantar e 10% no lanche da noite, não se esquecendo de que para gestantes o lanche da noite deve conter no mínimo 20 g de CHO (Diretrizes da Sociedade Brasileira de Diabetes, 2009).

As doses de insulina para cobrir os gramas de CHO são denominadas *bolus* **de alimentação** e poderão ser utilizadas em terapia de múltiplas doses, de acordo com a evolução das glicemias pós-refeição.

Há também a possibilidade, para quem utiliza múltiplas doses e bomba de infusão, de definir o quanto quer comer e o quanto de insulina será administrado, assim como também existe uma maneira de aprender como corrigir a glicemia. Além de monitorar a glicemia, é importante registrar os dados no diário para que possa utilizá-lo como um guia do seu tratamento.

Como se pode observar, não foi definido o *bolus* na colação, lanche da tarde e ceia. Se forem utilizadas duas ou três aplicações de insulina de ação intermediária, o

QUADRO 2.3. Unidades de insulina por peso

Peso (kg)	Unidades de insulina: g de carboidrato
45 a 49	1:16
49,5 a 58	1:15
58,5 a 62,5	1:14
63 a 67	1:13
67,5 a 76	1:12
76,5 a 80,5	1:11
81 a 85	1:10
85,5 a 89,5	1:9
90 a 98,5	1:8
99 a 107,5	1:7
≥ 108	1:6

Fonte: Diretrizes da Sociedade Brasileira de Diabetes, 2009.

pico delas coincidirá com o horário desses lanches, podendo não haver necessidade de *bolus* adicional. Isso não ocorrerá se for utilizada insulina sem pico (Lantus) ou bomba de infusão, devendo-se se programar o *bolus* para todas as refeições (Gouveia e Bruno, 2001).

As últimas Diretrizes da Sociedade Brasileira de Diabetes (2009) reportam-se à contagem de CHO nos seguintes termos: em média, usamos uma unidade de insulina para cada 15 g de CHO ingerida em adultos e uma unidade de insulina para 20 a 30 g de CHO em crianças e adultos magros mais sensíveis à insulina.

2.6 PLANEJAMENTO ALIMENTAR PARA AUXILIAR NA NORMALIZAÇÃO DE EXAMES BIOQUÍMICOS UTILIZANDO A FICHA DE CÁLCULO DE EQUIVALENTES

A ficha de cálculo apresentada neste capítulo é utilizada para o planejamento alimentar de 99% das enfermidades crônicas não transmissíveis, inclusive o diabetes (Costa, 2000). Com a utilização da ficha, é possível obter o balanceamento de exames bioquímicos, a partir da adequação do peso do paciente, da oferta dos tipos de gorduras (monoinsaturada, poli-insaturada e saturada) e do colesterol total, conduta essencial na prevenção de doenças cardiovasculares, e do sódio, que auxilia no controle da hipertensão arterial. A ficha possibilita, ainda, o cálculo da contagem de CHO da dieta, favorecendo a distribuição desse macronutriente ao longo do dia, indicando as doses de insulina por refeição, beneficiando, assim, o perfil glicêmico e o tratamento do paciente diabético.

Na Tabela 2.9, segue a descrição das recomendações conforme a SBD 2017-2018.

FICHA DE EQUIVALENTES

Universidade Federal da Paraíba - Centro de Ciências da Saúde - Departamento de Nutrição

Ficha de Análise Por Equivalentes

Nome:													
Sexo	Masculino	Idade	25 anos	Altura	1,65 m	IMC	23,88 Kg/m²	Atividade	Moderada	Avaliação Nutricional	Eutrófico	PT	59,90 kg
Peso	65 kg		Vet	2000,00	kcal	TMB	1123,59 kcal	Peso para o cálculo	73,44 kg			PTM	68,06 kg
Glicídios	55 %	275,00 g	1100,00 kcal	Protídeos	16 %	80,00 g	320,00 kcal	Lipídeos	29 %	64,44 g	580,00 Kcal	PTm	54,72 kg

Refeições

	Eq			Calorias		Glicídios			Protídeos				Totais			Lipídeos									Na		Coest		Satur		14,634 %	9,7561 %	29,268 %	9,7561 %	24,39 %	12,195 %
																Mono			Polins			Satur									D	L	A	L	J	C
Equivalentes	g/ml	Quant	1Eq	Cal	1Eq	grs	Cal	1Eq	grs	Cal	1Eq	grs	Cal	1Eq	grs	Cal	1Eq	grs	Cal	1Eq	grs	Cal	1Eq	grs	Cal	1Eq	mg	1Eq	mg	Eq.Al	Eq.CH	Eq.Al	Eq.CH	Eq.Al	Eq.CH	Eq.Al	Eq.CH	Eq.Al	Eq.CH
Leite integral	224		75	0,00	12	0,00	0,00	8	0	0,00	8	0,00	0,00	2,4	0,00	0,00	0,3	0,00	0,00	5	0,00	0,00	33	0,00	120	0,00		0		0		0		0		0		0
Leite desnatado	224	1,5	12	18,00	12	18,00	72,00	8	12	48,00	1	1,50	13,50	0,1	0,15	1,35	0,2	0,30	2,70	0,3	0,45	4,05	4	6,00	120	180,00	0,5	6	0,5	6	0,5	6	0		0		0
Vegetais	1/2 1Cru	2,5	25	62,50	5	12,50	50,00	2	5	20,00															9	22,50							1,5	7,5	5		0
Frutas	var.	4,0	70	280,00	15	60,00	240,00																		2	8,00				15		15	1	15	15	15
Açúcar	12,5	3,0	12,5	37,50	12,5	37,50	150,00																				1	12,5		12,5		12,5	0		0	12,5
Subtotal Glic		9,8																																			
P/CV_A/T	var.	6,0	15	90,00				3	18	72,00	1	6,00	54,00												5	30,00			1,5	22,5	1,5	22,5	1,5	22,5	2	30	0,5	7,5
Feijão/E/L	var.	1,0	15	15,00				7	7	28,00															5	5,00				15		15			0		0
Amil. c/gordura	var.	2,0	15	30,00				3	6	24,00	5	10,00	90,00	1,8	3,60	32,40	1,3	2,60	23,40	0,8	1,60	14,40	Tr		5	10,00				15		15	1	15	0		0
Subtotal Prot		4,6							48																												
Carne magra	30	2,5						7	17,5	70,00	3	7,50	67,50	2,2	5,50	49,50	0,2	0,50	4,50	0,6	1,50	13,50	21	52,50	25	62,50							2,5			
Peixe	30	2,0	65	130,00				7	14	56,00	2	4,00	36,00	0,3	0,60	5,40	0,5	1,00	9,00	0,5	1,00	9,00	25	50,00	25	50,00										
Ovos (3 p/semana)	21	0,5	15					2,6	1,3	5,20	2,4	1,20	10,80	0,9	0,45	4,05	0,2	0,10	0,90	0,9	0,45	4,05	106	53,0	29	14,50						10				
Subtotal Lip		6,8																															1			
Marg. s/sal	1cc	1,0	45	45,00										1,8	1,80	16,20	2,5	2,50	22,50	1	1,00	9,00	Tr		0,8	0,80	0,5									
Mant. s/sal	1cc	1,0	45	45,00							5	5,00	45,00	1,4	1,40	12,60	0,2	0,20	1,80	3	3,00	27,00	11	11,0	1	1,00			0,5							
Óleo + poli**	1cc	2,0	45	90,00							5	10,00	90,00	1,4	2,80	25,20	3,3	6,60	59,40	0,5	1,00	9,00	9,00													
Óleo + mono**	1cc	2,5	45	112,50							5	12,50	112,50	3,7	9,25	83,25	0,4	1,00	9,00	0,7	1,75	15,75										1				
Total				955,50	263,00	1052,0		80,8	323,20		62,70	564,30		25,55	230,0		14,80	133,20		11,75	105,8		173		384	mg	41		2,5	28,5	9,5	72,5	3	28,5	9	65	2,5
VET (Enc)			1939,50kcal		54,24%			16,66%			29,10%			14,27%			8,27%			6,56 %			0,17 g		0,38 g											
Adequação			96,98%		95,64%			101,00%			97,29%			até 20			até 10			<7%																
			Adequado		Adequado			Adequado			Adequado			M/P/S= 52,1	g		Recomendação de Na 5289,25	mg	ou	5,29g															

*1 envelope 1 g (pó) = 5 a 6 gotas (poder adoçante = 2 col chá de açúcar)
**Utilizar apenas os de "diet" ou light, conforme seleção e indicação / com moderação

Assinatura Nutricionista: _____ Utilizar valores de insulina por: _____ Regra Geral _____ U.I de insulina

Regra geral: 1 U.I de insulina "cobre" 15 g de carboidratos
Crianças: 1 U.I "cobre" 30 g de carboidratos (abaixo de 45 kg de peso corporal)
Ver também peso e razão de U.I/grama de HC (Costa, MJC, 2008)

| | 2,73 | | 1,90 | 4,83 | 1,90 | 4,33 | 2,33 |

© 2000. Costa,MJC et al. Dep. Nutrição – CCS – UFPB, informatizada por Oliveira CEV, 2005)

TABELA 2.9. Composição nutricional do plano alimentar indicado para indivíduos com *diabetes mellitus* (DM)

Macronutrientes	Ingestão diária recomendada
Carboidratos	Carboidratos totais: 45% a 60% Não inferior a 130 g/dia
Sacarose	5%
Frutose	Não se recomenda sua adição aos alimentos
Fibra alimentar	Mínimo de 14 g/1.000 kcal DM2: 30 a 50 g/dia
Gordura total	20% a 35% do valor energético total (VET)
Ácidos graxos saturados	< 6% do VET
Ácidos graxos poli-insaturados	Completar de forma individualizada
Ácidos graxos monoinsaturados	5% a 15% do VET
Colesterol	< 300 mg/dia
Proteína	15% a 20% do VET
Micronutrientes	Ingestão diária recomendada
Vitaminas e minerais	As mesmas recomendações da população sem diabetes
Sódio	Até 2.000 mg

Fonte: Egídio *et al.*, 2017..

O cálculo é iniciado com a soma do número equivalente de cada grupo (leite, vegetais, frutas, açúcar, pães, cereais, vegetais, amiláceos, torrada, feijão, ervilha, lentilha, amiláceos com gordura, carne magra, peixe, ovos, margarina sem sal, manteiga sem sal, óleo poli-insaturado e óleo monoinsaturado), sendo esses determinados no contexto de uma alimentação equilibrada. Em seguida, multiplica-se a quantidade de equivalentes pelos gramas de CHO e proteínas por 4 (4 kcal/g para ambos) e lipídeos por 9 (9 kcal/g para lipídeos) contidos em cada linha. Após essa etapa, os gramas de cada macronutrientes são somados em cada coluna. Ao final, o total de calorias e o percentual de calorias de cada macronutriente podem, então, ser determinados. Após esses cálculos, também são obtidas as quantidades e percentuais dos tipos de gordura, colesterol total e sódio da dieta. As escolhas e as trocas dos alimentos podem ser realizadas por meio da lista do sistema de equivalentes que foi elaborada e atualizada recentemente por grande parte dos autores deste livro (Costa, 2013). Na contagem de CHO, multiplica-se a quantidade distribuída do equivalente de alimento para a refeição pela quantidade equivalente de CHO. Ao final, o total de equivalentes de CHO em cada refeição dará o percentual de adequação da contagem e suas respectivas unidades de insulina, sendo proposta uma distribuição percentual das refeições da seguinte forma: desjejum (15%), lanche (10%), almoço (30%), lanche (10%), jantar (25%) e ceia (10%).

A seguir, demonstramos um exemplo prático de como trabalhar com a planilha de equivalentes. Para essa finalidade, considerou-se uma oferta calórica de 2.000 kcal/dia. Realiza-se, inicialmente, o cálculo das calorias e a composição de macronutrientes da dieta com base nas recomendações para o indivíduo, a depender da situação patológica. Em seguida, estabelecem-se os equivalentes tentando se aproximar ao máximo das recomendações de uma alimentação equilibrada, respeitando os limites do paciente em relação à doença e a seus hábitos alimentares.

2.7 CASO CLÍNICO COMENTADO (TABELA 2.10)

TABELA 2.10. Mapa conceitual para estudo de caso

Perfil do paciente	Histórico médico
Paciente R. A. A., do sexo masculino, nascido no dia 13 de agosto de 1969, com 46 anos de idade. O paciente possui fácies de desnutrição aguda, sinais clínicos de perda de gordura e de perda de massa muscular, com diminuição do músculo adutor do polegar, da bola gordurosa de Bichat, apresentando proeminências ósseas evidentes e palidez, caracterizando-o como desnutrido. Não possui sinais clínicos de deficiência de micronutrientes ou edema.	Paciente com histórico de diabetes há alguns anos procurou o serviço de gastroenterologia, no dia 23 de julho, queixando-se de diarreia crônica há alguns meses. Durante a consulta médica, foi constatado que o paciente tinha passado por um processo de amputação de parte do membro inferior direito e que o remanescente apresentava coloração avermelhada. Após ter sido verificado o valor da glicemia capilar do paciente, foi então pedida a internação dele, sendo encaminhado para internamento na clínica médica A do Hospital Universitário Lauro Wanderley. Além disso, o paciente também apresentava escaras e mialgia em membros inferiores e superiores.

Fonte: Elaboração própria.

Exames bioquímicos com as respectivas interpretações (Tabela 2.11)

TABELA 2.11. Parâmetros bioquímicos de acompanhamento do paciente

Exame	23/07	17/08	07/09	21/09	Referência
Eritrócito	2,45	3,38	3,15	3,23	4,3-5,9 (milhões)
Hemoglobina	7,3	10,4	9,7	9,9	14-16 (g/dL)
Hematócrito	21,5	30,9	27,7	27,7	39-55 (%)
Leucócito	12.210	12.250	8.620	8.620	4.500-11.000 (mm^3)
Albumina	2,7	*	*	3,67	3,5-5 (g/dL)
Glicemia de jejum	*	161	*	*	70-99 (mg/dL)
Glicemia capilar AC	139	189	*	*	70-99 (mg/dL)
Glicemia capilar AA	136	59	*	*	70-99 (mg/dL)
Glicemia capilar AJ	150	198	*	*	70-99 (mg/dL)

* Não mensurados.

2.8 RESULTADOS E DISCUSSÕES

2.8.1 Cálculo das necessidades calóricas e de nutrientes

Fórmula de bolso

As recomendações para diabetes mais utilizadas são da ADA (2010):
- Eutrofia: 25 a 30 kcal/kg;
- Obesidade: 20 a 25 kcal/kg;
- Proteínas: 0,8 a 1,0 g/kg.
- Recomendação da SBD:
- Calorias: 25 a 30 kcal/kg;
- Proteínas: estresse leve – 1,0 g/kg; estresse moderado a grave – 1,5 g/kg.

Apesar dessas recomendações, optou-se por utilizar uma dieta hipercalórica e hiperproteica, levando em consideração as outras patologias do paciente como a diarreia crônica, além do seu atual estado de magreza.

Dessa forma, recomendou-se para esse paciente: valor energético total (VET) de 30 a 35 kcal/kg/dia e proteínas de 1 a 1,5 g/kg/dia.
- Peso atual: 40 kg.
- VET = 40 × 35 = 1.400 kcal/dia.

Foi utilizado na prescrição da dieta o método da fórmula de bolso, tendo como objetivo a recuperação de peso, obtendo um total de 1.400 kcal por dia.

2.8.2 Conduta dietoterápica expandida

Dieta por via oral, de consistência livre, hipercalórica, com VET de 1.402 kcal/dia, normoglicídica, normolipídica com seleção, hiperproteica, fracionada em seis refeições por dia, com inclusão de um suplemento específico para ajudar no controle glicêmico do paciente.

Para isso, a dieta prescrita apresenta o VET de acordo com as necessidades individuais, priorizando proteínas de alto valor biológico (provenientes de fontes animais), com proporção adequada dos lipídios monoinsaturado, poli-insaturado e saturado, além de visar ao controle do nível de colesterol e à garantia da ingestão de vitaminas, minerais, fibras e líquidos necessários ao paciente.

A terapia nutricional, desde que bem planejada, implementada de forma individualizada, com acompanhamento frequente e boa adesão do paciente, possibilita a manutenção ou o restabelecimento do estado nutricional e da qualidade de vida. Os objetivos da terapia nutricional são: 1) recuperar ou manter o estado nutricional; 2) minimizar os sintomas da diarreia crônica; 3) manter os níveis glicêmicos estáveis; 4) evoluir os parâmetros bioquímicos objetivando enquadrar-se no intervalo dos valores de referência.

2.8.2.1 Cardápio qualitativo

▶ Desjejum

- Laranja pequena
- Cuscuz com leite

▶ **Lanche**
- Suplemento

▶ **Almoço**
- Salada crua com azeite
- Carne
- Feijão
- Arroz

▶ **Lanche**
- Suplemento

▶ **Jantar**
- Peixe cozido com legumes
- Inhame
- Banana

▶ **Ceia**
- Goiaba
- Bolacha com manteiga

2.8.2.2 Cardápio quantitativo

▶ **Desjejum**

Laranja pequena
- Laranja ao natural – 1 unidade – 175 g – 1 eq. fruta

Cuscuz com leite
- Cuscuz – ½ de fatia pequena – 60 g – 1 eq. cereais
- Leite desnatado – 1 xícara – 1 eq. leite

▶ **Lanche**
- Suplemento

▶ **Almoço**

Salada crua com azeite

- Vegetais (tomate, cebola, pepino e alface) – 2 eq. vegetais
- Azeite – 1 colher de chá – 1 eq. gordura monoinsaturada

Carne assada

- Alcatra (gordura removida) – ½ porção de 15 g – ½ eq. carne
- Alho – ½ dente
- Sal – 1 pitada

Arroz cozido

- Arroz – 1/² xícara – 1 eq. cereal
- Sal – 1 pitada
- Óleo de girassol – 1 colher de chá – 1 eq. gordura poli-insaturado

Feijão-verde cozido

- Feijão-verde – 1 concha pequena – 1 eq. feijão
- Sal de ervas (manjericão, orégano, alecrim, salsinha, manjerona, coentro) – a gosto
- Alho – 1 dente
- Sal – 1 pitada

▶ **Lanche**

- Suplemento

▶ **Jantar**

Peixe cozido com legumes – 1 concha média

- Verduras (abóbora, chuchu, cebola, alho, couve) – 1 xícara – 1 eq. verdura
- Cavala fresca – ½ porção média – ½ eq. peixe
- Azeitonas – 10 unidades grandes – 1 eq. gordura monoinsaturada

- Óleo de girassol – 1 colher de chá – 1 eq. gordura poli-insaturado
- Sal de ervas (manjericão, orégano, alecrim, salsinha, manjerona, coentro)
- Sal – 1 pitada

Inhame

- Inhame – ½ fatia pequena – 60 g – 1 eq. vegetais ricos em amido
- Sal – 1 pitada

Banana

- Banana ao natural – 1 unidade pequena pouco madura – 1 eq. fruta

▶ **Ceia**

Goiaba

- Goiaba pouco madura ao natural – 1 unidade média – 1 eq. fruta

Bolacha cream cracker integral com manteiga

- Bolacha integral – 3 unidades – 1 eq. cereais
  * Lista do sistema de equivalentes atualizada e modificada para uso no Brasil (Costa, 2013).

2.8.2.3 Análise e adequação

Na elaboração do cardápio, foram consideradas as quatro leis da alimentação, respeitando a quantidade que o organismo do paciente precisa, mantendo a qualidade e a harmonia da alimentação e a adequação necessária, respeitando as condições sociais, econômicas e culturais e garantindo a ingestão diária recomendada de macro e micronutrientes (Almeida; Fernandes, 2011).

Utilizamos como referência a disponibilidade de alimentos do estoque do setor de nutrição do Hospital Universitário Lauro Wanderley (HULW).

Foram utilizados aproximadamente para o desjejum 16,8%, lanche da manhã 13,9%, almoço 23,4%, lanche da tarde 13,9%, jantar 19,7% e ceia 12,3% do VET. A quantidade de proteína em gramas por kg de peso foi de aproximadamente 1,26.

O suplemento utilizado para o controle glicêmico possui volume de 200 mL por porção, 200 calorias, 22 g de CHO selecionados, 8,6 de proteínas de alto valor biológico e 8,6 de lipídios proporcionalmente adequados (M/P/S), além de fibras, vitaminas e minerais úteis para ajudar na manutenção da ingestão recomendada diária de micronutrientes.

Macronutrientes	%	kcal calculado	g calculado	kcal ofertado	g ofertado	Adequação
Carboidrato	54	756	189	764	191	101,06%
Proteína	16	224	56	228,8	57,2	102,14%
Lipídeo	30	420	46,66	438,3	48,7	104,36%
Total	100	1.400	-	1.431,1	-	102,22%

2.8.3 Evolução dietoterápica

Paciente de 46 anos, sexo masculino, admitido na clínica médica A no dia 23 de abril, queixando-se de muitos estímulos evacuatórios diários (cerca de quatro vezes ao dia) ao longo dos últimos três meses (diarreia crônica), seguidos de dores musculares e escaras. Procurou o serviço de Gastroenterologia do HULW, onde, após a consulta, foi encaminhado para a clínica médica A do hospital. Foi internado com sinais clínicos de diabetes descompensada e magreza/desnutrição, estava consciente e relatou pesar 60 kg antes de iniciados os episódios corriqueiros de diarreia.

Dados antropométricos:
- Peso atual: 40 kg (12/09/2017)
- Peso habitual: 60 kg (há cerca de três meses)
- Altura: 1,63 m
- IMC: 15,05 kg/m² → desnutrição grau III
- Perda de peso (%) = [(60 − 40) × 100] / 60 = 33%
  → perda de peso intensa

- Circunferência do braço: 21 cm – adequação: 64,4% – desnutrição grave

Conduta dietoterápica:
- Dieta por via oral, de consistência livre, hipercalórica com VET de 1.431,1 kcal/dia (35,78 kcal/kg/dia), normoglicídica, normolipídica com seleção, hiperproteica (1,43 g/kg/dia), fracionada em seis refeições por dia. Segue em acompanhamento para reavaliação nutricional e ajustes dietéticos necessários.

O paciente foi reavaliado no dia 18 de setembro, alimentando-se por via oral, com apetite preservado. Não relatou náuseas, vômitos ou dor abdominal. Evacuações (duas vezes ao dia) de consistência líquida, sem sangue ou muco. Relatou melhora, porém segue com diabetes descompensada. Relatou dificuldade para dormir devido aos episódios diarreicos durante a noite.

Dados antropométricos:
- Peso atual: 42 kg (18/09/2017)
- Altura: 1,63 m
- IMC: 15,84 kg/m² → desnutrição grau III
- Circunferência do braço: 22 cm – adequação: 67,48% – desnutrição grave

Conduta dietoterápica:
- Conduta mantida. Fornecendo-se 1.431,1 kcal/dia (34,07 kcal/kg), 57,2 g/dia de proteínas (1,36 g/kg), foram atingidas suas necessidades nutricionais. O paciente segue aos cuidados da Nutrição.

▶ Considerações finais

A dietoterapia realizada foi satisfatória, tendo em vista que o paciente apresentou melhora e ganho de peso, os exames bioquímicos apresentaram resultados mais favoráveis à saúde do paciente e a frequência evacuatória diminuiu. A conduta dietética parece ter surtido efeito na melhora do quadro clínico do paciente. O paciente recebeu alta hospitalar no dia 24/09/2017.

Bibliografia

Almeida CAN, Fernandes GC. A importância do porcionamento na alimentação balanceada. Int J Nutr. 2011;4(3):53-9.

American Diabetes Association, Bantle JP, Wylie-Rosett J, Albright AL, Apovian CM, Clark NG, Franz MJ, et al. Nutrition recommendations and interventions for diabetes: A position statement of the American Diabetes Association. Diabetes Care. 2008;31 Suppl 1:S61-78.

American Diabetes Association. Standards of Medical Care in Diabetes – 2015. Diabetes Care. 2015:38 Supl 1: S1-85.

American Diabetes Association. Standards of Medical Care in Diabetes – 2016. Diabetes Care. 2016:39 Supl 1:S1-112.

Appel LJ, Brands MW, Daniels SR, Karanja N, Elmer PJ, Sacks FM; American Heart Association. Dietary approaches to prevent and treat hypertension: a scientific statement from the American Heart Association. Hypertension. 2006;47(2):296-308.

Augusto ALP. Terapia nutricional. 2ª ed. Rio de Janeiro: Atheneu; 2000.

Bhathena SJ. Velasquez MT. Beneficial role of dietary phytoestrogens in obesity and diabetes. Am J Clin Nutr. 2002;76(6):1191-201.

Brand-Miller JC, Stockmann K, Atkinson F, Petocz P, Denyer G. Glycemic index, postprandial glycemia, and the shape of the curve in healthy subjects: analysis of a database of more than 1,000 foods. Am J Clin Nutr. 2009;89(1):97-105.

Costa MJC. Nutrição clínica: uso do sistema de equivalentes na prática dietoterápica. João Pessoa: UFPB/Editora Universitária; 2000.

Costa MJC, org. Nutrição clínica: uso do sistema de equivalentes na prática dietoterápica. 2ª ed. João Pessoa: UFPB/Editora Universitária; 2013.

DAFNE Study Group. Training in flexible, intensive insulin management to enable dietary freedom in people with type 1 diabetes: dose adjustment for normal eating (DAFNE) randomized controlled trial. BMJ. 2002;325(7367):746.

Delahanty LM, Nathan DM, Lachin JM, Hu FB, Cleary PA, Ziegler GK, et al.; Diabetes Control and Complications Trial/Epidemiology of Diabetes. Association of diet with glycated hemoglobin during intensive treatment of type 1 diabetes in the Diabetes Control and Complications Trial. Am J Clin Nutr. 2009;89(2):518-24.

Diretrizes da Sociedade Brasileira de Diabetes. 2009. Disponível em: http://dms.ufpel.edu.br/ares/bitstream/handle/123456789/270/11%20%20%202009%20diretrizes%20diabete.pdf?sequence=1. Acesso em: 20 out. 2019.

Egídio J, Oliveira P, Montenegro Junior RM, Vencio S, orgs. Diretrizes da Sociedade Brasileira de Diabetes: 2017-2018. São Paulo: Clannad; 2017. p.1-383.

Franz MJ, Bantle JP, Beebe CA, Brunzell JD, Chiasson JL, Garg A, et al. American Diabetes Association. Nutrition principles and recommendations in diabetes. Diabetes Care. 2004;27 Suppl 1:S36-46.

Gouveia GR, Bruno LPC. Manual de contagem de carboidratos. Suzano: Aventis Pharma; 2001. 24p.

Henry CJ, Lightowler HJ, Newens KJ, Pata N. The influence of adding fats of varying saturation on the glycaemic response of white bread. Int J Food Sci Nutr. 2008;59(1):61-9.

Henry JB. Diagnósticos clínicos e tratamento por métodos laboratoriais. 1ª ed. São Paulo: Santos; 1995. 375p.

Hoxter G. Perguntas e respostas em bioquímica clínica. São Paulo: Atheneu; 1995. 780p.

Inzucchi SE, Bergenstal RM, Buse JB, Diamant M, Ferrannini E, Nauck M, et al. Management of hyperglycemia in type 2 diabetes, 2015: a patient-centered approach: update to a position statement of the American Diabetes Association and the European Association for the Study of Diabetes. Diabetes Care. 2015;38(1):140-9.

Janes WDG. Controle de qualidade em análises clínicas: padronização dos resultados quantitativos nos laudos laboratoriais. RBAC. 1995;27(4):133-6.

Jenkins DJ, Kendall CW, Augustin LS, Franceschi S, Hamidi M, Marchie A, et al. Glycemic index: overview of implications in health and disease. Am J Clin Nutr. 2002;76(1):266S-73S.

Jenkins DJ, Wolever TM, Taylor RH, Barker H, Fielden H, Baldwin JM, et al. Glycemic index of foods: a physiological basis for carbohydrate exchange. Am J Clin Nutr. 1981;34(3):362-6.

Klemsdal TO, Holme I, Nerland H, Pedersen TR, Tonstad S. Effects of a low glycemic load diet versus a low-fat diet in subjects with and without the metabolic syndrome. Nutr Metab Cardiovasc Dis. 2010;20(3):195-201.

Livesey G, Tagami H. Interventions to lower the glycemic response to carbohydrate foods with a low-viscosity fiber (resistant maltodextrin): meta-analysis of randomized controlled trials. Am J Clin Nutr. 2009;89(1):114-25.

Mahan LK, Escott-Stump S. Krause – Alimentos, nutrição e dietoterapia. São Paulo: Roca; 2012. 157p.

Miller CK, Gutshcall MD, Mitchell DC. Change in Food Choices Following a Glycemic Load Intervention in Adults with Type 2 Diabetes. J Am Diet Assoc. 2009;109(2):319-24.

Monro JA, Shaw M. Glycemic impact, glycemic glucose equivalents, glycemic index, and glycemic load: definitions, distinctions, and implications. Am J Clin Nutr. 2008;87(1):237S-243S.

Neto FT. Nutrição clínica. Rio de Janeiro: Guanabara Koogan; 2003. 519p.

Oliveira JEP, Vencio S. Diretrizes da Sociedade Brasileira de Diabetes: 2015-2016. São Paulo: A.C. Farmacêutica; 2016. p. 1-348.

Peckenpaugh NJ. Nutrição: essência e dietoterapia. 7ª ed. São Paulo: Roca; 1997.
Pereira JV. Bioquímica clínica. João Pessoa: Editora Universitária da UFPB; 1998. 408p.
Schafer RG, Bohannon B, Franz MJ, Freeman J, Holmes A, McLaughlin S, et al. American Diabetes Association. Diabetes nutrition recommendations for health care institutions. Diabetes Care. 2004;27 Suppl 1:S55-7.
Shils ME, Olson JA, Shike AC. Tratado de nutrição moderna na saúde e na doença. 9ª ed. São Paulo: Manole; 2003.
Sociedade Brasileira de Diabetes. Consenso Brasileiro sobre Diabetes 2002: diagnóstico, classificação do diabetes mellitus, tratamento do diabetes mellitus tipo 2. Sociedade Brasileira de Diabetes; 2003. 72p.
Sociedade Brasileira de Diabetes. Manual oficial de contagem de carboidratos. Rio de Janeiro: Diagraphic; 2003. p. 58.
Sposito AC, Caramelli B, Fonseca FAH, Bertolami MC, coord. IV Diretriz Brasileira sobre Dislipidemias e Prevenção da Aterosclerose. Arq Bras Cardiol. 2007;88 (Supl 1).
Tibaldi J. Importance of postprandial glucose levels as a target for glycemic control in type 2 diabetes. South Med J. 2009;102(1):60-6.
Venn BJ, Green TJ. Glycemic index and glycemic load: measurement issues and their effect on diet-disease relationships. Eur J Clin Nutr. 2007;61 Suppl 1:S122-31.
Wallac AJ, Eadya SL, Willis JA, Scott RS, Monroc JA, Frampton CM, et al. Variability in measurements of blood glucose response to foods in human subjects is not reduced after a standard breakfast. Nutr Res. 2009;29(4):238-43.
Wheeler ML, Dunbar SA, Jaacks LM, Karmally W, Mayer-Davis EJ, Wylie-Rosett J, et al. Macronutrients, food groups, and eating patterns in the management of diabetes: a systematic review of the literature, 2010. Diabetes Care. 2012;35(2):434-45.
Willett W, Manson J, Liu S. Glycemic index, glycemic load, and risk of type 2 diabetes. Am J Clin Nutr. 2002;76(1):274S-80S.
Williams SR. Fundamentos de nutrição e dietoterapia. 6ª ed. Porto Alegre: Artes Médicas; 1997. 820p.
Zhang X, Gregg EW, Williamson DF, Barker LE, Thomas W, Bullard KM, et al. A1C level and future risk of diabetes: a systematic review. Diabetes Care. 2010;33(7):1665-73.
Ziegler EE, Filer Jr LJ, eds. Conocimientos actuales sobre nutrición. 7ª ed. Publicación científica nº 565. Washington, DC: OPS/OMS; 1997.
Zunino SJ. Type 2 Diabetes and Glycemic Response to Grapes or Grape Products. J Nutr. 2009;139(9):1794S-800S.

3

Interpretação de Exames de Importância em Nutrição para Doença Renal

Maria José de Carvalho Costa
Raquel Patricia Ataíde Lima
Bruna Maia de Oliveira
Fernanda Patrícia Torres Barbosa
Gyselle Iwie Oliveira de Araújo
Isabelly Cristina Almeida de Assis
Thaise Anataly Maria de Araújo
Sônia Cristina Pereira de Oliveira
Caroline Severo de Assis
Elisama Araújo de Sena

3.1 DEFINIÇÕES PARA A DOENÇA RENAL

De acordo com as diretrizes internacionais de doença renal (KDIGO, 2017), a doença renal crônica (DRC) atual está definida como anormalidades da estrutura ou função renal, presentes por mais de três meses, com implicações para a saúde. A DRC é classificada com base na causa, na categoria da taxa de filtração glomerular (TFG) (G1-G5) e na categoria de albuminúria (A1-A3) (Tabela 3.1).

TABELA 3.1. Prognóstico da doença renal crônica conforme a albuminúria e taxa de filtração glomerular

Categoria para albuminúria

A1	A2	A3
Normal	Aumento moderado	Aumento severo
< 30 mg/g < 3 mg/mmol	30-300 mg/g 3-30 mg/mmol	> 300 mg/g > 30 mg/mmol

Categoria para taxa de filtração glomerular (mL/min/1,73 m²)

G1	G2	G3a	G3b	G4	G5
Normal ou alto	Suavemente diminuído	De leve a moderadamente diminuído	Moderadamente para severamente diminuído	Severamente diminuído	Falência renal
≥ 90	60-89	45-59	30-44	15-29	< 15

Fonte: KDIGO, 2017.

3.2 INTERVALO DE REFERÊNCIA, CAUSAS E SIGNIFICADO DE VALORES ANORMAIS

3.2.1 Ácido úrico

Intervalo de referência

2,5 a 8,0 mg/dL.
Causas/significado de valores anormais.
Produto do metabolismo das purinas.
Na gota, insuficiência renal.

3.2.2 Ureia

Intervalo de referência

Valores de referência: 20 a 40 mg/dL.
Transplante: 15 a 50 mg/dL.
Hemodiálise: 130 a 200 mg/dL.
Diálise peritoneal contínua: 100 a 150 mg/dL.

Causas/significado de valores anormais

Reflete quebra proteica endógena (catabolizada) ou exógena (ingerida); logo, reflete o nitrogênio nutricional.

Esses valores podem indicar o estado de hidratação do paciente. Na insuficiência renal: choque, desidratação, febre, infecção, diabetes, gota crônica, catabolismo proteico excessivo, infarto do miocárdio. Na insuficiência hepática: desnutrição, ingestão proteica baixa, má absorção, hiper-hidratação (excesso de líquidos endovenosos), êmese, diarreia, anabolismo proteico, síndrome de secreção inadequada do hormônio antidiurético.

E os níveis baixos de ureia sérica em pacientes subdialisados, devido à anorexia e à redução da ingestão proteica, podem produzir a falsa impressão de que a diálise está adequada. Não é fácil apresentar a causa e o efeito do controle inadequado da uremia e da desnutrição nesse paciente (Costa, 2015).

3.3 INTERPRETAÇÃO METABÓLICA SOBRE TAXA DE FILTRAÇÃO GLOMERULAR

Na prática, estima-se a TFG, pelo cálculo do *clearance* ou depuração da creatinina:

O *clearance* de creatinina é o método mais utilizado para estimar o ritmo de filtração glomerular (FG).

- A estimativa do *clearance* de creatinina utilizando a equação de Cockcroft-Gault considera efeitos da idade, sexo e peso corporal e os valores encontrados de creatinina sérica conforme a fórmula a seguir:

Ccr (mL/min) = [creatinina urinária (mg/dL) × volume urinário (mL)] + [tempo de coleta (minutos)]
creatinina plasmática (mg/dL)

Observação: A quantidade de creatinina depende da massa muscular, o *clearance* deve ser corrigido pela superfície corporal, ou seja, o valor obtido deve ser dividido pela superfície corporal e multiplicado por 1,73 m^2.

Intervalo de referência

80 a 120 mL/min/1,73 m^2.

Causas/significado de valores anormais

Mede o ritmo de FG, influenciado pela ingestão de proteínas, principalmente de carnes, na insuficiência renal.

A FG é a melhor medida do funcionamento renal em indivíduos normais ou pacientes com doença renal. As atuais diretrizes de doenças renais (KDIGO, 2017) recomenda o monitoramento dos níveis séricos de atividade de fosfato de cálcio, fosfato, paratormônio (PTH) e fosfatase alcalina a partir da classificação da TFG em G3a. Em crianças, sugere-se que esse monitoramento comece na DRC G2. Em pacientes com DRC G3a-G5D, sugere-se que as medições de PTH sérico ou fosfatase alcalina específica de osso possam ser utilizadas para avaliar a doença óssea, porque os valores marcadamente altos ou baixos predizem turnover do osso subjacente.

É recomendado, ainda, em pacientes com DRC G3a-G5, que sejam avaliados os níveis de 25(OH) D (calcidiol) por valores basais e intervenções terapêuticas. Sugere-se que, caso haja deficiência e/ou insuficiência de vitamina D, ela seja corrigida usando estratégias de tratamento recomendadas para a população em geral.

3.3.1 Estimativa do *clearance* de creatinina

O *clearance* de creatinina pode ser estimado utilizando fórmulas testadas empiricamente.

$$\text{Ccr (mL/min)} = [140 - \text{idade (anos)} \times \text{peso (kg)}] \div [\text{Crs (mg/dL)} \times 72]$$

Observação: Esse cálculo é utilizado para homens; para mulheres, é só multiplicar o resultado por 0,85.

Intervalo de referência

Valor de referência: 0,5 a 1,2 mg /dL (idoso até 1,6).
Transplante: 0,6 a 1,2 mg/dL.
Diálise: 7 a 12 mg/dL (de acordo com a massa muscular e a função renal residual).
Sem função renal: 10 a 12 mg/dL.
Superior a 2 mg/dL indica insuficiência renal.
Superior a 10 mg/dL indica insuficiência renal crônica (IRC).

Causas/significado de valores anormais

É um marcador útil e válido do estado nutricional energético-proteico de pacientes em diálise.

Reflete a soma da ingestão de alimentos ricos em creatina e creatinina (por exemplo, carnes) e nitrogênio muscular ou produção endógena de creatinina (músculo esquelético) menos a excreção urinária, remoção dialítica e degradação endógena de creatinina. Níveis baixos estão associados a maior risco de mortalidade, na insuficiência renal aguda e crônica, dano muscular, hipertireoidismo, com massa muscular, privação alimentar prolongada, acidose diabética, ingestão excessiva de carne, gigantismo, acromegalia.

3.3.2 Mecanismo de progressão da doença renal

Existem alguns fatores que aumentam a probabilidade de desenvolver DRC, como: hipertensão arterial sistêmica, diabetes, obesidade, fumo, idade e histórico familiar de DRC. Avaliando esses fatores de risco, conclui-se que todos eles, exceto o histórico familiar e a idade, estão diretamente vinculados ao estilo de vida (Ferreira, 2015).

E o percentual de pacientes com insuficiência renal que progridem para falência renal não é conhecido, mas parece que a doença continua a progredir na maior parte dos pacientes que perdem 50% ou mais da **TFG**. A falência renal pode progredir por causa da doença renal de base ou da superposição de outras doenças que podem contribuir com lesão renal, como hipertensão, efeitos adversos de medicamentos nefrotóxicos (por exemplo, antibióticos ou material de radiocontraste), obstrução, infecção renal e hiperuricemia. Porém, a progressão continuada não é rara, mesmo depois que a causa inicial da doença renal tenha desaparecido e se não houver nenhuma superposição de doenças. Por exemplo, a insuficiência renal pode progredir em pacientes após alívio de obstrução do trato urinário, controle da hipertensão, descontinuação de medicação nefrotóxica ou recuperação parcial da insuficiência renal aguda.

A migração de leucócitos e monócitos, agregação plaquetária, disposição de colágeno, proliferação celular, outras mudanças inflamatórias e cicatrização podem causar lesão renal progressiva. Muitas dessas mudanças, das quais algumas podem ser consideradas respostas fisiológicas adaptativas, promovem lesão renal posterior e levam à insuficiência renal regressiva.

3.3.3 Efeitos da ingestão de proteínas e de outros nutrientes na doença renal

Em indivíduos normais, aproximadamente após a quarta década de vida, a função renal cai de maneira progressiva com a idade, e possivelmente dietas ricas em proteínas têm um papel nesse fenômeno. Em homens e mulheres jovens saudáveis, a alta ingestão de proteínas aumenta o fluxo sanguíneo renal e a **TFG**, e a baixa ingestão de proteínas pode deixar a TFG mais baixa, porém não inferior a 60 mL/1,73 m²/min (Kirsztajn et al., 2014). Adultos com ausência congênita, insuficiência provocada ou remoção cirúrgica de um rim durante a infância têm incidência levemente mais alta de cicatrização glomerular espontânea no rim remanescente. A causa desse fenômeno não é conhecida. É possível, mas não significa que está estabelecido, que a ingestão típica de proteína dos americanos, que é consideravelmente mais alta do que as quantidades dietéticas recomendas (RDAs) para proteína dietética, pode aumentar o fluxo sanguíneo capilar glomerular e a pressão hidráulica e causar lesão renal progressiva.

A ingestão de proteína parece causar aumento tanto imediato quanto a longo prazo no fluxo sanguíneo renal e na **TFG** em seres humanos. Aumento transitório no fluxo sanguíneo renal e na **TFG** de aproximadamente 20% a 28% ocorre após a ingestão de uma carga de proteínas e de aminoácidos. O aumento ocorre por volta de 2 horas após a refeição e geralmente dura em torno de 1 hora. O fluxo sanguíneo renal e a **TFG** aumentam mais rapidamente e também transitoriamente após a infusão intravenosa de uma mistura de aminoácidos essenciais e não essenciais ou a infusão por 30 minutos de hidrocloreto de arginina.

Efeitos hormonais são negativos, inconclusivos ou conflitantes. Também tem sido proposta uma relação das citocinas, parácrinas e de outros processos renais intrínsecos, com o aumento na reabsorção renal tubular de aminoácidos e de sódio, e retroalimentação tubuloglomerular alterada. A infusão de somatostatina bloqueia o aumento induzido pela infusão de aminoácidos, indicando que hormônios peptídicos podem mediar o aumento de aminoácidos e proteínas do fluxo sanguíneo renal e **TFG**.

A infusão de glucagon, que aumenta os níveis de glucagon até aqueles observados após carga de aminoácidos, leva ao aumento do fluxo sanguíneo renal e da **TFG**.

No entanto, em alguns estudos, a quantidade de glucagon necessária para aumentar o fluxo sanguíneo renal e a **TFG** excedeu a que ocorre após uma refeição com carne ou após a ingestão ou infusão de aminoácidos. A maioria dos pacientes com intolerância renal também demonstra aumento induzido por proteínas ou aminoácidos no fluxo sanguíneo renal e na **TFG**. Esse aumento tem sido chamado de reserva funcional renal. Alguns autores têm sugerido que o fluxo sanguíneo renal e a **TFG** máxima após carga de proteína ou aminoácidos em pacientes com doença renal (em comparação com indivíduos normais) estima melhor a magnitude da lesão e da cicatrização renal do que os níveis basais desses parâmetros hemodinâmicos. Isso ainda não foi confirmado, porque o fluxo sanguíneo renal de **TFG** máxima seguido de carga de proteína parece variar pela ingestão prévia diária de proteínas do indivíduo. As mudanças no fluxo sanguíneo de pacientes com *diabetes mellitus* que recebem proteína ou aminoácidos são muito variáveis em diferentes estudos.

Essas alterações por insuficiência renal são desaceleradas ou detidas. Uma linha teórica postula que a alta ingestão proteica, por aumentar o fluxo sanguíneo capilar glomerular e a pressão hidráulica transcapilar, causa lesão renal progressiva na membrana de basal (barreira filtrante) do glomérulo.

Dietas ricas em proteínas também podem promover insuficiência renal por outros mecanismos: (a) hipertrofia de néfron utilizada por ativação de fatores de crescimento que estimulam a hipertrofia, proliferação e cicatrização celular no glomérulo; (b) taxas de oxidação aumentadas no néfron levando à produção de espécies reativas de oxigênio; (c) carga ácida que estimula a produção de amônia renal e a ativação do complexo Ccr; (d) produção aumentada de ureia, que, por si só, pode causar a hipertrofia de segmentos do túbulo renal; (e) geração de angiotensina II e de outros hormônios. Uma dieta pobre em proteínas desacelera ou bloqueia a perda renal progressiva, evitando ou reduzindo esses fenômenos. Dietas que contêm proteínas de soja (proteínas vegetais) são melhores que as que contêm caseína (proteína animal). As proteínas de soja foram mais efetivas no estado da progressão da insuficiência renal em ratos com rins remanescentes, podem ser mais efetivas no estado da progressão da insuficiência renal em ratos com rins remanescentes.

A ingestão baixa de fósforo, independentemente da ingestão de proteínas, parece desacelerar a progressão da insuficiência renal.

O mecanismo de ação da baixa ingestão de fósforo ainda não está claro. Uma teoria é que a baixa ingestão de fósforo diminui a deposição de fosfato de cálcio no tecido renal, o qual pode causar lesão renal.

As diretrizes internacionais de doença renal (KDIGO, 2017) sugere que, em pacientes com DRC G3a-G5, a ingestão de fosfato dietético seja limitada no tratamento da hiperfosfatemia isolada ou em combinação com outros tratamentos. É razoável considerar a fonte de fosfato (por exemplo, animal, vegetal, aditivos) na formulação de recomendações dietéticas. Em pacientes mais graves, com DRC G5, essa remoção de fosfato dietético deve ser maior no tratamento da hiperfosfatemia persistente.

O ácido graxo essencial – ácido linoleico – pode ser metabolizado nos rins a várias famílias de eicosanoides, incluindo prostaglandinas. As prostaglandinas têm efeitos de longo alcance no fluxo sanguíneo e na pressão sanguínea dentro dos glomérulos, na propensão à agregação plaquetária nos glomérulos e nos processos inflamatórios. Certos eicosanoides têm efeitos antagônicos; alguns aumentam o fluxo e a pressão sanguínea glomerular e podem prejudicar a agregação plaquetária, enquanto outros fazem o oposto e podem também estimular a resposta inflamatória. Na insuficiência renal, a elaboração de certos eicosanoides e outras citocinas aumenta nos rins e parece importante no complexo processo adaptativo que o néfron demonstra quando a função renal se deteriora. Em vários animais, modelos de DRC, alimentação, infusões de ácido linoleico, prostaglandinas vasodilatadoras ou injeções de tromboxano ou leucotrieno B4 podem desacelerar a progressão da insuficiência renal em ratos.

3.3.4 Dieta muito restrita em proteína suplementada com aminoácidos essenciais e cetoácidos

Os cetoácidos são análogos de aminoácidos essenciais sem o nitrogênio, de forma que, no fígado, pela via de transaminação, o nitrogênio disponível é incorporado à cadeia do aminoácido essencial correspondente. Assim, ao mesmo tempo que supre as necessidades de aminoácidos essenciais do organismo, o uso de cetoácidos leva à diminuição da disponibilidade de nitrogênio, reduzindo, assim, a formação de compostos nitrogenados tóxicos resultantes do seu metabolismo. Dentre os possíveis benefícios dessa terapia sobre a restrição proteica convencional, estão a diminuição mais acentuada de sintomas urêmicos, da acidose metabólica, da hiperfosfatemia e da resistência insulínica. Porém, para que se obtenham resultados satisfatórios, é necessário que a adesão à dieta predominantemente com alimentos de origem vegetal seja adequada, pois, no caso de ingestão proteica mais elevada, os cetoácidos e aminoácidos do suplemento serão oxidados. Outra grande limitação é o custo elevado desses suplementos. No Brasil, esse suplemento já está disponível no mercado (Ketosteril®, Fresenius Kabi).

Logo, quanto ao tratamento conservador com pré-dialíticos, observa-se uma tendência mais liberal com relação à recomendação de proteínas. Ao se consultar a literatura internacional mais recente, nos estudos de maior destaque, observa-se que, comparativamente aos estudos realizados antes do **MDR,** estes apresentam mais vieses do que o estudo mencionado, não convencendo sobre o motivo de não se recomendar uma maior quantidade de proteínas para o paciente renal crônico.

Na prática clínica, observa-se que realmente a maioria desses pacientes apresenta desnutrição proteico-calórica que se agrava com a baixa ingestão proteica a longo prazo, levando-os mais precocemente ao tratamento dialítico.

Logo, com base na TFG, a recomendação de proteína deve ser em torno de 0,8 a 1,0 g/kg de peso e não mais de 0,6 g/kg.

3.3.5 Visão atual do consumo de alimentos em relação à função renal

Há mais de sessenta anos, as dietas com baixo teor de proteína têm sido propostas para pacientes com função renal prejudicada. No entanto, os efeitos dessas dietas na prevenção do prejuízo renal e a necessidade proteica para a manutenção da diálise não têm sido esclarecidos. De fato, um excesso de proteína na dieta leva à acumulação de toxinas urêmicas. Por outro lado, uma dieta insuficiente em proteína pode conduzir à perda de massa magra corporal. Os benefícios da restrição de proteína dietética incluem a redução da acumulação dos produtos metabólicos que podem suprimir o apetite e podem estimular o desperdício de proteína muscular. Também existe um potencial para diminuir a velocidade da perda da função renal. A DRC está fortemente associada à síndrome do desperdício de proteína, que é diretamente correlacionada com morbidade e mortalidade.

Em estudo sobre o impacto da ingestão de proteína no declínio da função renal em mulheres com função renal normal (TFG ≥ 80 mL/min/1,73 m^2) ou insuficiência renal leve (TFG > 55 mL/min e < 80 mL/1,73 m^2), os indivíduos da casuística foram acompanhados durante 11 anos, utilizando-se o inquérito de frequência de consumo alimentar semiquantitativo e amostras do sangue para a análise da creatinina e da TFG.

Os autores concluíram que a alta ingestão proteica não foi associada ao declínio da função renal nas mulheres com função renal normal, entretanto a ingestão elevada de proteína, particularmente a proteína animal, pode acelerar o declínio da função renal nas mulheres com insuficiência renal leve.

Avaliando 599 pacientes adultos diagnosticados nas fases 3 a 5 da DRC, Huang *et al.* (2008) verificaram que a baixa ingestão energética esteve significativamente relacionada ao prejuízo da TFG comparada com a ingestão de energia moderada e alta. A alta ingestão proteica também foi associada a prejuízos da TFG comparados com a ingestão de proteína moderada e baixa. Baixa ingestão energética e alta ingestão proteica foram correlacionadas positivamente com elevações na creatinina e nitrogênio da ureia sanguínea. As ingestões de energia e proteína foram definidas como a razão entre ingestão atual (IA)/ingestão recomendada (IR) e classificadas da seguinte forma: alta ingestão (IA/IR) ≥ 110%, ingestão moderada (IA/IR) ≥ 90% e < 110%, e baixa ingestão (IA/IR) < 90%. Foram utilizadas as recomendações da *Kidney Disease Outcome Quality Initiative* (K/DOQI). Os autores concluíram que menor consumo energético e maior ingestão proteica que o recomendado podem estar associados à deterioração da função renal.

Uma intervenção nutricional deveria ser proposta para pacientes com moderada TFG, inclusive uma redução na ingestão de proteína. Em revisão realizada por Fouque e Laville (2009), não pôde ser deduzido um ótimo nível de ingestão de proteína. Embora análises baseadas no grau de restrição de proteína conduzam a um benefício maior quanto mais essa ingestão for limitada, há alguns riscos nutricionais de uma ingestão proteica mais restrita (0,3 g/kg/dia + aminoácidos ou cetoácidos) em pacientes com DRC. Nessa revisão, os dados nutricionais escassos não puderam permitir uma avaliação segura das consequências nutricionais de tais dietas. Assim, uma análise combinada de dados de sobrevivência e exigências nutricionais recomenda uma ingestão de proteína de 0,6 g/kg/dia no lugar de 0,3 g/kg/dia + aminoácidos ou cetoácidos.

Em uma análise de 23 trabalhos publicados entre 1980 e 1996, sobre "se a restrição de proteína retarda a velocidade de progressão da doença renal", somente 12 eram controlados, mas um trabalho clínico maior e mais controlado – MDRD – levou à conclusão de que são necessárias terapias mais eficazes do que a redução de proteínas na progressão da doença renal. A suplementação com carnitina foi aprovada pela U.S. Food and Drug Administration e deve ser indicada tanto para a prevenção como para a depressão de carnitina em pacientes em diálise.

De acordo com Eyre *et al.* (2008), dietas com baixo teor de proteína (0,6 g/kg/dia) podem reduzir a morbidade, preservar a função renal, aliviar os sintomas urêmicos e melhorar o estado nutricional. Os resultados encontrados sugerem que essas dietas podem adiar o início da diálise por seis meses. Os autores afirmam que as dietas com baixo teor de proteína deveriam ser mais utilizadas pela comunidade renal.

A proteinúria, definida como excreção de proteína urinária acima de 300 mg em 24 horas, é um forte e independente preditor de risco para todas as causas de mortalidade cardiovascular em pacientes com e sem diabetes. A proteinúria é um sinal de persistente disfunção da barreira glomerular e frequentemente precede qualquer declínio detectável na função de filtração renal. A mensuração da proteinúria é importante na estratificação do risco para doença cardiovascular (DCV) e progressão de DRC. Além de ser um marcador de prognóstico, a proteinúria está sendo considerada como uma medida terapêutica na medicina cardiovascular. Estratégias terapêuticas para melhora da proteinúria incluem controle da pressão sanguínea, glicemia, hiperlipidemia e redução do sal dietético e ingestão de proteína. São necessários estudos clínicos futuros para avaliar se a redução da proteinúria deve ser um objetivo do tratamento para reduzir a lesão na fase final da doença renal, DCV e melhorar a sobrevivência nessa população de alto risco (Agrawal *et al.*, 2009).

3.3.5.1 Conduta proteica

- **Grupo A** – Ingestão de dieta muito pobre em proteínas (0,58 g/kg/dia, 7,9% a 7,1%).

- **Grupo B** – Ingestão de dieta muito pobre em proteínas (0,28 g/kg/dia) + suplementação de aminoácidos essenciais (0,28 g/kg/dia, 3,8% a 3,4%) e dietas pobres em fósforo: observou-se que os níveis de albumina do soro aumentaram o peso do paciente, e a gordura do corpo e a excreção de creatinina na urina diminuíram.

Esses resultados questionaram os efeitos benéficos da dieta pobre em proteína, já que, com a baixa ingestão de proteína, ocorreu também uma baixa ingestão de calorias, levando a alterações nutricionais preocupantes, que aceleram a velocidade de progressão da doença renal. Logo, deve-se monitorar o estado nutricional do paciente, evitando a desnutrição grave.

Com relação ao risco de carcinoma de células renais e à ingestão de dieta-padrão, em estudo realizado com 461 indivíduos de ambos os sexos utilizando o inquérito de frequência de consumo alimentar e a revisão de relatório sobre registro do câncer, em Ontário, Inglaterra, os autores concluíram que dietas ricas em lipídeos e proteínas podem ser consideradas fatores de risco para o carcinoma de células renais.

Os dados sugerem também um risco elevado associado à ingestão de sucos, resultado ainda não relatado na literatura.

Em estudo realizado sobre os efeitos nutricionais do suplemento de carnitina com 63 pacientes de ambos os sexos em hemodiálise, em que 28 pacientes receberam 15 mL/kg de peso de L-1-carnitina intravenosa no fim de cada sessão de hemodiálise e 25 eram do grupo controle, tendo sido utilizados os parâmetros índice de massa corporal – IMC (< 22 kg/m^2), concentração de albumina e avaliação da ingestão do consumo alimentar utilizando um questionário de três dias, observou-se que após, seis meses de suplementação, nenhum parâmetro nutricional foi alterado (ingestão de energia e proteína, creatinina sanguínea, IMC e prega cutânea de tríceps); no entanto, a suplementação com carnitina reduziu os níveis de albumina no soro e normalizou os níveis de carnitina do plasma, sem nenhum efeito no estado nutricional de pacientes em hemodiálise.

Outros estudos demonstram que a suplementação com carnitina é importante em relação à b-oxidação de ácidos graxos, redução de complicações cardíacas, melhora das funções relacionadas a atividades físicas, da pressão arterial, da anemia resistente à eritropoetina (normalizando a atividade reduzida da enzima carnitina transferase nas células vermelhas), assim como na melhora do metabolismo da proteína e da resistência à insulina.

Evidências científicas suportam a conclusão de que dietas que contêm o mínimo requerimento diário (0,6 g de proteína/kg/dia) ou a ingestão dietética diária recomendada (0,8 g de proteína/kg/dia) podem reduzir a morte renal em pacientes com DRC, especialmente naqueles com valores da TFG > 15 mL/min. Os autores concluem que as dietas de baixo teor de proteína favoreceram a sobrevivência de pacientes com DRC que participaram das triagens investigadas e tiveram reduzida a velocidade da perda da função renal; no entanto, eles reconhecem que esses dados ainda são controversos (Franch; Mitch, 2009).

Recentemente, as recomendações para pacientes com DRC se reportam à quantidade de macronutrientes semelhantes às mencionadas nas últimas diretrizes sobre DCV e/ou diabetes. Quanto à quantidade recomendada de proteínas, com base na capacidade de FG, observa-se que é semelhante para pacientes com FG menor ou igual a 25 mL/min e entre 25 e 75 mL/min, ou seja, em torno de 0,6 g/kg de peso/dia.

3.4 DOENÇA RENAL CRÔNICA

A DRC afeta 8% a 16% da população mundial. Está associada a resultados ruins na saúde, incluindo DCV e aumento da mortalidade. Na China, cerca de um em cada dez adultos tem DRC, com os fatores de risco conhecidos, incluindo diabetes, hipertensão, obesidade e uso de medicamentos nefrotóxicos.

Atualmente, a DRC tem sido considerada um problema de saúde pública. Análise do *National Health and Nutrition Examination Survey* (NHANES) demonstrou que cerca de 13% da população adulta nos EUA apresenta algum grau de perda de função renal. Um importante estudo realizado na cidade de Bambuí, no estado de Minas Gerais, onde mais de 2 mil indivíduos foram avaliados, detectou alteração na creatinina sérica, um marcador de DRC, variando de 0,48% a 8,19%, sendo mais frequente em indivíduos idosos. Além da DCV, outro desfecho temido da DRC é a perda continuada da função renal, processo patológico conhecido como progressão, que pode levar muitos desses pacientes para a DRC terminal (DRCT). Pacientes que evoluem para DRCT necessitam de algum tipo de terapia renal substitutiva, sendo as modalidades disponíveis: a hemodiálise, a diálise peritoneal e o transplante renal (Ministério da Saúde, 2014).

O papel da dieta no desenvolvimento da DRC é amplamente desconhecido, embora a baixa ingestão de proteína e a baixa carga de ácido dietético tenham se mostrado benéficas no manejo da DRC. Houve sugestões de que a ingestão dietética de fósforo, de açúcar e, raramente, de oxalato dietético elevada está associada ao desenvolvimento de DRC. A maioria dos estudos sobre padrões alimentares e DRC foi realizada em países ocidentais. Um padrão alimentar ocidental (alta ingestão de carnes vermelhas e processadas, gorduras saturadas e doces) está positivamente associado à DRC (principalmente *odds ratio* < 2 para alta ingestão *versus* baixa ingestão), enquanto uma dieta com alto consumo de vegetais, frutas e grãos integrais é inversamente associada à DRC.

Os indivíduos sob o risco de desenvolver DRC são:
a) Pessoas com diabetes (quer seja do tipo 1 ou do tipo 2): o diagnóstico do diabetes deve ser realizado de acordo com o nível sérico da glicemia de jejum acima de 126 mg/dL ou acima de 200 mg/dL 2 horas após a ingestão de 75 g de glicose, ou qualquer

valor de hiperglicemia, na presença de sintomas clássicos como poliúria, polidipsia ou polifagia;
b) Pessoas hipertensas, definidas como aqueles que apresentam valores de pressão arterial acima de 140/90 mmHg em duas medidas com um intervalo de uma a duas semanas;
c) Idosos;
d) Portadores de obesidade (IMC > 30 kg/m^2);
e) Pessoas com histórico de doença do aparelho circulatório (doença coronariana, acidente vascular cerebral, doença vascular periférica, insuficiência cardíaca);
f) Pessoas com histórico de DRC na família;
g) Tabagistas;
h) Pessoas em uso de agentes nefrotóxicos.

3.4.1 Manejo dietético no paciente com doença renal crônica

Terapia dietética na progressão da insuficiência renal crônica

3.4.1.1 Ingestão de proteínas, aminoácidos e cetoácidos

- **TFG acima de 70 mL/7,73 m^2/min**

Não existem dados referentes a ingestões dietéticas ótimas de proteínas e fósforo para pacientes com DRC e função renal levemente prejudicada. À medida que mais informações se tornam disponíveis, os guias dietéticos, sem sombra de dúvida, vão mudar. Até o presente, rotineiramente não se restringem proteínas para pacientes com TFG acima de 70 mL/1,73 m^2/min, exceto talvez para valores de 0,80 a 1,0 g/kg/dia, a menos que a função renal esteja diminuindo continuamente. Neste último caso, o paciente é tratado como indicado no parágrafo a seguir.

- **TFG de 25 a 70 mL/1,73 m^2/min**

Os estudos, incluindo as metanálises, indicam que dietas pobres em proteínas e fósforo podem desacelerar a progressão da insuficiência renal e são eficazes para garantir uma oferta de terapia dietética aos pacientes. Atualmente, recomenda-se discutir com o paciente a evidência de que tais dietas desaceleram a progressão da insuficiência renal e indicar que isso justifica a restrição proteico-dietética. Se o paciente concordar com essa terapêutica, prescreve-se uma dieta contendo de 0,55 a 0,60 g de proteínas/kg/dia, das quais no mínimo 35 g/kg/dia são de alto valor biológico (AVB) para assegurar a ingestão suficiente de aminoácidos essenciais. Essa quantidade de proteínas deve manter o balanço nitrogenado neutro ou positivo e, para muitos pacientes, não representa uma sobrecarga excessiva.

- **TFG abaixo de 25 mL/1,73 m²/min sem diálise**

Quando a TFG cai para valores abaixo de 25 mL/1,73 m², as potenciais vantagens de uma dieta hipoproteica e pobre em fósforo são maiores e justificam sua indicação. Primeiro, nesse grau de insuficiência renal, produtos do metabolismo potencialmente tóxicos começam a se acumular em quantidades maiores. A dieta hipoproteica produzirá menos metabólitos nitrogenados tóxicos. Segundo, como essa dieta geralmente contém menos fósforo e potássio, a ingestão desses minerais pode ser reduzida mais rapidamente. Terceiro, alguns pacientes com IRC já consomem uma quantidade muito baixa de proteínas. O treinamento e o encorajamento específico para que a dieta prescrita seja seguida pelo paciente pode aumentar a chance de ele não ingerir uma quantidade tão limitada de proteínas.

A prescrição dietética deveria incluir 0,60 g de proteínas/kg/dia com, no mínimo, 0,35 g/kg/dia de AVB. Essa dieta, de modo geral, manterá o balanço nitrogenado neutro ou positivo se a ingestão de energia não estiver deficiente. O conteúdo de proteína dessa dieta deveria ser aumentado para 1 g/dia de proteína de AVB para cada grama de proteína excretada na urina a cada dia.

Por causa da falta de evidências definitivas em ensaios clínicos abrangentes com suplementação de cetoácido-aminoácido em dietas hipoproteicas no retardo da progressão da falência renal, esses suplementos não estão disponíveis nos Estados Unidos. Alguns pesquisadores consideram isso lamentável, porque estudos de menor escala sugerem que esses compostos são muito eficazes em desacelerar a progressão da lesão renal. As pesquisas são insuficientes para avaliar o potencial que as dietas muito pobres em proteínas suplementadas com aminoácidos têm de desacelerar a progressão da lesão renal, por essa razão, essas dietas não são recomendadas para esses propósitos.

Quando a **TFG** cai para valores abaixo de 5 mL/ 1,73 m²/min, existem evidências inconclusivas de que os pacientes se encontram em condições tão boas com as dietas baixas em nitrogênio quanto com a diálise e a maior ingestão de proteínas. Uma vez que os pacientes com esses baixos níveis de **TFG** podem estar em alto risco de desnutrição, é recomendado manter o tratamento de diálise ou fazer o transplante renal nesse momento.

Ao tratar da IRC, é necessária a avaliação nutricional para determinar os fatores de risco para a ocorrência de cálculo renal. O risco aumenta para ambos os sexos que possuam elevação do cálcio e oxalato na urina e diminui com o aumento da concentração de citrato e de volume urinário. Existe um contínuo risco que é relacionado ao aumento de cálcio e oxalato na urina. Como a química da urina muda de um dia para outro, duas amostras de urina de 24 horas são necessárias com base em uma dieta usual, uma em um dia da semana e uma no fim de semana. Com relação à terapia nutricional específica, esta está fundamentada em avaliações metabólicas abrangentes, perpassando pelo aconselhamento nutricional e monitoramento metabólico (Curhan; Taylor, 2008).

3.4.1.2 Recomendações de proteína e de energia na fase não dialítica segundo Mitch e Klahr (1998), citados por Cuppari et al. (2002)

Não existem evidências de benefícios da restrição para pacientes com **TFG** acima de 60 mL/min, porém eles precisam ser orientados a não consumir proteína em excesso, e sim ter uma ingestão proteica semelhante à que é proposta para indivíduos saudáveis (0,8 a 1,0 g/kg/dia). Quando, porém, a **TFG** é inferior a 60 mL/min ou há evidência de progressão, a dieta deve conter 0,6 g/kg/dia de proteína, e pelo menos 50% a 60% devem ser proteínas de AVB, ou seja, aquelas proteínas que contêm todos os aminoácidos essenciais em proporções adequadas. Já nas fases mais avançadas da **IRC,** quando a **TFG** é inferior a 25 mL/min, duas formas de restrição proteica podem ser empregadas: a dieta hipoproteica convencional (0,6 g/kg/dia) ou a muito restrita em proteína com 0,3 g/kg/dia, suplementada com 0,3 g/kg/dia de aminoácidos essenciais ou uma mistura de aminoácidos essenciais e cetoácidos. Pacientes com proteinúria e pacientes diabéticos com controle glicêmico inadequado devem receber uma quantidade de proteína mais elevada (0,8 g/kg/dia).

Segundo Mahan e Escott-Stump, acredita-se que, em resposta à diminuição da TFG, o rim sofre uma série de adaptações para evitar essa diminuição. Embora a curto prazo isso leve a uma melhora na taxa de filtração, a longo prazo causa uma perda acelerada de néfrons e insuficiência renal progressiva. A natureza dessas adaptações envolve uma alteração na característica hemodinâmica dos glomérulos remanescentes, levando especificamente ao aumento da pressão glomerular. Os fatores que elevam a pressão glomerular tendem a acelerar esse processo, enquanto os fatores que diminuem a pressão glomerular tendem a aliviá-la.

O papel da proteína dietética tem sido o fator campeão no aumento da pressão glomerular e, portanto, leva à perda acelerada da função renal. Numerosos estudos em modelos experimentais de insuficiência renal moderada demonstram um significante declínio nesse processo com restrição de proteínas. Estudos clínicos parecem corroborar os modelos experimentais, demonstrando um papel para a restrição proteica no tratamento de pacientes com insuficiência renal leve a moderada, para fins de prevenção da função renal. Embora deva ser ressaltado que esses estudos clínicos são pequenos, quase sempre retrospectivos, e não controlados, o volume de evidências científicas favorece esse papel.

Um grande estudo multidisciplinar – *Modification of Diet in Renal Disease* (MDRD – Modificação da Dieta em Estudo de Doença Renal) – tentou determinar o papel da proteína, da restrição do fósforo e do controle da pressão sanguínea na progressão da doença renal. Em pacientes com insuficiência renal precoce, o declínio médio projetado na TFG em três anos não diferiu significativamente entre os grupos de dieta.

Como resultado desse e de outros estudos relacionados, o *National Institute of Diabetes and Digestive and Kidney Diseases of the National Institutes of Health* convocou uma conferência para o desenvolvimento de recomendações para o tratamento de pacientes com doença renal progressiva. As recomendações para a ingestão proteica na insuficiência renal progressiva são 0,8 g/kg/dia, 60% **AVB,** para pacientes cuja **TFG** seja superior a 55 mL/min e 0,6 g/kg/dia, 60% de **AVB,** para pacientes cuja **TFG** esteja entre 25 e 55 mL/min.

Esses estudos ressaltaram que a hipertensão sistêmica, outro fator que suaviza a perda progressiva da função renal, deve ser bem controlada para se produzirem benefícios provenientes da restrição de proteínas. É também importante, no controle da progressão da insuficiência renal em diabéticos, o bom controle do açúcar sanguíneo. Em um estudo multicêntrico nacional – o *Diabetes Control and Complications Trial* –, o controle do açúcar sanguíneo era mais importante do que a restrição de proteínas no retardo da insuficiência renal em diabéticos.

O nível recomendado de proteína na dieta para pacientes com DRC mudou no decorrer do tempo. Atualmente, os estudos mostram que a redução da ingesta de proteínas de apenas 0,8 g/kg/dia pode diminuir a proteinúria, que é a perda de proteínas pela urina, sem afetar adversamente a albumina sérica. A proteína na dieta tem sido defendida como um fator que aumenta a pressão glomerular e, portanto, leva à perda acelerada da função renal. Para permitir o uso ideal da proteína, 50% a 60% da proteína deve ser oriunda de fontes de AVB. A AVB foi expandida para incluir proteínas com alto escore de digestibilidade da proteína (Mahan; Escott-Stump, 2013).

Em conclusão, os benefícios potenciais da restrição de proteínas no paciente com insuficiência renal moderada devem ser pesados contra os riscos potenciais desse tratamento, a saber, a desnutrição proteica. Permanece ainda muita controvérsia, baseada principalmente nessa consideração. Caso a restrição proteica seja escolhida, monitoração cuidadosa e estudos antropomórficos devem ser realizados periodicamente (Tabela 3.2).

TABELA 3.2. Recomendações de proteína e de energia na fase não dialítica

Não existem evidências de benefícios da restrição para pacientes com taxa de filtração glomerular (TFG) acima de 60 mL/min, porém eles precisam ser orientados a não consumir proteína em excesso e ter uma ingestão proteica semelhante à que é proposta para indivíduos saudáveis (0,8 a 1,0 g/kg/dia). Quando, porém, a TFG é inferior a 60 mL/min, ou há evidências de progressão, a dieta deve conter 0,6 g/kg/dia de proteína, da qual pelo menos 50% a 60% devem ser proteínas de alto valor biológico, ou seja, aquelas proteínas que contêm todos os aminoácidos essenciais em proporções adequadas. Já nas fases mais avançadas da insuficiência renal crônica (IRC), quando a TFG é inferior a 25 mL/min, duas formas de restrição proteica podem ser empregadas: a dieta hipoproteica convencional (0,6 g/kg/dia) ou a muito restrita em proteína com 0,3 g/kg/dia suplementada com 0,3 g/kg/dia de aminoácidos essenciais ou uma mistura de aminoácidos essenciais e cetoácidos. Pacientes com proteinúria e pacientes diabéticos com controle glicêmico inadequado devem receber uma quantidade de proteína mais elevada (0,8 g/kg/dia).

Fonte: Adaptada de Mitch; Klahr, 1998.

3.5 CASO CLÍNICO COMENTADO

Perfil do paciente

Sexo: feminino
Idade: 27 anos

Exames bioquímicos

	Referências	Resultados
Ureia	15 a 40 mg/dL	25 mg/dL
Creatinina	0,60 a 1,10 mg/dL	0,93 mg/dL
Sódio	136 a 145 mEq/L	141 mEq/L
Potássio	3,5 a 5,1 mEq/L	3,7 mEq/L
Cloretos	98 a 107 mEq/L	107 mEq/L
Hemácias	3,9 a 5,4	3.15 milhões/mm³
Hemoglobina	12,0 a 15,6	8,1 g/dL
Leucócitos	4.000 a 11.000	17.730/mm³

Fonte: Elaboração própria.

Diagnóstico

A paciente realizou um implante de cateter uretral em decorrência de nefrolitíase.

Quadro clínico

Paciente de 27 anos, com histórico de litíase em vias urinárias, deu entrada no hospital no dia 29/09/2017 apresentando dor lombar, disúria e quadro de pielonefrite recorrentes. Realizou um implante de cateter uretral e evolui clinicamente estável.

Interpretação dos exames

Hemoglobina e hemácias baixas indicam anemia, por deficiência de eritropoetina ou de ferro, de vitamina B_{12} ou de folato. Avaliar a necessidade do uso de eritropoetina e/ou ferro.

A melhor fonte de ferro da dieta é o fígado, seguido de mariscos, ostras, rim, coração, carnes magras, aves e peixes. Os feijões, os grãos integrais e as frutas secas são as melhores fontes vegetais, porém sua biodisponibilidade é menor do que nas carnes.

Leucócitos elevado podem indicar infecção, e uma dieta com alimentos imunomoduladores é indicada nesse caso. Os nutrientes imunomoduladores como a arginina e a glutamina devem ser introduzidos na alimentação; vitaminas antioxidantes como a vitamina A, E e C também são importantes para a modulação do sistema imunológico. Fontes alimentares de glutamina: carne, ovos, derivados de leite e da soja. Fontes alimentares de arginina: carnes, leites, ovos, queijos, alho, ervilhas e grãos.

Dados antropométricos

- Peso usual: 86 kg
- Peso atual: 80,3 kg
- Altura: 1,66 m
- % de perda de peso: 6,6 % (1 mês) perda intensa
- IMC: 29,2 kg/m^2 sobrepeso
- Circunferência do braço (CB): 31,3 cm
- Adequação da circunferência do braço: 114% sobrepeso

Cálculos das necessidades nutricionais

- Calorias 25 a 30 kcal/kg/dia
- 2.007 a 2.409 kcal
- Proteínas de 0,8 a 1,0 g/kg/dia
- 64,24 a 80,3 g

Conduta dietoterápica

Dieta de via oral, com consistência normal. Normocalórica, normoproteica, normolipídica, normoglicídica com seleção e hipossódica

Recomendações dietéticas gerais

- Evitar a restrição de cálcio.
- A ingestão de cálcio e oxalato deve estar em equilíbrio.
- Adequar a ingestão de proteína animal.
- Evitar alimentos ricos em purinas.
- Evitar a ingestão excessiva de sal.
- A ingestão de potássio deve ser estimulada.
- Ingerir líquidos para produzir ao menos 2 L/dia de diurese.

Evolução dietoterápica

A paciente iniciou o tratamento com baixa aceitação da dieta, mas progrediu e segue em acompanhamento para reavaliação nutricional e ajustes dietéticos necessários.

Cardápio

▶ **Cardápio qualitativo:**

Desjejum:

- Banana ao natural;
- Pão integral com ovo frito (manteiga sem sal);
- Iogurte desnatado.

Lanche:

- Suco de acerola;
- Biscoito doce;

Almoço:

- Salada crua (cenoura, tomate e alface);
- Carne;
- Feijão;
- Arroz integral;
- Óleo de milho;

Lanche:

- Maçã ao natural;
- Tapioca com aveia;

Jantar:

- Salada crua;
- Inhame;
- Peixe cozido;
- Azeite.

Colação:

- Biscoito água e sal integral com leite desnatado.

▶ **Cardápio quantitativo:**

Desjejum:

- Banana maçã (ao natural) – 1 unidade pequena – 1 eq.;
- Pão de centeio integral – 2 fatias – 2 eq.;
- Ovo (sem a gema) – 2 unidades – 2 eq.;
- Manteiga sem sal – 2 colheres de chá rasa – 2 eq.;
- Iogurte desnatado – 1/2 xícara 100 mL – 1 eq.

Lanche:

- 1 copo de suco de acerola – 200 mL – 1 eq.;
- Biscoito doce – 4 unidades – 1 eq.

Almoço:

- Cenoura, tomate e alface – 1 xícara – 2 eq.;
- Carne moída – 2 colheres de sopa – 2 eq.;
- Feijoada simples – 1 concha pequena – 2 eq.;
- Arroz integral – 2 colheres de sopa cheia – 1 eq.;
- Óleo de milho – 1 colher de chá rasa – 2 eq.

Lanche:

- Maçã ao natural – 1 unidade – 1 eq.;
- Tapioca – 1 unidade pequena – 1 eq.;
- Aveia – 2 colheres de sopa – 1 eq.

Jantar:

- Salada crua: cenoura, alface e tomate – 1 xícara – 2 eq.;
- Peixe fresco cozido – 2 fatias pequenas – 2 eq.;
- Inhame – 2 pedaços pequenos – 4 eq.;
- Azeite – 2 colheres de chá rasa – 2 eq.

Colação:

- Biscoito água e sal integral – 6 unidades – 1 eq.;
- Leite desnatado – 1/2 xícara de 100 mL – 1 eq.;

Bibliografia

Agrawal V, Marinescu V, Agarwal M, McCullough PA. Cardiovascular implications of proteinuria: an indicator of chronic kidney disease. Nat Rev Cardiol. 2009;6(4):301-11.

Augusto ALP, Alves DC, Mannarino C. Terapia nutricional. São Paulo: Atheneu; 2002.

Bastos MG, Bregman R, Kirsztajn GM. Doença renal crônica: frequente e grave, mas também prevenível e tratável. Rev Assoc Méd Bras. 2010;56(2):248-53.

Costa LG. Caracterização e estado nutricional de portadores de insuficiência renal crônica em tratamento hemodialítico no Distrito Federal [dissertação]. Brasília: Universidade de Brasília/Faculdade de Ceilândia; 2015. 68p.

Chazot C, Blanc C, Hurot JM, Charra B, Jean G, Laurent G. Nutritional effects of carnitine supplementation in hemodialysis patients. Nephrology. 2003;59(1):24-30.

Cuppari L, Draibe SA, Ajzen. Nutrição na insuficiência renal crônica. In: Prado FC, Ramos do Valle JR, eds. Atualização terapêutica. 20ª ed. São Paulo: Artes Médicas; 2001. p. 753-78.

Curhan GC, Taylor EN. 24-h uric acid excretion and the risk of kidney stones. Kidney Int. 2008;73(4):489-96.

European Association for Cardiovascular Prevention & Rehabilitation, Reiner Z, Catapano AL, De Backer G, Graham I, Taskinen MR, Wiklund O, et al. ESC/EAS Guidelines for the management of dyslipidaemias: the Task Force for the management of dyslipidaemias of the European Society of Cardiology (ESC) and the European Atherosclerosis Society (EAS). Eur Heart J. 2011;32(14):1769-818.

Eyre S, Attman P, Haraldsson B. Positive effects of protein restriction in patients with chronic kidney disease. J Ren Nutr. 2008;18(3):269-80.

Ferreira PA. Atualização das orientações nutricionais para doença inflamatória intestinal, doença renal crônica e hipertensão arterial – Ambulatório de Nutrição e Gastroenterologia do HUB [trabalho de conclusão de curso]. Brasília: Universidade de Brasília; 2015. 51p.

Fouque D, Laville M. Low protein diets for chronic kidney disease in non diabetic adults. Cochrane Database Syst Rev. 2009;(3):1-31.

Franch HA, Mitch WE. Navigating between the Scylla and Charybdis of prescribing dietary protein for chronic kidney diseases. Annu Rev Nutr. 2009;29:341-64.

Handa K, Kreiger N. Diet patterns and the risk of renal cell carcinoma. Public Health Nutr. 2002;5(6):757-67.

Heilberg IP. Update on dietary recommendations and medical treatment of renal stone disease. Nephrol Dial Transplant. 2000;15(1):117-23.

Henry JB. Diagnósticos clínicos e tratamento por métodos laboratoriais. 1ª ed. São Paulo: Santos; 1995. 375p.

Huang MC, Chen ME, Hung HC, Chen HC, Chang WT, Lee CH, et al. Inadequate energy and excess protein intakes may be associated with worsening renal function in chronic kidney disease. J Ren Nutr. 2008;18(2):187-94.

James WDG. Controle de qualidade em análises clínica: padronização dos resultados quantitativos nos laudos laboratoriais. Rev Bras Anál Clín. 1995;27(4):133-6.

KDIGO 2017 Clinical Practice Guideline Update for the Diagnosis, Evaluation, Prevention, and Treatment of Chronic Kidney Disease – Mineral and Bone Disorder (CKD-MBD). 2017. Disponível em: https://kdigo.org/wp-content/uploads/2017/02/2017-KDIGO-CKD-MBD-GL-Update.pdf. Acesso em: 20 out. 2019.

Kirsztajn GM, Salgado Filho N, Draibe SA, Pádua Netto MV, Thomé FS, Souza E, et al. Leitura rápida do KDIGO 2012: Diretrizes para avaliação e manuseio da doença renal crônica na prática clínica. J Bras Nefrol. 2014;36(1):63-73.

Knight EL, Stampfer MJ, Hankinson SE, Spiegelman D, Curhan GC. The impact of protein intake on renal function decline in women with normal renal function or mild renal insufficiency. Ann Intern Med. 2003;138(6):460-7.

Kopple JD, Massry SG. Nutritional management of renal disease. 1ª ed. Baltimore: Williams & Wilkins; 1997. 929p.

Kopple JD. National kidney foundation K/DOQI clinical practice guidelines for nutrition in chronic renal failure. Am J Kidney Dis. 2001 Jan;37(1 Suppl 2):S66-70.

Mahan LK, Escott-Stump S. Krause: alimentos, nutrição e dietoterapia. 11ª ed. São Paulo: Roca; 2005. 1242p.

Mahan LK, Escott-Stump S. Krause: alimentos, nutrição e dietoterapia. 13ª ed. São Paulo: Roca; 2013. 1602p.

Martini LA, Wood RJ. Should dietary calcium and protein be restricted patients with nephrolithiasis? Nutr Rev. 2008;58(4):111-7.

Mitch WE, Klahr S. Handbook of nutrition and the Kidney. 3ª ed. Philadelphia: Lippincott-Raven; 1998. 384p.

Neto FT. Nutrição clínica. Rio de Janeiro: Guanabara Koogan; 2003. 519p.

Pak CYC. Kidney stones. Lancet. 1998;351(9118):1797-801.

Peckenpaugh NJ. Nutrição: essência e dietoterapia. 7ª ed. São Paulo: Roca; 1997.

Pereira JV. Bioquímica clínica. João Pessoa: Editora Universitária da UFPB; 1998. 408p.

Riella MC, Martins C. Nutrição e o rim. 1ª ed. Rio de Janeiro: Guanabara Koogan; 2001. 416p.

Shils ME, Olson JA, Shike AC. Tratado de nutrição moderna na saúde e na doença. 9ª ed. São Paulo: Manole; 2000. v. 1 e 3, 2010p.

Ziegler EE, Filer Jr LJ, eds. Conocimientos actuales sobre nutrición. 7a ed. Publicación científica nº 565. Washington, DC: OPS/OMS; 1997.

Interpretação Metabólica sobre Exames de Importância nas Doenças Hepáticas

Maria José de Carvalho Costa
Maria de Fátima Duques de Amorim
Jailane de Souza Aquino
Manoel Miranda Neto
Mussara Gomes Cavalcante Alves Monteiro
Paulo Duques de Amorim
Pedro Duques de Amorim
Raquel Patrícia Ataíde Lima
Waldir Pedrosa Dias de Amorim
Rúbia Cartaxo Squizato de Moraes
Tainá Gomes Diniz

4.1 INTRODUÇÃO

Muitos acontecimentos da história do ser humano foram influenciados pelas doenças hepáticas, como as hepatites por vírus. Segundo os autores que relatam a história da hepatologia, como Pontes e Silva, com o desenvolvimento das pesquisas, o fígado passou a ter importância crucial no estudo das doenças, pois são inúmeras as funções desse órgão. Os novos conhecimentos foram ampliados e o bom manejo das doenças do fígado é essencial, dada sua alta prevalência no mundo. A desnutrição está presente em pelo menos dois terços dos pacientes com cirrose que aguardam serem transplantados, promovendo impacto negativo na sobrevida, qualidade de vida e má resposta às infecções e cirurgias. Este capítulo pretende alertar o nutricionista para aspectos essenciais para a compreensão da avaliação laboratorial das hepatopatias na prática clínica, possibilitando a melhor conduta nutricional, acelerando a recuperação e aumentando a sobrevida dos indivíduos por elas acometidos.

4.2 MORFOFISIOLOGIA DO FÍGADO

O fígado é um órgão que pesa em torno de 1.200 a 1.500 g, representando cerca de 1/50 do peso corporal, e está posicionado entre a circulação portal e a sistêmica, tendo um importante papel nos sistemas de defesa orgânica e na execução de diversas funções metabólicas. É perfundido por sangue proveniente da veia porta, recebendo ainda 25% do seu suprimento a partir da artéria hepática, rica em O_2, mas pobre em solutos. Essa dupla circulação confere ao fígado uma peculiaridade que se traduz em diversidade funcional, grande capacidade metabólica e secreção de substâncias.

Sua unidade funcional é o lóbulo hepático; no septo entre os lóbulos, originam-se os ductos biliares terminais, formados pelos canalículos biliares. Nos septos, encontram-se pequenas vênulas portais e arteríolas hepáticas, que se abrem nos sinusoides hepáticos. Os sinusoides são revestidos por células endoteliais típicas e por células do retículo endotelial, as células de Kupffer, que fagocitam a quase totalidade das bactérias que chegam pelo sistema porta, bem como os vírus, as células velhas, parasitas e tecidos tumorais. O espaço de Disse ocorre entre as células endoteliais e os hepatócitos, células cujo citoplasma é rico em mitocôndrias. Esse espaço está diretamente ligado ao sistema de drenagem linfática, sendo responsável pela condução da linfa formada no fígado.

O fígado exerce múltiplas funções metabólicas, pois armazena glicogênio, converte galactose e frutose em glicose, além de sintetizar lactato. É responsável pela betaoxidação dos ácidos graxos para a síntese do colesterol, que será convertido em sal biliar; converte carboidratos e proteínas em gordura, realiza a desaminação dos aminoácidos e forma a ureia a partir da amônia. Produz, ainda, proteínas plasmáticas, fatores de coagulação, armazena vitaminas, metaboliza drogas, substâncias potencialmente tóxicas e hormônios, além de excretar a bilirrubina.

Processos patológicos podem interferir nas funções desse órgão. Como consequência, ocorrem alterações no metabolismo de carboidratos, gorduras, proteínas, além de deficiências de vitaminas e minerais. O quadro agrava-se na presença de desnutrição calórico-proteica (DCP), que é frequentemente observada em pacientes com doença hepática avançada, pois, nessa condição, ocorrem anorexia, náuseas, vômitos, redução da absorção de nutrientes, alterações hormonais e uso crônico de medicamentos.

Essas alterações relacionam-se com o grau de comprometimento funcional do fígado. Enquanto as disfunções são mínimas, mecanismos reguladores são exercidos por outros órgãos, porém, à medida que a doença progride, vão ocorrendo alterações importantes e progressivas (hiperinsulinemia, intolerância à glicose, hipoglicemia, hiperlactacidemia, cetose, esteatose, síntese proteica diminuída, alterações na oxidação dos ácidos graxos, entre outras), que contribuem para a ocorrência de encefalopatia e coma hepático. Torna-se, então, de extrema importância o adequado manejo nutricional dos pacientes acometidos por doenças hepáticas.

4.3 EXAMES LABORATORIAIS NAS DOENÇAS HEPÁTICAS

A expressão laboratorial das doenças hepáticas é múltipla, pois a avaliação da agressão hepatocelular e a etiologia das doenças metabólicas são realizadas por meio de testes bioquímicos; os exames sorológicos definem os marcadores das hepatites virais; os anticorpos caracterizam as doenças autoimunes e o estudo da coagulação sanguínea pode demonstrar a reserva funcional parenquimatosa. Além disso, é necessária a avaliação laboratorial do indivíduo como um todo, considerando também suas comorbidades.

Os principais testes de atividade bioquímica utilizados para avaliação hepática constituem o hepatograma ou testes de *função* hepática e podem ser classificados em:

a) **Testes de avaliação de lesão de hepatócitos** (avaliam a lesão e a necrose celular):
- Aminotransferases: alanina aminotransferase (ALT) e aspartato aminotransferase (AST);
- Desidrogenase láctica (DHL);

b) **Testes de avaliação do fluxo biliar** (que pode estar livre ou ocorrer colestase decorrente de obstruções intra ou extra-hepáticas):
- Gamaglutamil transferase (GGT), enzima abundante na membrana das células do fígado, rins, pâncreas, intestino e próstata, que se eleva após o consumo de álcool e em quase todas as doenças hepáticas, não sendo útil para determinar a causa da doença hepática;
- Bilirrubina total (BT) e frações [bilirrubina conjugada ou direta (BD) e não conjugada ou indireta (BI)], cujo comportamento permite avaliar os pacientes que cursam com icterícia e as síndromes genéticas com hiperbilirrubinemia);

- Fosfatase alcalina (FA), enzima cujos níveis séricos podem alterar-se por doenças colestáticas ou infiltrativas do fígado, por obstruções no sistema biliar, por doenças ósseas, medicações e tumores de origem hepática e não hepática;
c) **Testes de avaliação da síntese hepatocelular** (avaliam a função de síntese hepática):
    - Albumina, proteína que auxilia na manutenção da pressão osmótica, é também transportadora de vários compostos. A hipoalbuminemia persistente ocorre na cirrose hepática, que cursa com menor síntese e maior degradação da albumina;
    - Outras proteínas séricas [globulinas, alfafetoproteína (AFP), transferrina, ferritina, alfa-1-antitripsina, ceruloplasmina];
    - Colesterol e triglicerídeos séricos;
d) **Testes de avaliação da reserva funcional parenquimatosa** (importante nas doenças hepáticas crônicas e nas doenças agudas graves, em que há destruição hepatocitária maciça):
    - Atividade de protrombina – AP (a síntese de fatores de coagulação encontra-se reduzida quando há menor massa de hepatócitos funcionantes, alterando a hemostasia);
    - Plaquetas (geralmente ocorre trombocitopenia nas doenças hepáticas crônicas, devido à menor produção ou redução da vida média das plaquetas);
    - Provas que promovem a quantificação funcional (fosforilação da galactoquinase, processos de N-demetilação, hidroxilação e metilação);
e) **Testes de avaliação da etiologia dos processos agressores**:
    - Antígenos e anticorpos virais (marcadores das hepatites virais);
    - Autoanticorpos (caracterizam as doenças autoimunes);
    - Marcadores de doenças metabólicas (avaliam as doenças de depósito, como hemocromatose e doença de Wilson – DW).

4.4 ALANINA AMINOTRANSFERASE E ASPARTATO AMINOTRANSFERASE

A AST e a ALT são enzimas (aminotransferases) que catalisam a transferência de grupo amina para formar os metabólitos piruvato e oxaloacetato, respectivamente. A ALT é encontrada no citosol, enquanto duas isoenzimas da AST ocorrem no citosol e na mitocôndria. A AST também se expressa abundantemente em outros tecidos, como o coração, o músculo esquelético e o sangue, enquanto a ALT é uma enzima produzida principalmente pelo fígado, sendo considerada um bom indicador na avaliação de lesões hepatocelulares.

A ALT é uma enzima citoplasmática que tem importante significado tanto na saúde como na doença nos humanos, e existem vários pontos de corte para a normalidade, a depender do método considerado. Para uma adequada interpretação quando da determinação da ALT sérica, é necessário que cada laboratório informe a técnica utilizada e os valores normais ou de referência.

Muitos trabalhos demonstram que, em indivíduos aparentemente saudáveis, quando se encontra elevação nos níveis séricos dessa enzima, geralmente existe uma doença hepática subjacente. A elevação da ALT acima de oito vezes o limite superior da normalidade indica lesão hepatocelular, enquanto uma elevação de menos de três vezes desse limite geralmente significa colestase.

Levando em consideração sua localização, torna-se melhor a interpretação dos danos hepatocelulares. Em casos de lesões leves, a forma predominante no soro é citoplasmática, enquanto em lesões graves há liberação da enzima mitocondrial, elevando a relação AST/ALT.

Nas doenças hepáticas agudas, a ALT é útil no diagnóstico de lesão hepatocelular, e avaliações sequenciais da ALT são importantes no acompanhamento e evolução dessas lesões. Inúmeras condições de caráter crônico também podem alterar os níveis séricos da ALT, sendo as mais frequentes na prática clínica a doença hepática alcoólica, as hepatites B e C, a sobrecarga de ferro e o *diabetes mellitus*. Detectam-se elevações da ALT nos diabéticos com mais frequência do que na população em geral; no entanto, ainda não foram determinadas as causas para essa associação. Sugere-se, porém, que a disfunção hepática pode contribuir para o desenvolvimento do *diabetes mellitus* tipo 2, que a ALT elevada é um indicador de risco e que o fígado pode desempenhar um papel na patogênese dessa doença.

Na ausência de outras causas, o sobrepeso e a obesidade por si só aumentam o risco de ocorrência de doença hepática. O índice de massa corporal (IMC) e a relação cintura-quadril (RCQ) elevados estão associados à elevação dos níveis séricos da ALT, e a obesidade é a principal causa de ALT elevada nas populações saudáveis. Em um estudo populacional, Ruhl *et al.* (2003) demonstraram que a adiposidade central, a leptina sérica elevada e a hiperinsulinemia são os principais determinantes da associação de sobrepeso com ALT sérica elevada. Dentre os 5.724 adultos envolvidos nesse estudo, o percentual de ALT sérica elevada em indivíduos com IMC acima de 25 kg/m^2 foi de 65%.

Embora a ALT seja o indicador mais comumente utilizado para avaliar a existência de doença hepática, os padrões de normalidade desse teste bioquímico são questionados na literatura. Níveis séricos de ALT considerados normais podem falhar em identificar indivíduos com dano hepático e considerar como normais indivíduos com doença hepática subclínica. Em um estudo italiano que avaliou 6.835 candidatos convidados a realizarem doação de sangue, encontraram-se 209 indivíduos portadores do vírus da hepatite C, com ALT normal. Esse achado levou os autores a sugerirem que deve ser realizada uma revisão dos limites normais da ALT sérica.

Também nos indivíduos com doença hepática alcoólica, pode-se encontrar ALT sérica normal associada à doença avançada. Na doença hepática alcoólica, geralmente ocorre o predomínio de AST, enzima 70% citoplasmática e 30% mitocondrial, cujos níveis séricos elevados também são indicadores de comprometimento hepatocelular.

Existem várias substâncias, medicamentos e ervas cujo uso é associado à elevação das aminotransferases séricas e até mesmo à falência hepática. É, pois, necessária a investigação na anamnese do uso de substâncias ou medicações e da ocorrência de exposição acidental ou profissional.

Várias condições de origem não hepática podem evoluir com elevações de AST e/ou ALT, como a hemólise, miopatias, doenças da tireoide, doença celíaca e exercícios físicos extenuantes.

4.5 ALT E ICTERÍCIA

A icterícia é a coloração amarelada da pele e mucosas, consequência do acúmulo de bilirrubina no soro e nos tecidos. A bilirrubina é um produto da degradação das hemácias, é insolúvel em água (forma não conjugada ou indireta) e requer conjugação por enzimas para tornar-se solúvel em água (forma conjugada ou direta), compondo a secreção biliar.

Pode ocorrer hiperbilirrubinemia não conjugada (frequentemente resultante de hemólise) e hiperbilirrubinemia conjugada, como consequência de várias condições (obstrução do fluxo biliar extra-hepático, colestase intra-hepática, hepatite ou cirrose). A colestase é uma alteração da formação e/ou excreção da bile e, nessas condições, só ocorre elevação de ALT quando há lesão hepatocelular associada.

4.6 ALT, AST E HEPATITES AGUDAS VIRAIS

Nas hepatites agudas virais, que são doenças necroinflamatórias, ocorre lesão hepatocitária, cuja extensão e magnitude dependem não só da carga viral, mas da capacidade de multiplicação do agente viral e da resposta do hospedeiro, que visa eliminá-lo e desencadeia mecanismos de defesa que promovem a lise celular. Em qualquer dos tipos de hepatite aguda viral ocorre elevação dos níveis séricos de ALT e AST, e o diagnóstico etiológico deve ser realizado por meio dos marcadores virais e técnicas de reação em cadeia da polimerase (PCR), que determinarão se a infecção é pelo vírus A, B, C, D, E, F ou G.

A hepatite aguda por vírus A é muito frequente na infância e tem alta prevalência nos países em desenvolvimento. Costuma evoluir com níveis muito elevados de aminotransferases, frequentemente acima de 500 a 1.000 UI, com valores maiores de ALT, e não cronifica. É uma doença benigna, autolimitada, e a cura espontânea ocorre na quase totalidade dos casos. Raramente pode ocorrer hepatite fulminante, quadro definido pela instalação aguda de insuficiência hepática grave, com elevações de ALT e AST acima de 1.500 UI/L, chegando às vezes a níveis acima de 7.000 UI/L, devido à destruição maciça dos hepatócitos, evoluindo rapidamente para a falência hepática.

A hepatite B aguda costuma ser benigna na maioria dos casos. Dois terços dos indivíduos infectados apresentam formas assintomáticas e evoluem para cura; um terço tem manifestações clínicas e, desses, apenas 10% tornam-se portadores crônicos do vírus, podendo evoluir para hepatite crônica, cirrose hepática e hepatocarcinoma. Em torno de 1% a 2% dos casos agudos podem apresentar formas graves como hepatite fulminante ou necrose subfulminante. Geralmente, ocorre elevação dos níveis de aminotransferases.

A hepatite C raramente é diagnosticada na sua fase aguda, pois, na maioria das vezes, o paciente permanece assintomático durante seis meses, ou mais tempo, até se tornar cirrótico, assim como a atividade das aminotransferases permanece dentro da normalidade, embora os anticorpos anti-VHC (vírus da hepatite C) se mantenham positivos, indicando a hepatite C aguda. O período entre a exposição ao VHC e o início dos sintomas, que ocorrem em menos de 20% dos doentes, é de cerca de seis a oito semanas. O aumento da atividade das aminotransferases verifica-se geralmente 6 a 12 semanas depois da exposição ao vírus e os seus valores, embora na maior parte dos doentes tenham um padrão flutuante característico, tendem a ser 10 a 30 vezes superiores ao limite do intervalo de referência. A relação AST/ALT nos pacientes acometidos com hepatite é inferior a 1. A infecção aguda resolve-se espontaneamente sem sequelas em cerca de 10% a 30% dos pacientes, mas nos demais (70% a 90%) persiste por um período igual ou superior a seis meses (infecção crônica). A porcentagem de casos que evoluem para a cronicidade é menor nas crianças (50% a 60%) do que nos adultos.

4.7 ALT, AST E HEPATITES CRÔNICAS

A hepatite crônica tem múltiplas causas e é definida como uma condição em que há manifestações de agressão hepatocelular, cujo principal parâmetro de avaliação são as aminotransferases (ALT e AST). Os níveis séricos elevados dessas enzimas por um período igual ou maior que seis meses sugerem a presença dessa condição, porém o diagnóstico definitivo de hepatite crônica só pode ser firmado por meio do estudo histopatológico, realizado em fragmentos de fígado, obtidos por biopsia. Uma vez firmado o diagnóstico, as aminotransferases séricas são os indicadores bioquímicos mais utilizados na prática clínica para o seguimento evolutivo da hepatite crônica.

4.8 ALT E HEPATITES CRÔNICAS VIRAIS

A hepatite crônica pelo vírus C é uma doença de prevalência elevada no mundo inteiro, atingindo cerca de 170 milhões de pessoas, representando, pois, uma pandemia. A partir de 1990, a instituição de medidas para o rastreamento dos portadores da doença nos doadores dos bancos de sangue reduziu a índices mínimos o risco de contaminação associada à transfusão sanguínea. No entanto, novos casos continuam a ocorrer relacionados com o uso de drogas injetáveis devido ao compartilhamento de seringas e agulhas, bem como a outros meios de exposição percutânea ou mucosa, por exemplo, a tatuagem (por meio das agulhas ou mesmo da tinta), o compartilhamento de lâminas de barbear, tesouras de unha e outros. Recentemente têm sido relatados casos de contaminação relacionados com o uso de drogas inaladas.

Na maioria dos casos, ocorre evolução lenta, insidiosa, progressiva e assintomática. O sintoma mais frequente é a astenia. Só eventualmente e em algumas circunstâncias a evolução é rápida, como pode ocorrer, por exemplo, quando há associação com o consumo elevado de álcool e coinfecção com outros vírus, como o vírus da imunodeficiência humana (HIV) e o VHC. Geralmente, a hepatite C evolui, em sua fase crônica, ao fim de cerca de 20 a 30 anos para cirrose, em 10% a 40% dos casos, aumentando muito o risco de insuficiência hepática (incidência anual de 5%), que gira em torno de 1% a 5% dos pacientes com cirrose que desenvolvem carcinoma hepatocelular (CHC).

Na hepatite C crônica, o perfil bioquímico do paciente geralmente se caracteriza pela elevação persistente e flutuante dos níveis séricos de ALT. Cerca de 60% dos pacientes com atividade elevada de aminotransferases demonstraram evolução crônica da doença. Na infecção crônica, a fibrose aumenta e vai evoluindo para cirrose ou quando há doença hepática alcoólica associada, a relação AST/ALT apresenta um índice superior a 2 associado a um aumento da atividade da GGT superior a duas vezes o limite superior do intervalo de referência está presente em mais de 90% dos doentes. Nos indivíduos com hepatite C crônica, os marcadores de função hepática que podem indicar progressão para cirrose [exemplo: relação AST/ALT, albumina, bilirrubina, tempo de protrombina/razão normalizada internacional (INR) e contagem de plaquetas] devem ser determinados com uma periodicidade trimestral ou semestral. A hepatite B crônica atinge mais de 350 milhões de pessoas no mundo, sendo um problema de saúde pública mundial. Cerca de 60% a 70% dos indivíduos acometidos por hepatite B não manifestam quadro clínico agudo bem-definido, e na fase crônica é comum a redução/normatização ou discreta elevação nos níveis séricos de ALT na primeira fase da doença, apesar de continuar o seu curso. Na fase dois, os níveis de ALT tornam-se elevados, devido à intensa replicação viral e à consequente destruição dos hepatócitos pelo sistema imune. Já na terceira fase, ocorre uma diminuição na atividade de replicação viral, havendo a normalização das transaminases, e é nessa fase que diminuem os riscos de desenvolvimento de cirrose e hepatocarcinoma. Apesar disso, em aproximadamente 15% a 40% dos indivíduos infectados pode ocorrer evolução para cirrose, insuficiência hepática e CHC.

4.9 ALT, AST E HEPATITES CRÔNICAS DE ETIOLOGIA NÃO VIRAL

A hepatite autoimune é uma doença de etiologia desconhecida, em que ocorre um processo inflamatório intenso no fígado, podendo evoluir para cirrose. Laboratorialmente se expressa com elevações de aminotransferases, geralmente acima de 500 ou 1.000 UI/L na fase aguda, podendo haver flutuação, com períodos de normalidade enzimática e posterior elevação. É necessário realizar testes de exclusão de outros tipos de hepatite (como as hepatites virais), bem como excluir outras causas de doença hepática. Para o seu diagnóstico, devem-se realizar as determinações de autoanticorpos e, a depender da evolução, estudo histopatológico.

A DW é uma doença metabólica rara, com incidência de 1/5.000 a 1/30.000 e com transmissão autossômica recessiva, caracterizada por uma alteração no transporte do cobre em nível hepático.

Foi descrita pela primeira vez em 1912, por Kinnear Wilson, como uma "degeneração lenticular progressiva", letal e familiar, associada a doença hepática crônica com progressão para cirrose. A DW deve ser rastreada em qualquer criança com idade superior a 3 anos que apresente: alterações hepáticas de etiologia desconhecida associadas ou não a patologia neurológica e/ou psiquiátrica, esteatose ou esteato-hepatite não alcoólica (*non-alcoholic steatohepatitis*, NASH), quadro clínico de hepatite autoimune, elevação ligeira das transaminases ou FA sérica baixa e relação FA/bilirrubina < 2 ou que seja familiar em primeiro grau de um doente com DW. No entanto, a idade por si só não deve servir de base para eliminar um diagnóstico de DW.

Clinicamente, apresenta-se com manifestações hepáticas, neurológicas ou oftalmológicas. Nas formas predominantemente hepáticas, o quadro inicial pode simular uma hepatite aguda, com icterícia e elevação de ALT e AST por um período prolongado, demonstrando o caráter crônico da doença, que evolui para cirrose. A persistência de níveis elevados de ALT indica agressão hepatocelular contínua, devendo esses níveis ser monitorados durante o acompanhamento clínico dos pacientes com DW.

Em crianças com excesso de peso ou obesidade que apresentem elevação das enzimas hepáticas e/ou esteatose que persistem por mais de seis meses mesmo após a perda de peso, torna-se necessário rastrear a DW. Em um estudo de caso realizado com cinco crianças, observou-se que três delas tinham as enzimas hepáticas elevadas por mais de seis meses ao serem realizados os exames bioquímicos.

A hemocromatose hereditária ou genética ou primária caracteriza-se pelo depósito excessivo de ferro em vários tecidos, principalmente nos hepatócitos. Na hemocromatose hereditária, ocorrem elevações discretas de ALT e AST, e muitas vezes o diagnóstico só ocorre em fases avançadas da doença, quando já se instalou a cirrose. Pode-se obter o diagnóstico de hemocromatose antes que se estabeleça a cirrose, avaliando o metabolismo do ferro (ferro sérico, ferritina, índice de saturação de transferrina) e realizando os testes genéticos específicos. Existem outras condições não hereditárias em que há depósito anormal de ferro no organismo. Dentre outras causas, pode ocorrer sobrecarga de ferro devido a certos tipos de anemia, pela ingestão e/ou aplicação parenteral excessivas de medicamentos que contenham ferro, pela cirrose alcoólica, por transfusões excessivas e nos indivíduos com insuficiência renal crônica em hemodiálise. O estudo do metabolismo do ferro também é importante na obesidade, no diabetes, na doença hepática alcoólica, na esteatose hepática não alcoólica e na cirrose hepática, uma vez que existem correlações entre essas condições e alterações no metabolismo daquele mineral.

4.10 ALT, AST E DOENÇA HEPÁTICA GORDUROSA NÃO ALCOÓLICA (ESTEATOSE HEPÁTICA E ESTEATO-HEPATITE)

A doença hepática gordurosa não alcoólica (DHGNA) caracteriza-se pela infiltração de gordura no fígado, a qual é conhecida por esteatose hepática, como também por alterações necroinflamatórias e fibrose chamada esteato-hepatite. Esse tipo de patologia acontece em indivíduos cujo consumo de etanol é inexistente ou não há histórico de consumo significativo, bem como não apresentem outra doença hepática que possa justificar a esteatose.

Para a caracterização da DHGNA, deve ser considerado como fator de exclusão o consumo significativo de álcool – mais do que 140 g/semana para os homens (± 21 doses) e 70 g/semana para mulheres (± 14 doses).

Dentre os fatores de risco mais frequentes da DHGNA, estão a obesidade, o diabetes tipo 2 e as dislipidemias. Entretanto, pode-se associar essas condições ao uso de alguns medicamentos, esteroides e anabolizantes, toxinas ambientais e a outras doenças como síndrome da apneia do sono, hipotireoidismo e síndrome do ovário policístico. A prevalência de DHGNA cresce com o aumento da obesidade e do *diabetes mellitus* e está sendo reconhecida como a principal causa de doença hepática crônica. Estima-se que cerca de 20% a 30% da população do mundo ocidental apresente DHGNA.

Dois padrões histológicos de esteatose hepática são descritos: a esteatose microvesicular e a macrovesicular. Além do supracitado, outro fator de risco comum associado à DHGNA é a síndrome plurimetabólica, em que ocorrem três ou mais dos seguintes sinais: circunferência abdominal aumentada, hipertrigliceridemia, hipertensão arterial, glicemia de jejum elevada e níveis séricos baixos de lipoproteína de alta densidade (HDL).

Na DHGNA, o indivíduo pode permanecer assintomático por longos períodos, e o diagnóstico frequentemente é feito por meio de exames de imagem realizados, às vezes, em investigações de outras condições. Avaliação clínica e laboratorial (enzimas e função hepática) e ultrassonografia abdominal são importantes para diagnosticar a DHGNA. No entanto, em muitos casos é necessária a realização da biópsia hepática.

No diagnóstico da DHGNA, a ultrassonografia, a tomografia computadorizada, a ressonância magnética e a espectroscopia por ressonância magnética auxiliam na avaliação da esteatose hepática, entretanto esses exames de imagem não ajudam a distinguir esteatose de esteato-hepatite.

Atualmente, o principal teste para diagnóstico da DHGNA é a biópsia hepática, sendo esse o melhor meio para avaliar a extensão de esteatose hepática, necroinflamação e fibrose, confirmando, assim, o diagnóstico da doença. Apesar de grandes avanços dos testes não invasivos para diagnóstico da doença, a acurácia desses testes ainda é inadequada e, principalmente, os pacientes que estão na fase inicial da doença não são detectados por esses testes. Porém, como a doença está relacionada à alteração dos níveis das enzimas ALT, AST e GGT, seu rastreamento pode ser realizado com base no aumento dos níveis dessas enzimas.

A elevação persistente de ALT (por mais de três meses), na maioria dos casos, é mínima, podendo chegar até cerca de quatro vezes o limite superior de normalidade, e usualmente a relação AST/ALT é menor que 1. Em indivíduos com cirrose hepática, essa relação raramente é maior que 1, e geralmente é menor que 2.

Essa relação é frequentemente utilizada na prática clínica para diferenciar a DHGNA da doença hepática alcoólica, condição em que a relação AST/ALT com frequência é maior que 2.

Sabe-se que a elevação de ALT na DHGNA não está correlacionada à histologia hepática, uma vez que os níveis séricos dessa enzima podem ser normais em indivíduos com a doença. Além disso, níveis séricos normais de ALT não excluem a possibilidade de esteato-hepatite subjacente ou mesmo a presença de cirrose hepática.

Nos indivíduos assintomáticos com suspeita de esteatose/esteato-hepatite, modificações no estilo de vida e nos fatores de risco (perda de peso com dieta e exercícios físicos, descontinuação de medicações hepatotóxicas, controle de *diabetes mellitus* e hiperlipidemia) podem normalizar as aminotransferases.

4.11 ALT, AST E DOENÇA HEPÁTICA ALCOÓLICA

A constatação de que a ingestão excessiva e prolongada de álcool está associada a lesões hepáticas já data de mais de cem anos, e essas lesões incluem esteatose hepática, hepatite alcoólica e cirrose hepática. A esteatose hepática é reversível, desde que o indivíduo se abstenha do uso do etanol. Pode, porém, evoluir para hepatite alcoólica se o consumo persistir. A hepatite alcoólica, que também é reversível, é considerada lesão pré-cirrótica, embora alguns indivíduos possam evoluir para cirrose hepática sem passar por esse estágio. A cirrose é irreversível, no entanto observa-se inativação da doença com a suspensão do consumo de álcool.

A hepatite alcoólica ocorre geralmente após vários anos de ingestão do etanol, mas eventualmente pode ocorrer após um ano de etilismo. Considerava-se que a quantidade de álcool necessária para desencadear lesão hepática era de 120 a 160 g diários de álcool, o que ocasionaria o desenvolvimento de cirrose. Mais recentemente, verificou-se que o consumo de 60 a 80 g diários de álcool no homem e 20 a 40 g diários na mulher, por um período de 10 a 15 anos, correlaciona-se ao risco de desenvolvimento de doença hepática alcoólica. As mulheres são mais suscetíveis a desenvolver doença hepática alcoólica, e nelas a doença é mais grave e de pior prognóstico.

A imensa maioria dos indivíduos com hepatite alcoólica apresenta algum grau de alteração nutricional, ocorrendo uma correlação direta entre o estado nutricional e a gravidade da lesão hepática. A DCP pode estar relacionada ao consumo insuficiente de nutrientes, às alterações metabólicas, às síndromes disabsortivas ou à pancreatite crônica associada. A ocorrência de DCP agrava o estado clínico e piora os índices de mortalidade.

Na doença hepática alcoólica, é essencial uma avaliação clínico-laboratorial completa, utilizando-se vários parâmetros, pois não há exames laboratoriais específicos. A albuminemia pode estar normal, sendo diminuída nos estágios avançados de cirrose e DCP. Devem-se avaliar o metabolismo do ferro e a glicemia, que se alteram com a doença.

Também deve ser pesquisada (por meio da FA) a presença de colestase, que impede também a absorção de vitamina K, juntamente com a DCP e o *déficit* de síntese, propiciando hemorragias. As bilirrubinas correlacionam-se com o prognóstico, que é pior nos indivíduos que cursam com hiperbilirrubinemia. A GGT eleva-se quando os ductos biliares intra-hepáticos estão comprometidos, avaliando, assim, a função hepatobiliar. Os níveis da fração GGT encontram-se elevados, bem como a FA, em casos de obstrução hepática, porém os níveis de GGT podem se alterar em outras desordens do fígado, em cerca de 85% a 90% dos casos, ou devido ao uso exacerbado de álcool e drogas hepatotóxicas

As aminotransferases séricas geralmente estão em torno de duas a três vezes o limite superior de normalidade e, embora possam apresentar grandes elevações, dificilmente ultrapassam dez vezes o limite superior de normalidade. Na doença hepática alcoólica, a principal característica do comportamento dessas enzimas é que, em mais de 70% dos casos, os níveis de AST ultrapassam os de ALT acima de duas vezes, constituindo um dado importante no diagnóstico diferencial com hepatopatias de outras causas. Normalmente, essa elevação não excede 500 UI/L na AST e 200 UI/L na ALT. Níveis superiores devem levar a considerar outra etiologia.

O índice AST/ALT é utilizado na avaliação da doença hepática alcoólica e geralmente é maior que 1 e, na maioria das vezes, superior a 2. É útil na prática clínica, embora haja testes mais sensíveis e específicos, como a determinação da transferrina deficiente em carboidrato (CDT) e a isoenzima mitocondrial da AST (mAST). O predomínio da AST ocorre não só pela lesão do hepatócito, mas também pela deficiência de piridoxal 5-fosfato, a vitamina B_6. Nas hepatites alcoólicas menos intensas, pode ocorrer o predomínio da ALT.

4.12 ALT, AST E CIRROSE HEPÁTICA

A cirrose hepática é definida como um processo inflamatório crônico e difuso que ocorre em resposta à lesão crônica ocasionada por várias etiologias, caracterizado por inflamação difusa e crônica do parênquima hepático, ocorrendo fibrose e perda de tecido funcionante, alterando a arquitetura normal do parênquima e resultando em insuficiência hepática.

Na cirrose, a síntese de colágeno aumenta e as citocinas que interferem no processo inflamatório inibem a regeneração hepática, ocorrendo regeneração cicatricial, que se organiza em nódulos, podendo, pois, ser classificada em micronodular ou macronodular. Tem etiologias múltiplas e, dentre as mais frequentes, estão as hepatites virais crônicas, hepatite alcoólica, doenças de depósito, doenças metabólicas crônicas, colestase prolongada (intra ou extra-hepática), obstruções vasculares, distúrbios imunológicos e agentes tóxicos.

Outras condições, como a esquistossomose mansônica, DCP e infecções como a malária e a sífilis, também devem ser consideradas quando ocorrer o diagnóstico de cirrose hepática. A cirrose criptogênica ou idiopática constitui um grupo heterogêneo de condições em que a etiologia é desconhecida.

Na cirrose hepática, encontram-se valores de ALT e AST em torno de cinco vezes o limite superior de normalidade. Esses valores podem ser flutuantes quando ocorre reagudização da doença, e muitas vezes pode haver predomínio de AST.

Em estágios avançados da doença, ocorrem hipoalbuminemia e anormalidades no perfil de aminoácidos, indicando perda de massa muscular e alterações importantes no metabolismo proteico, além do déficit de síntese. A hiperbilirrubinemia, mais à custa de BD ou conjugada, ocorre com frequência e correlaciona-se inversamente ao grau de reserva parenquimatosa.

A hipocolesterolemia é indicativa de lesão hepatocelular extensa ou grave. As alterações na excreção urinária de sódio estão associadas à presença de hipertensão portal, podendo ocorrer retenção excessiva de sódio e água, com edema de membros inferiores e ascite, sobretudo nos casos mais graves e com hipoalbuminemia.

Hepatite viral e cirrose apresentam pequenas elevações nos níveis séricos da FA.

A encefalopatia hepática é uma alteração neuropsicomotora que ocorre na doença hepática grave e decorre de vários fatores. Relaciona-se com a presença de neurotoxinas, dentre elas amônia, citocinas, manganês, glutamina-glutamato e várias outras substâncias responsáveis por esse distúrbio. Podem ocorrer ainda as síndromes hepatopulmonar e/ou renal, que demonstram a presença de insuficiência hepática grave. Nessas situações, podem ocorrer falência hepática e morte. Muitas vezes a ALT pode apresentar-se em níveis normais, com hiperbilirrubinemia acentuada devido à baixa reserva de parênquima hepático.

4.13 ALT, AST E HEPATOCARCINOMA (CARCINOMA HEPATOCELULAR)

O hepatocarcinoma ou CHC é uma das doenças malignas mais comuns em todo o mundo, com incidência estimada em cerca de 1 milhão de casos novos por ano, e a grande maioria dos casos ocorre em indivíduos portadores de cirrose hepática, que têm risco aumentado de desenvolver esse tipo de tumor. É uma neoplasia constituída de células derivadas do hepatócito ou que se assemelham a ele e pode apresentar-se com manifestações clínicas polimorfas.

Embora os mecanismos da hepatocarcinogênese ainda não estejam bem estabelecidos, vários fatores de risco são citados na literatura, como os vírus das hepatites B e C, álcool, fumo, hormônios sexuais, distúrbios metabólicos e, sobretudo, a cirrose hepática. Esta última pode ser uma condição pré-maligna, independentemente da sua etiologia.

Os sinais e sintomas do CHC são geralmente devidos à hepatopatia de base, a cirrose hepática, devendo-se ressaltar a presença mais frequente de dor na área hepática, emagrecimento, febre, icterícia, ascite e/ou edema e encefalopatia. A AFP é um marcador sorológico importante de CHC, mas pode estar normal.

Níveis pouco elevados de ALT e AST não indicam necessariamente processo benigno, e vários parâmetros clínicos, laboratoriais e de imagem, bem como estudo histopatológico de fragmentos de tecido hepático obtidos por biopsia, podem ser utilizados na avaliação dos indivíduos com hepatocarcinoma.

4.14 HEPATOPATIAS CRÔNICAS E DESNUTRIÇÃO CALÓRICO-PROTEICA

A DCP que ocorre nas hepatopatias crônicas é uma complicação resultante dos efeitos deletérios da disfunção hepática sobre a digestão, absorção, armazenamento e metabolismo dos nutrientes. Também a anorexia, o uso de medicamentos, as infecções, hemorragias, internações hospitalares e a presença de náuseas e vômitos podem contribuir para uma ingestão calórica pobre, piorando o quadro nutricional. O consumo excessivo de bebidas alcoólicas, frequentemente associado à doença hepática crônica, é fator de piora não só da função hepática como do estado nutricional do hepatopata.

Na avaliação dos hepatopatas crônicos com DCP associada, a ALT e a AST devem ser utilizadas conjuntamente com outros índices, sobretudo os que reflitam a síntese hepática e o estado de nutrição proteica, como os níveis de albumina sérica. Frequentemente, indivíduos com disfunção hepática crônica grave apresentam níveis séricos de aminotransferases normais ou discretamente elevados e necessitam ser avaliados quanto à reserva parenquimatosa por meio da AP e plaquetas.

Além de ocorrer na doença hepática, a hipoalbuminemia pode ocorrer na DCP, nas doenças graves com catabolismo proteico acentuado, na nefrose, nas síndromes de má absorção e em doenças do trato gastrointestinal. Também o tempo de protrombina pode se elevar nas síndromes de má absorção e em várias doenças genéticas hematológicas. Apesar dessas alterações em outras condições, os níveis de albumina sérica e o tempo e a atividade de protrombina (TAP) são parâmetros essenciais no contexto da doença hepática.

Quando ocorre icterícia, a hiperbilirrubinemia reflete o grau de reserva hepatocitária. O perfil de aminoácidos séricos pode se alterar, ocorrendo um aumento nos níveis de aminoácidos aromáticos e diminuição nos de cadeia ramificada. Ocorre síntese anormal de ureia e produção anormal de amônia, e a hiperamonemia é uma das causas de encefalopatia hepática.

A glicemia de jejum pode também sofrer alterações, devido à redução do armazenamento de glicogênio e à hiperinsulinemia, ocorrendo hipoglicemia. O déficit de síntese de lipoproteínas e os quadros disabsortivos associados (com esteatorreia) podem levar também à carência de vitaminas lipossolúveis, magnésio e cálcio.

4.15 OUTROS COMPONENTES

4.15.1 Bilirrubina total e frações

A bilirrubina é um produto da degradação das hemácias, é insolúvel em água – forma não conjugada ou indireta (BI) – e requer conjugação por enzima para tornar-se solúvel em água – forma conjugada ou direta (BD) –, compondo a secreção biliar. A BT e frações (BD e BI) permitem avaliar os pacientes que cursam com icterícia e as síndromes genéticas com hiperbilirrubinemia.

Pode ocorrer hiperbilirrubinemia (BD e BI) como consequência de várias condições: obstrução do fluxo biliar extra-hepático, colestase intra-hepática, hepatite ou cirrose (Tabela 4.1).

TABELA 4.1. Valores de referência da bilirrubina total e frações

	Valor referência
Bilirrubina total	0,3-1 mg/dL; 5,1-17 μmol/L
Bilirrubina direta	0,1-0,3 mg/dL; 1,7-5,1 μmol/L
Bilirrubina indireta	0,2-0,8 mg/dL; 3,4-12 μmol/L

Fonte: Mahan et al., 2013.

Quando a bilirrubina sérica total se encontra aumentada, isso pode indicar produção excessiva de bilirrubina ou defeito na captação ou conjugação hepática. Já a bilirrubina sérica indireta apresenta-se elevada quando há produção excessiva de bilirrubina (hemólise), imaturidade de sistemas enzimáticos, defeitos hereditários e efeitos de drogas, enquanto a BD elevada ocorre quando há excreção diminuída de bilirrubina, doença hepatobiliar, colestase intra ou extra-hepática, icterícia pós-operatória benigna e sepse e hiperbilirrubinemia conjugada congênita.

4.15.2 Fosfatase alcalina

Trata-se não de uma enzima, mas de uma família de enzimas presentes em praticamente todos os tecidos; no fígado, é encontrada principalmente nos microvilos dos canalículos biliares e na superfície sinusoidal dos hepatócitos. O aumento da FA hepática é mais evidente na obstrução biliar, na qual o acúmulo de sais biliares, a solubilização e a obstrução promovem a sua regurgitação entre as células hepáticas até o sangue. Nas icterícias obstrutivas, a FA está elevada, o que diferencia a coledocolitíase das hepatites, em que a FA é normal ou apresenta aumentos discretos. A elevação da FA pode indicar um bloqueio no fígado ou vesícula biliar causado por cálculos biliares ou por um tumor (Tabela 4.2).

4.15.3 Transaminase glutâmico-pirúvica/ALT e transaminase glutâmico oxaloacética/AST

As lesões nos hepatócitos são detectadas através da mensuração de enzimas séricas liberadas do rompimento celular hepático, fornecendo informações da extensão, magnitude e curso (aguda ou crônica) da lesão.

TABELA 4.2. Intervalo de referência da fosfatase alcalina

	Intervalo de referência
Adultos	30-120 U/L

Fonte: Mahan et al., 2013.

A ALT no passado também foi denominada de transaminase glutâmico-pirúvica (TGP), é uma enzima encontrada livre no plasma dos hepatócitos, então no rompimento celular ela é liberada na corrente circulatória. É encontrada em altas concentrações apenas no citoplasma do fígado, o que torna o seu aumento mais específico de lesão hepática. No entanto, pode estar aumentada em conjunto com a AST em miopatias – doenças musculares – graves (Tabela 4.3).

O IMC e a RCQ elevados estão associados à elevação dos níveis séricos da ALT, e a obesidade é a principal causa de ALT elevada em populações saudáveis.

AST também chamada no passado de transaminase glutâmico-oxalacética (TGO), promove a catalisação de transaminação reversível de aspartato e 2-cetoglutarato em oxalacetato e glutamato, e tem como cofator piridoxal-fosfato. É encontrada em altas concentrações no citoplasma e nas mitocôndrias do fígado, músculo esquelético e cardíaco, rins, pâncreas e eritrócitos (glóbulos vermelhos do sangue); quando qualquer um desses tecidos é danificado, a AST é liberada no sangue. Como não há um método laboratorial para saber qual a origem da AST encontrada no sangue, o diagnóstico da causa do seu aumento deve levar em consideração a possibilidade de lesão em qualquer um dos órgãos em que é encontrada (Tabela 4.4).

Deve-se considerar, também, a influência de alguns medicamentos sobre os níveis de TGO e TGP. Alguns medicamentos utilizados pela paciente em estudo possuem esse efeito sobre os níveis séricos dessas enzimas.

TABELA 4.3. Intervalo de referência da ALT

	Intervalos de referência
ALT	4-36 U/L

Fonte: Mahan *et al.*, 2013.

TABELA 4.4. Intervalo de referência da AST

	Intervalos de referência
AST	10-35 U/L

Fonte: Mahan *et al.*, 2013.

4.15.4 Proteína total e albumina

A proteína total é uma medição aproximada da proteína sérica que pode revelar o estado nutricional, doença renal, doença hepática e muitas outras condições. Se a proteína total estiver anormal, outros testes serão realizados para identificar a fração da proteína e, depois, qual proteína específica está anormal. As proteínas séricas são separadas em albuminas e globulinas, ou seja, a proteína total é uma soma das albuminas com as globulinas. A albumina é a proteína de maior concentração no soro (o plasma é o soro mais o fibrinogênio). A albumina transporta muitas células pequenas, mas também é importante para que a pressão osmótica do sangue seja mantida (ou seja, que o sangue não extrapole para os tecidos). As globulinas são divididas em glóbulos alfa-1, alfa-2, beta e gama.

A albumina é responsável, dentre outras funções, pelo transporte de substâncias (dentre elas, medicamentos) pelo sangue e pela maior parte da pressão coloidosmótica do plasma. O fígado é o único órgão responsável pela produção de albumina. Reduções na quantidade de albumina no sangue (hipoalbuminemia), no entanto, podem não ser causadas por doenças do fígado, mas por falta de "matéria-prima" para sua síntese (como nas desnutrições proteicas) ou aumento na sua destruição (estados catabólicos intensos) ou perda (intestinal ou renal).

Como a meia-vida da albumina é relativamente alta (cerca de 20 dias), a redução da síntese pelo fígado pode demorar vários dias para se manifestar laboratorial (pela dosagem da albumina no sangue) ou clinicamente (em especial pela formação de edema e ascite), bem como o resultado da intervenção nutricional, que pelo valor de referência (Tabela 4.5) nos pacientes hepáticos tem que estar reduzido.

TABELA 4.5. Intervalo de referência da proteína total e albumina

	Intervalos de referência
Proteína total	6,0-8,5 g/dL
Albumina	3,5-5 mg/dL; 30-50 g/L

Fonte: Mahan et al., 2013.

4.16 IMPORTÂNCIA DOS EXAMES LABORATORIAIS NA CONDUTA NUTRICIONAL

A avaliação laboratorial dos indivíduos portadores de doença hepática não deve restringir-se a testes de avaliação de lesão hepatocitária, como as aminotransferases, pois, na doença hepática avançada pode ocorrer, o achado de ALT e AST normais ou discretamente aumentadas em indivíduos com baixa reserva parenquimatosa e com risco elevado de desenvolver insuficiência hepática.

Quando os processos patológicos interferem nas funções do fígado, resultam em distúrbios do metabolismo, da síntese e armazenamento de vários compostos, da ativação de vitaminas e da metabolização e excreção de substâncias tóxicas. A DCP está presente na maioria dos pacientes com doença hepática e pode agravar o estado clínico dos indivíduos, pois geralmente se instala nos quadros prolongados e crônicos, sendo a terapia nutricional recomendada para evitar e combater os problemas nutricionais.

A albumina, que é a principal proteína do sangue, representa o principal indicador da capacidade do fígado de sintetizar proteínas. A albuminemia é largamente utilizada na prática clínica por ser um teste barato e de fácil realização, e permite avaliar o grau de dano hepático.

Quanto mais comprometido o fígado, menor a síntese de albumina por ele, sendo a hipoalbuminemia um indicador de doença hepática mais grave.

Embora nenhum teste isolado seja específico para avaliar a função hepática, a adequada interpretação dos níveis de albumina sérica é especialmente útil na hepatopatia crônica. A hipoalbuminemia reflete mais a disfunção hepática do que a DCP, sendo, portanto, um parâmetro laboratorial muito útil na cirrose hepática, sobretudo se associada à DCP, como frequentemente ocorre.

Na insuficiência hepática, além da hipoalbuminemia, o déficit de síntese manifesta-se como hipoprotrombinemia, estando o tempo de protrombina alargado e a atividade diminuída. O catabolismo proteico acentuado conduz a um aumento da concentração plasmática dos aminoácidos aromáticos e à diminuição dos aminoácidos de cadeia ramificada (ACR), à síntese diminuída de ureia e à hiperamonemia, que contribui para a encefalopatia e o coma.

Há ampla evidência de que indivíduos com doença hepática tenham continuamente catabolismo energético e proteico. O manejo nutricional nesses pacientes é de alta prioridade. A administração de ACR para pacientes com doença hepática tem sido um assunto controverso. Contudo, segundo alguns estudiosos, a administração de ACR melhora os casos de cirrose hepática e encefalopatia hepática, devido à elevação das concentrações séricas de albumina e à síntese proteica, permitindo a regulação da captação de glicose e resposta à insulina. A suplementação desse aminoácido parece também exercer efeito sobre o sistema imune. É interessante enfatizar que nenhum efeito tóxico na suplementação de ACR foi citado em quaisquer dessas tentativas. A administração de ACR estimula a síntese de proteína hepática em indivíduos com doença hepática crônica, e isso poderia contribuir significativamente para melhorar o estado nutricional e a qualidade de vida. O papel benéfico da suplementação com ACR em pacientes com encefalopatia hepática crônica tem sido claramente documentado em alguns estudos, mas o mecanismo exato de ação ainda não está claro.

É crucial que a ingestão de proteína não seja restringida *ad hoc* em pacientes com encefalopatia hepática; no paciente incomum, que não pode tolerar proteínas-padrão, deveriam ser consideradas suplementação nutricional com proteínas vegetais e, se necessário, fórmulas com ACR. O uso de ACR poderia contribuir para melhorar o estado nutricional em pacientes cirróticos e, consequentemente, determinar uma melhor qualidade de vida nesses pacientes.

Não existe consenso sobre os benefícios da utilização de ACR por pacientes com hepatopatia, porém os resultados de pesquisas realizadas demonstram que os efeitos parecem ser melhores quando são utilizadas fórmulas enriquecidas ou dietas suplementadas com ACR do que fórmulas puras de ACR. No entanto, o tratamento exclusivo com ACR é de comprovada eficácia em casos de pacientes com enfermidades hepáticas avançadas e que não conseguem metabolizar quantidades adequadas de proteínas para as suas necessidades.

Sabe-se que uma melhor retenção de nitrogênio poderia melhorar consequentemente o estado nutricional. Alguns estudos mostraram que ocorreu um melhor prognóstico de sobrevivência a longo prazo em casos de cirrose e a curto prazo em pacientes que sofreram procedimentos cirúrgicos. Os efeitos da nutrição, mesmo em pacientes com cirrose avançada, foram amplamente confirmados. O mecanismo relacionado aos efeitos benéficos dos ACRs poderia ser mediado pela atividade estimulante do fator de crescimento para hepatócitos, favorecendo a regeneração do fígado.

Resultados de estudos realizados sobre a administração de aminoácidos de cadeias ramificadas, ou especificamente de leucina, foram consistentes, quando administrados em diferentes períodos e quantidades. Além disso, não foram relatados efeitos controversos em alguns desses estudos utilizando a infusão desses aminoácidos de forma ascendente três vezes ao dia ou associados à alimentação seis vezes ao dia.

A hipertensão portal e as alterações na metabolização dos hormônios pelo fígado, resultando em hiperinsulinemia e hiperglucagonemia, também contribuem para aumentar o catabolismo proteico, tornando os indivíduos mais suscetíveis à ocorrência de DCP.

Outros problemas nutricionais comumente associados à cirrose hepática são a hipoglicemia e a disabsorção de gorduras, com esteatorreia. A deficiência de sais biliares, presente na disfunção hepática crônica, tem como consequência uma menor absorção das gorduras e de vitaminas lipossolúveis. A lipogênese hepática diminui e o *turnover* de ácidos graxos aumenta, não havendo ainda definição se é por aumento da oxidação dos ácidos graxos, por déficit de reesterificação, ou por ambos os mecanismos.

O colesterol sérico é diminuído e ocorre deficiência de ácidos graxos essenciais. Os triglicerídeos de cadeia média, que podem ser absorvidos sem a existência de bile, podem ser utilizados na terapia nutricional. Pode ser necessário instituir a reposição parenteral de vitaminas lipossolúveis.

A restrição de água, sódio e proteínas deverá ser instituída quando necessário, sobretudo se houver edema e ascite. O reconhecimento de alterações psicomotoras sugestivas de encefalopatia hepática é fundamental para decidir o aporte proteico adequado.

DHGNA, *non alcoholic fatty liver disease* (NAFLD), é o termo preferido para descrever o espectro de dano ao fígado, que varia de esteatose hepática a esteato-hepatite, fibrose e cirrose, e está emergindo como a doença hepática mais comum em países industrializados. A DHGNA está associada a resistência à insulina, obesidade e outros fatores de risco da síndrome metabólica. Sua prevalência está em torno de 20% a 30%. Com um aumento rápido dos fatores de risco metabólicos na população em geral, se tornou a causa mais comum de doença hepática mundial. A patogênese não é entendida completamente e, até mesmo se a resistência à insulina for a chave, muitos outros fatores estarão implicados.

Assim, a descoberta de componentes da alimentação que poderiam melhorar a DHGNA é de interesse. Pesquisadores sugeriram que o nível aumentado de adiponectina hepática pode evitar o desenvolvimento e a progressão de DHGNA em ratos alimentados com ácido linoleico conjugado.

Foi verificada uma diminuição nos fatores de risco metabólicos e nas concentrações de ALT nos pacientes que seguiram uma dieta com carboidrato em baixas concentrações *versus* uma contendo aproximadamente 40% a 50% de calorias totais. Foram observados benefícios na perda de peso e melhorias nos parâmetros da síndrome metabólica em dietas de conteúdo baixo a moderado. Alguns estudos mostraram prejuízo do fígado na DHGNA em pacientes que seguiram uma dieta com alto percentual de carboidrato. Mais pesquisas a longo prazo, randomizadas e clinicamente controladas serão necessárias para a descrição da própria porcentagem de carboidrato em dietas para perda de peso nesses pacientes. A perda de peso é o tratamento primário para a DHGNA. De acordo com revisão científica publicada por York *et al.* (2009), indivíduos que consumiram dietas de baixo teor de carboidrato (BC) (menos de 40% de calorias totais) tiveram uma perda de peso estatisticamente significante em curto prazo, quando comparados a indivíduos que receberam a dieta de carboidrato convencional, mas, depois de um ano, não foi observada nenhuma diferença na perda de peso. Ressalta-se que a aderência a dietas de baixo conteúdo de carboidrato pode ser difícil. Indivíduos em dietas de BC mostraram melhoria em parâmetros bioquímicos da síndrome metabólica em comparação com as dietas de alto teor. Melhorias nas enzimas e na histologia hepática do fígado foram demonstradas em pacientes que consumiram uma dieta moderada (aproximadamente 40% a 50% de calorias totais).

Recentemente, descobriu-se o papel importante do fígado como um órgão eliminador de dimetilarginina assimétrica (ADMA). Em uma população de pacientes extremamente doentes, o fracasso hepático era o mais proeminente determinante de concentração de ADMA e, notavelmente, a alta concentração de ADMA provou ser um forte fator de risco para a mortalidade dos pacientes internos na unidade de terapia intensiva que fizeram parte desse estudo. Segundo os autores da pesquisa, a ADMA tem papel central potencial como um fator responsável no desenvolvimento do fracasso de órgão múltiplo.

Segundo pesquisas, os retinoides têm efeito antioxidante associado à regulação do metabolismo dos ácidos graxos. Os retinoides têm várias funções biológicas, incluindo crescimento celular, diferenciação e apoptose. No fígado, os retinoides são conhecidos por serem associados a regeneração, fibrose e carcinogênese.

As concentrações plasmáticas de retinol em doenças hepáticas crônicas diminuem com a progressão da cronicidade. Os retinoides exercem um efeito antioxidante e, então, parecem impedir a progressão da doença hepática crônica. A toxicidade é associada ao excesso do consumo de βετα caroteno.

O adequado manejo nutricional na insuficiência hepática deve basear-se na avaliação clínico-laboratorial completa. Uma vez estabelecido o perfil nutricional do paciente, deve-se instituir uma dieta adequada às necessidades de calorias, proteínas, vitaminas e sais minerais com o objetivo de evitar e/ou corrigir as alterações nutricionais associadas à doença hepática.

Avaliações frequentes podem ser úteis para evitar e corrigir as alterações nutricionais que propiciam o aparecimento de complicações graves e pioram a evolução das hepatopatias.

4.17 CASO CLÍNICO COMENTADO

4.17.1 Identificação da paciente

Paciente M. L. S., do sexo feminino, com 56 anos de idade, de cor parda.

Dia da admissão (01/03/2017): admitida para tratamento clínico, tem histórico de cirrose e derrame pleural e faz uso de medicamento para controle da pressão arterial. Nega alergias. Está consciente, anictérica, afebril, com a pele sem lesões e hidratada, com leve desconforto respiratório, que se acentua aos esforços; refere tosse seca que se acentua à noite. Aceita dieta via oral, com diurese e evacuações presentes.

O quadro clínico evolui com dispneia aos pequenos esforços [quando não está em uso de BiPAP (*Bilevel Positive Pressure Airway*) – respirador mecânico usados no suporte ventilatório por pressão], aparecimento de edema nos membros inferiores (2+/4+) e tremores de repouso em membros superiores. Nega dor, febre, náuseas e vômitos. Tem o sono prejudicado quando não faz uso do BiPAP. Tem o apetite variado, com aceitação razoável a boa da dieta via oral. Apresenta pouca diurese, evacuações presentes. Abdome globoso, flácido, indolor à palpação, apresentando hepatomegalia (± 3 cm), Tabela 4.6.

4.17.2 Diagnóstico da paciente

A paciente apresenta cirrose não alcoólica, hipertensão arterial, derrame pleural A/E e citomegalovírus reagente à imunoglobulina G (IgG).

4.17.3 Semiologia nutricional expandida

A paciente apresenta-se anictérica, com pele sem lesões aparentes, hidratada e com abdome globoso e flácido. No início da internação, não apresentava edemas, mas na avaliação física feita no dia 29 de março de 2017 apresentou edemas nos membros inferiores.

4.17.4 Exames bioquímicos com as respectivas interpretações

MCHC

O MCHC (*mean corpuscular hemoglobin concentration*) indica a concentração de hemoglobina corpuscular média. De acordo com essa concentração, as hemácias podem ser consideradas hipocrômicas

TABELA 4.6. Parâmetros bioquímicos de acompanhamento da paciente

Exames	10/04/2017	05/04/2017	Referências
Gamaglutamil transferase (GGT)	Não possui exames	65,3 U/L	7,0-32,0 U/L
Sódio	118 mEq/L	118 mEq/L	136-145 mEq/L
Potássio	4,7 mEq/L	5,4 mEq/L	3,5-5,1 mEq/L
Albumina	Não possui exames	2,94 g/dL	3,5-4,8 g/dL
Transaminase aspartato aminotransferase (AST) – transaminase glutâmico oxaloacética (TGO)	56 U/L	54 U/L	Até 32,0 U/L
Transaminase alanina aminotransferase (ALT) – transaminase glutâmico-pirúvica (TGP)	53 U/L	53 U/L	Até 31,0 U/L
MCHC (*mean corpuscular hemoglobin concentration*)	36,8 g/dL	36,4 g/dL	32-36 g/dL
RDW (*red cell distribution width*)	16,5%	16,1%	11,5-14,5 %
PDW (*platelet distribution width*)	9,9%	10,4%	15-20 fL

(valores menores que 32), hipercrômicas (maiores que 36) e normocrômicas (no intervalo de normalidade). Em casos de esferocitose, o MCHC geralmente é elevado. Outros fatores que podem causar tal elevação são baixos níveis séricos de vitamina B_{12} ou ácido fólico. Essa deficiência pode ser corrigida com a maior ingestão de alimentos ricos nesses micronutrientes, como fígado, frango, ovo, salmão, iogurte, lentilha, feijão, dentre outros.

RDW

O **RDW** (*red cell distribution width*) é um índice que avalia a diferença de tamanho entre as hemácias. Níveis elevados de RDW indicam grande quantidade de hemácias de tamanhos distintos, podendo apontar problema na sua morfologia. Outros fatores, como a carência de ferro, também podem desencadear altos níveis de RDW, visto que a falta dele impede a formação da hemoglobina normal. Deve-se, portanto, haver uma monitoração dos níveis séricos de ferro, além da formulação de uma dietoterapia rica em alimentos como carnes vermelha e branca, verduras de folhas verdes e as crucíferas e legumes.

PDW

Similar ao RDW, o PDW (*platelet distribution width*) reflete a heterogeneidade dos tamanhos das plaquetas. Vários fatores podem levar à diminuição de tal índice, como algumas infecções virais, fármacos ou até mesmo cânceres, que podem afetar a capacidade de produção plaquetária da medula óssea. A melhor estratégia para a regularização de tal índice é a alimentação balanceada associada com a prática de atividade física regular.

Sódio

A hiponatremia (concentrações baixas de sódio no organismo) ocorre quando há um desequilíbrio de eletrólitos, podendo resultar em dilatação de vasos, gerando até mesmo edema cerebral. Tal desequilíbrio pode muitas vezes ser causado pela perda de fluidos em situações como diarreia e vômito, além de doenças renais, pancreatite, dentre outras. Para o tratamento, é necessário corrigir a patologia causadora da hiponatremia, aliado a dietoterapia individual.

Albumina

Proteína produzida pelo fígado, a albumina tem diversas funções, como manter a pressão osmótica dos vasos sanguíneos, além do transporte de diversas substâncias. Sua dosagem pode ser utilizada para acompanhamento da evolução ou diagnóstico de doenças. Pode avaliar função hepática, renal (quando avaliada junto com ureia e creatinina), além do estado nutricional (pré-albumina).

Os tratamentos para baixos níveis de albumina incluem principalmente a adoção de uma alimentação rica em proteínas (leite, queijo, carne, peixe, ovos, legumes etc.), a depender da patologia.

Transaminases (TGO/TGP)

As transaminases são enzimas produzidas em diversos tecidos do corpo. A TGO pode ser produzida pelo fígado, coração, músculos, rins e cérebro. Quando ocorre lesão em um desses tecidos, há liberação dessa enzima para a corrente sanguínea, aumentando, assim, as suas taxas. Já a TGP se encontra em maior concentração no fígado. Excesso de liberação dessa enzima para a corrente sanguínea indica, então, dano hepático. É necessário ressaltar, porém, que níveis mais elevados que o normal dessas enzimas não indicam, necessariamente, uma doença hepática estabelecida.

GGT

A GGT é uma enzima encontrada em órgãos como fígado, rins, vesícula biliar e pâncreas, sendo a maior concentração no fígado, principalmente nas células das vias biliares. Valores elevados dessa enzima indicam, portanto, lesão de tais células. Esse exame não é tão específico, visto que ela pode ser encontrada em grandes quantidades em vários outros órgãos, sendo necessária a análise dos resultados associados com outros indicadores de dano hepático.

Uma das maneiras de reduzir os índices de GGT é incluir na dieta alimentos fontes de vitamina D, tais como peixes, como atum, sardinha e cavala, leite, óleo de fígado de bacalhau, ovos, fígado, carne, dentre outros.

4.18 RESULTADOS E DISCUSSÕES – NUTRIÇÃO

4.18.1 Cálculo das necessidades calóricas e de nutrientes

Levando-se em conta as patologias da paciente, bem como o quadro de obesidade grau I, optou-se pela utilização da fórmula de bolso, que recomenda a oferta de 20 a 25 kcal/kg de peso para perda de peso. Para o presente caso, foi utilizada a oferta de 25 kcal/kg de peso e 1 g/kg de proteína.

Valor energético total (VET) = 72,8 kg x 25 kcal = 1.820 kcal
VET (ficha de cálculo) = 1.820,4 kcal
Macronutrientes:
- Carboidrato (55%) = 1.001 kcal – 250,25 g
- Proteína (16%) = 291,2 kcal – 72,8 g (1 g/kg)
- Lipídeos (29%) = 527,8 kcal – 58,64 g
- M/P/S: 50,2 g

4.18.2 Conduta dietoterápica expandida

Dieta por via oral, de consistência livre, normocalórica com VET de 1820,4 kcal/dia, normoglicídica e normolipídica com seleção, normoproteica e hipossódica, fracionada em seis refeições.

A dietoterapia individualizada tem como objetivos a manutenção das funções corporais, priorizando a recuperação das patologias, além da perda do excesso de gordura corporal, buscando um quadro de eutrofia.

4.18.2.1 Cardápio qualitativo

Deve-se adequar os níveis de potássio (K), magnésio (Mg) e cálcio, principalmente porque o paciente faz uso de diurético. A reposição de K deve ser feita dando preferência ao consumo de frutas e vegetais. Produtos lácteos são ricos em cálcio, potássio e magnésio, além de boas fontes de proteínas. Também são fontes de magnésio vegetais verdes-escuros.

Refeição	Alimento
Desjejum	– Iogurte desnatado natural com mel – Cuscuz com ovo (óleo para fritar o ovo)
Lanche da manhã	– Laranja ao natural – Papa de aveia
Almoço	– Vegetais com azeite – Sardinha fresca ou enlatada – Arroz (refogado com óleo) – Feijão – Purê de batata – Gelatina regular
Lanche da tarde	– Leite enriquecido com banana – Biscoito *cream cracker* integral com manteiga sem sal
Jantar	– Vegetais crus (alface, cenoura, tomate) com azeite – Inhame – Frango – Abacaxi
Ceia	– Maçã – Aveia

O uso prolongado de antiácidos pelo paciente pode interferir na absorção de cálcio, magnésio e vitamina B_{12} no estômago. Devido aos níveis sanguíneos alterados de MCHC, RDW, albumina e GGT, é necessária uma ingestão adequada de proteínas e uma dieta adequada em ferro e vitaminas B_{12} e D. Ovo de galinha é rico em ferro e ácido fólico, proteínas de alto valor biológico, fonte de vitaminas A, D, E e B_{12}, dentre outros.

O consumo adequado de fibras auxilia no tratamento não medicamentoso da hipertensão arterial.

4.18.2.2 Cardápio quantitativo

Café da manhã

- 1/ açúcar – mel, 1 colher de sopa
- 1/2 leite desnatado – iogurte natural, ½ xícara
- 1 e 1/2 P/C/V.A/T – cuscuz, 1 fatia pequena
- 1/2 ovo – ovo frito ½ unidade
- 1 manteiga s/ sal – 1 colher chá margarina sem sal

Lanche da manhã

- 1 fruta – laranja pequena, 1 unidade
- 1/2 leite – leite ½ xícara
- 1/2 P/C/V.A/T – aveia, 1 colher de sopa

Almoço

- 1 e ½ vegetais – 1 xícara de legumes cozidos (de preferência, vegetais ricos em ferro, de acordo com a disponibilidade do hospital)
- 2 peixes – sardinha enlatada, 2 unidades
- 1 e ½ P/C/V.A/T – arroz, 2/3 xícara (90 g)
- 1 feijão e/l – feijão, 1/2 concha pequena (50 g)
- 1 e 1/2 amil c/ gordura – purê de batata, 1 xícara
- 1 óleo + poli* – óleo de soja, 1 colher de chá (refogar arroz)
- 1 óleo mono – azeite ou óleo cru nos vegetais, 1 colher de chá
- 1 açúcar – gelatina regular, 1/2 xícara

Lanche da tarde

1 fruta – banana – 1 unidade média (120 g)
½ leite – ½ xícara de leite
1/2 P/C/V.A/T – *crackers*, farinha integral – 2 unidades
1/2 manteiga s/ sal – 1/2 col. sopa de manteiga s/ sal

Jantar

- 1 vegetais – 1 xícara de vegetais crus (alface, cenoura, tomate)
- 1 e 1/2 P/C/V.A/T – inhame, 1/2 fatia pequena (60 g)
- 2 carnes magras – frango (60 g)
- 1 óleo poli – margarina, 1 colher de chá (inhame)
- 1/2 óleo mono – azeite de oliva, 1 colher
- 1 fruta – limão, ½ xícara

Ceia

1 fruta – mamão, 1 fatia pequena (90 g)
1/2 P/C/V.A/T – aveia, 1 colher de sopa (10 g)
 * Lista do sistema de equivalentes atualizada e modificada para uso no Brasil.

4.18.2.3 Análise e adequação

Para a elaboração do cardápio, foram consideradas as quatro leis da alimentação, respeitando a quantidade necessitada pelo paciente, mantendo a qualidade e a harmonia da alimentação e a adequação necessária, respeitando as condições sociais, econômicas e culturais e garantindo a ingestão diária recomendada de macro e micronutrientes (Almeida; Fernandes, 2011).

Para a escolha dos alimentos, foi levada em conta a disponibilidade de alimentos do estoque do Setor de Nutrição do Hospital Universitário Lauro Wanderley.

Foram utilizados aproximadamente para o desjejum 15,38%, lanche da manhã 10,25%, almoço 25,64%, lanche da tarde 10,25%, jantar 30,76% e ceia 7,69% do VET. A quantidade de proteína em g/kg de peso foi de aproximadamente 1,04 g/kg.

Macronutrientes	%	kcal calculado	g calculado	kcal ofertado	g ofertado	Adequação
Carboidrato	55	1001,23	250,31	1002	250,5	100,08%
Proteína	16	291,27	72,82	305,44	76,4	104,87%
Lipídeo	29	527,92	58,66	547,17	60,8	103,65%
Total	100	1820,42	-	1854,61	-	101,88%

4.19 EVOLUÇÃO DIETOTERÁPICA

Paciente M. L. S., do sexo feminino, com 56 anos de idade, com histórico de cirrose não alcoólica e quadro superado de encefalopatia leve, foi encaminhada da UPA Oceania, com queixa principal de dispneia, para o Serviço de Gastroenterologia no dia 01 de março. Foi, então, pedida a internação da paciente, e ela foi encaminhada para internamento na clínica médica A do Hospital Universitário Lauro Wanderley, além disso a paciente também apresentava diagnóstico de hipertensão arterial e derrame pleural A/E.

Dia da admissão (01/03/2017): admitida para tratamento clínico, tem histórico de cirrose e derrame pleural, faz uso de medicamento para controle da pressão arterial. Nega alergias. Consciente, anictérica, afebril, pele sem lesões e hidratada, com leve desconforto respiratório que se acentua aos esforços, refere tosse seca que se acentua à noite. Aceita dieta via oral, com diurese e evacuações presentes.

Dados antropométricos:
- Peso atual: 76,2 kg (21/03/2017)
- Peso habitual: 77,0 kg
- Altura: 1,47 m
- IMC: 35,26 kg/m^2 (obesidade grau II) – Organização Mundial da Saúde (OMS), 1995 e 1997

Semiologia: anictérica, pele sem lesões e hidratada, não apresentava edemas

▶ **Conduta dietoterápica**

Dieta por via oral, de consistência livre, normocalórica com VET de 1820,4 kcal/dia, normoglicídica e normolipídica com seleção, normoproteica e hipossódica, fracionada em seis refeições. Segue em acompanhamento para reavaliação nutricional e ajustes dietéticos necessários.

A paciente foi reavaliada no dia 29 de março. Seu quadro clínico evolui com dispneia aos pequenos esforços (quando não está em uso de BiPAP – respirador mecânico usados no suporte ventilatório por pressão), com aparecimento de edema nos membros inferiores (2+/4+) e tremores de repouso em membros superiores. Nega dor, febre, náuseas e vômitos. Tem o sono prejudicado quando não faz uso do BiPAP, com apetite variado, com aceitação razoável a boa da dieta via oral. Apresenta pouca diurese; evacuações presentes. Abdome globoso, flácido, indolor à palpação, apresentando hepatomegalia (± 3 cm).

Dados antropométricos:
- Peso atual: 75,0 kg (29/03/2017)
- Peso seco: 72,8 kg
- Altura: 1,47 m
- IMC: 33,70 kg/m^2 (obesidade grau I) – OMS, 1995 e 1997

▶ **Conduta dietoterápica**

Conduta mantida. Fornecendo 1820,4 kcal/dia (25,00 kcal/kg), 72,8 g/dia de proteínas (1,00 g/kg), atingindo suas necessidades nutricionais. A paciente segue aos cuidados da Nutrição.

▶ **Considerações finais**

A dietoterapia resultou em perda de peso na paciente, o que se mostra vantajoso para a melhora da função hepática. Apesar disso, a paciente apresentou hepatomegalia e edema nos membros inferiores. Não foram realizados novos exames até o término do nosso acompanhamento do caso, demonstrando que seria necessário um monitoramento mais prolongado da evolução do quadro clínico.

Bibliografia

Almeida CAN, Fernandes GC. A importância do porcionamento na alimentação balanceada. Int J Nutr. 2011;4(3):53-9.

Alwis NM, Day CP. Non-alcoholic fatty liver disease: the mist gradually clears. J Hepatol. 2008;48(Suppl 1):S104-12.

Baker DH. Tolerance for branched-chain amino acids in experimental animals and humans. J Nutr. 2005;135(6 Suppl):1585S-90S.

Boesecke C, Wedemeyer H, Rockstroh JK. Diagnosis and treatment of acute hepatitis C virus infection. Infect Dis Clin North Am. 2012;26(4):995-1010.

Boesecke C, Mauss S, Rockstroh JK. Management of HCV/HIV coinfection. Hepatology. 2014. p.307-26, 338-56. Disponível em: https://www.hepatologytextbook.com/hepatology2018/chapter_17.html. Acesso em: 20 out. 2019.

Bonelli P. Análises clínicas. Disponível em: http://www.bonelli.com.br/. Acesso em: 3 jun. 2009.

Borges VC, Waitzberg DL, Silva AO, D'Albuquerque LAC, Camilo ME. Insuficiência hepática aguda e crônica. In: Waitzberg DL. Nutrição oral enteral e parenteral na prática clínica. 3a ed. São Paulo/Rio de Janeiro/Ribeirão Preto/Belo Horizonte: Atheneu; 2002. v. 2.

Brasil. Ministério da Saúde. Protocolo Clínico e Diretrizes Terapêuticas para o Tratamento da Hepatite Viral Crônica B e Coinfecções. Brasília; 2011.

Carrilho FJ, Alves VAFA, Gayotto LCCG, Silva LCS. Carcinoma hepatocelular: aspectos etiopatogênicos, clínicos e diagnósticos. In: Carrilho FJ, Alves VAFA, Gayotto LCCG, Silva LCS. Hepatites agudas e crônicas. São Paulo: Sarvier; 1995.

Coffey AJ, Durkie M, Hague S, McLay K, Emmerson J, Lo C, et al. A genetic study of Wilson's disease in the United Kingdom. Brain. 2013;136(Pt 5):1476-87.

Coppola N, Marrone A, Pisaturo M, Starace M, Signoriello G, Gentile I, et al. Role of interleukin 28-B in the spontaneous and treatment-related clearance of HCV infection in patients with chronic HBV/HCV dual infection. Eur J Clin Microbiol Infect Dis. 2014;33(4):559-67.

Dufour L, Nolte G, Koff S. NACB: Laboratory Guidelines for Screening Diagnosis and Monitoring of Hepatic Injury. National Academy of Clinical Biochemistry Standards of Laboratory Practice (NACB) 1-78. 2011. Disponível em: https://www.aacc.org/~/media/practiceguidelines/hepaticinjury/hepaticcombined2010.p df?la=en. Acesso em: 2 abr. 2017.

European Association for Study of Liver. EASL Clinical Practice Guidelines: Wilson's disease. J Hepatol. 2012;56(3):671-85.

Fonseca ACE. Estado nutricional: relação com a actividade física e doenças crônicas em idosos institucionalizados [dissertação]. Covilhã: Universidade da Beira Interior; 2009.

Green RM, Flamm S. AGA Technical Review on the Evaluation of Liver Chemistry Tests. Gastroenterology. 2002;123(4):1367-84.

Harrison SA, Day CP. Benefits of lifestyle modification in NAFLD. Gut. 2007;56(12):1760-9.

Hetland G, Holme I, Strømme JH. Co-variation of alanine aminotransferase levels with relative weight in blood donors. Scand J Clin Lab Invest. 1992;52(1):51-5.

Khannaa S, Gopalan S. Role of branched-chain amino acids in liver disease: the evidence for and against. Curr Opin Clin Nutr Metab Care. 2007;10(3):297-303.

Lauer GM, Walker BD. Hepatitis C virus infection. N Engl J Med. 2001;345(1):41-52.

Lieber CS. Alchool and the liver: 1994 update. Gastroenterology. 1994;106(4):1085-105.

Lok ASF. Chronic hepatitis B. N Engl J Med. 2002;346(22):1682-3.

Lopes EM, Carvalho RBN, Freitas RM. Análise das possíveis interações entre medicamentos e alimento/nutrientes em pacientes hospitalizados. Einstein (São Paulo). 2010;8(3 Pt 1):298-302.

Ludwig J, Viggiano TR, McGill DB, Oh BJ. Nonalcoholic steato-hepatitis: Mayo Clinic experiences with a hitherto unnamed disease. Mayo Clin Proc. 1980;55(7):434-8.

Mahan LK, Escott-Stump S, Raymond JL. Krause: alimentos, nutrição e dietoterapia. 11a ed. São Paulo: Roca; 2005.

Mahan LK, Escott-Stump S, Raymond JL. Krause: alimentos, nutrição e dietoterapia. 13ª ed. Rio de Janeiro: Elsevier; 2013. p. 422.

Matos L, Batista P, Monteiro N, Henriques P, Carvalho A. Hepatite alcoólica aguda. J Port Gastrenterol. 2013;20(4):153-61.

Matos C, Martins S, Quintal I, Vieira L, Costa F, Pereira F, et al. Elevação das enzimas hepáticas, persistente e assintomática, como forma de apresentação da doença de Wilson em idade pediátrica. Nascer e Crescer. 2015;24(2):56-63.

Mazurak VC, Tandon P, Montano-Loza AJ. Nutrition and the transplant candidate. Liver Transpl. 2017;23(11):1451-64.

Meltzer AA, Everhart JE. Association between diabetes and elevated serum alanine aminotransferase activity among Mexican Americans. Am J Epidemiol. 1997;146(7):565-71.

Motta VT. Bioquímica clínica: princípios e interpretações. Rio de Janeiro: Medbook; 2009.

National Cholesterol Education Program; National Heart, Lung, and Blood Institute; National Institutes of Health. Third Report of the National Cholesterol Education Program (NCEP) Expert Panel on Detection, Evaluation, and Treatment of High Blood Cholesterol in Adults (Adult Treatment Panel III) – Executive Summary. NIH Publication No. 01-3670; 2001.

Pereira JL, Castro EJ, Rodrigues SB. Hepatite alcoólica. In: Pereira JL, Castro EJ, Rodrigues SB. Hepatites. Rio de Janeiro: Rubio; 2001.

Petta S, Muratore C, Craxì A. Non-alcoholic fatty liver disease pathogenesis: the present and the future. Dig Liver Dis. 2009;41(9):615-25.

Pontes JF, Silva AO. História da hepatologia. In: Pontes JF, Silva AO. Doenças do fígado. Rio de Janeiro: Revinter; 2001. v. 1, 761p.

Prati D, Taioli E, Zanella A, Della Torre E, Butelli S, Del Vecchio E, et al. Updated definitions of healthy ranges for serum alanine aminotransferase levels. Ann Intern Med. 2002;137(1):1-10.

Ruhl CE, Everhart JE. Determinants of the association of overweight with elevated serum alanine aminotransferase activity in the United States. Gastroenterology. 2003;124(1):71-9.

Santos LV, Rocha RDR, Ferreira MFR. Hepatite B: aspectos gerais [artigo resultante de trabalho de conclusão de curso de farmácia na área de análises clínicas]. Belo Horizonte: Universitário Newton Paiva; 2012.

Sato KK, Hayashi T, Nakamura Y, Harita N, Yoneda T, Endo G, et al. Liver enzymes compared with alcohol consumption in predicting the risk of type 2 diabetes. Diabetes Care. 2008;31(6):1230-6.

Schulz GJ, Campos AC, Coelho JC. The role of nutrition in hepatic encephalopathy. Curr Opin Clin Nutr Metab Care. 2008;11(3):275-80.

Sherman KE. Alanine aminotransferase in clinical practice. A review. Arch Intern Med. 1991;151(2):260-5.

Shiota G, Tsuchiya H, Hoshikawa Y. The liver as a target organ of retinoids. Hepatol Res. 2006;36(4):248-54.

Silva AO, D'Albuquerque LAC. Avaliação laboratorial das doenças hepáticas. In: Silva AO, D'Albuquerque LAC, orgs. Doenças do fígado. Rio de Janeiro: Revinter; 2001. v. 1, p. 109-44, 761p.

Silva AO, Garcia CE, Anderi RE, Santo GC, Racy DJ, Pedroso MHNI. Conduta diagnóstica em doentes com doença hepato-biliar. In: Dani R, org. Gastroenterologia essencial. Rio de Janeiro: Guanabara Koogan; 2001. p. 429-38.

Takahashi Y, Fukusato T. Histopathology of nonalcoholic fatty liver disease/nonalcoholic steatohepatitis. World J Gastroenterol. 2014;20(42):15539-48.

Vozarova B, Stefan N, Lindsay RS, Saremi A, Pratley RE, Bogardus C, et al. High alanine aminotransferase is associated with decreased hepatic insulin sensitivity and predicts the development of type 2 diabetes. Diabetes. 2002;51(6):1889-95.

York LW, Puthalapattu S, Wu GY. Nonalcoholic fatty liver disease and low-carbohydrate diets. Annu Rev Nutr. 2009;29:365-79.

5

Interpretação Metabólica sobre Deficiências Vitamínicas

Maria José de Carvalho Costa
Danielle de Carvalho Pereira
Geovanna Torres de Paiva Bandeira
Jean-Claude Guilland
Juliana Gondim de Albuquerque
Luiza Sonia Asciutti Moura
Maria Amélia Amado Rivera
Raquel Patrícia Ataíde Lima
Jéssica Vanessa de Carvalho Lisboa
Marina Ramalho Ribeiro

5.1 INTRODUÇÃO

A avaliação bioquímica do estado vitamínico baseia-se em dois tipos de investigação: avaliação dos níveis plasmáticos e séricos de formas vitamínicas circulantes, no caso as **vitaminas B$_1$, B$_2$, B$_6$, C, A, E, D, B$_{12}$ e folato**, e avaliação vitamínica, com base em diferentes sistemas enzimáticos, como é o caso das **vitaminas B$_1$, B$_2$ e B$_6$**. A avaliação dos riscos de deficiência vitamínica é realizada a partir dos desvios dos parâmetros do estado vitamínico bioquímico em relação aos valores de referência ou "normalidade".

Estudos de correlação são efetuados entre valores da ingestão vitamínica e do estado vitamínico bioquímico, com a finalidade de subsidiar uma melhor compreensão sobre o assunto.

Estudos recentes descritos na literatura internacional, representativos de populações sobre o estado vitamínico bioquímico, são raros, e dados nacionais são quase inexistentes. Ao contrário, o consumo de vitaminas é bastante estudado em trabalhos internacionais.

Existem interferências que podem alterar a análise do consumo vitamínico e que se referem, principalmente, ao tipo de método de avaliação do consumo alimentar, destacando-se, como bem aceito, o inquérito alimentar de sete dias consecutivos, havendo a possibilidade de que esse período não seja suficiente para avaliar, de maneira precisa, o consumo vitamínico, particularmente nos casos das vitaminas lipossolúveis. Outras dificuldades, que podem também alterar a apreciação do consumo vitamínico, referem-se a diversos fatores, por exemplo, imprecisões e lacunas encontradas nas tabelas de composição, no que diz respeito ao teor de vitaminas dos alimentos, e a impossibilidade de se avaliar, com precisão, a influência das modalidades de armazenamento, de cocção e de reaquecimento de alimentos. Sendo assim, é possível que o consumo alimentar vitamínico, obtido a partir das tabelas de composição, seja nitidamente superestimado, em particular no caso da vitamina C e dos folatos.

Em se tratando das vitaminas lipossolúveis, o preenchimento de um inquérito alimentar diário, durante várias semanas, seria necessário, porém essa é uma tarefa impossível de se realizar com indivíduos em grande parte ocupados por sua vida ativa, e, por outro lado, seria difícil obter um preenchimento com menor margem de erro.

Enfim, mesmo considerando os limites do método de inquérito alimentar de sete dias, ele constitui, ainda, uma das melhores técnicas de avaliação do consumo individual, permitindo personalizar o perfil vitamínico alimentar de cada indivíduo e evidenciar as diferenças interindivíduos e intergrupos.

Vários parâmetros são habitualmente utilizados para avaliar o estado bioquímico de diferentes vitaminas: concentração das formas circulantes das vitaminas; excreção urinária das vitaminas ou de seus metabólitos; determinação do coeficiente de ativação de uma enzima, na qual a forma ativa da vitamina exerce uma função de cofator indispensável; teste de "sobrecarga" de nutriente, em que a utilização metabólica é dependente da vitamina, havendo avaliação das concentrações de diferentes metabólitos sanguíneos que caracterizam o nível dessa utilização; e, por fim, testes terapêuticos, que permitem corrigir os sinais clínicos de carência.

5.2 ESTADO VITAMÍNICO

5.2.1 Vitamina B_1

Para analisar o estado vitamínico bioquímico B_1, os métodos de avaliação diretos são representados pela análise microbiológica e espectrofluorimétrica da tiamina, no sangue total, e a análise da forma ativa da tiamina eritrocitária, utilizando-se o método HPLC (*high performance liquid chromatography*). Considera-se, atualmente, a concentração eritrocitária da forma fosforilada da tiamina como um dos melhores critérios sanguíneos do estado bioquímico B_1.

Existe um método indireto capaz de estimar a atividade trancetolásica eritrocitária que se baseia na função da tiamina nessa reação.

A trancetolase tem como coenzima a forma fosforilada da vitamina B_1: o TPP. A fim de compreender o grau de impregnação dessa enzima, vitamina B_1-dependente, analisa-se a atividade trancetolásica eritrocitária, *in vitro,* antes e após a adição de TPP. Os eritrócitos são os primeiros tecidos a serem afetados pela sua depleção.

Uma deficiência biológica da vitamina traduz-se, em um primeiro momento, por uma diminuição da atividade basal da trancetolase eritrocitária (**ET-K**), que evidencia o grau de impregnação dessa enzima por sua coenzima. A determinação da atividade trancetolásica eritrocitária, após adição de TPP (**ET-K⁺**), permite calcular o coeficiente, a partir da fórmula α-**ET-K** = **ET-K⁺/ET-K⁻**. O valor desse coeficiente traduz a afinidade da apoenzima pelo TPP e representa um indicador funcional do estado vitamínico B_1.

Apesar de ser considerado um bom teste de avaliação do estado vitamínico B_1, deve-se lembrar que vários fatores nutricionais e metabólicos podem, eventualmente, alterar a síntese da apoenzima e a sua afinidade com a coenzima. Brubacher evidencia a possibilidade de uma redução da síntese da apoenzima em indivíduos com baixos ou muito baixos níveis de vitamina B_1, levando a um valor normal do coeficiente α-ET-K.

5.2.2 Vitamina B_2

Dentre os testes disponíveis, atualmente, para avaliar o estado vitamínico B_2, a análise da sua forma ativa, flavina adenina dinudeotídeo (**FAD**), nos eritrócitos, e a determinação do coeficiente α-**EGR** (α-**EGR** = **EGR** saturada/**EGR** basal) são os mais frequentemente usados.

Como para a vitamina B_1, a relação entre a atividade basal e a atividade saturada da glutationa redutase traduz o caráter funcional da vitamina B_2.

Embora certos autores questionem o valor preditivo do coeficiente α-EGR, devido à existência de fatores que influenciam a atividade de EGR basal, a avaliação do caráter funcional da riboflavina é considerada um teste muito sensível de atividade vitamínica B_2.

5.2.3 Vitamina B_6

A variedade de testes propostos para a avaliação do estado vitamínico B_6 compreende a análise da piridoxemia e da concentração plasmática do piridoxal, a medida da relação ou do coeficiente **EGOT**, a medida do débito urinário do ácido 4-piridóxico e os testes de sobrecarga em triptofano e metionina. A vitamina B_6 intervém na ativação da transaminase glutâmico oxaloacética (**GOT**), e as medidas *in vitro* da atividade basal eritrocitária da GOT traduzem a impregnação dessa enzima pela forma ativa da vitamina B_6, o piridoxal 5-fosfato (**PLP**). Nesse método, cada amostra é medida antes e após a saturação *in vitro* pela adição de PLP, o que permite definir o coeficiente α-**EGOT** utilizado para medir a atividade vitamínica B_6.

A concentração plasmática do PLP é, igualmente, considerada um teste de avaliação do estado vitamínico B_6, uma vez que as concentrações de PLP variam em função do consumo da vitamina, fato esse evidenciado quando, após uma deficiência de consumo de vitamina B_6, os níveis de PLP plasmático, sanguíneo e eritrocitário diminuem rapidamente. Essa diminuição é muito precoce e aparece antes de qualquer outra modificação bioquímica, por exemplo, a diminuição dos níveis circulantes de piridoxal ou piridoxamina. Para alguns, a concentração do PLP plasmático e o coeficiente da atividade EGOT eritrocitária parecem bem correlacionados com vários testes bioquímicos, utilizados comumente para diagnosticar deficiência de vitamina B_6. As investigações com isótopos têm demonstrado que 40% a 50% da vitamina B_6 ingerida é secretada na urina, sob a forma de ácido 4-piridóxico (**4-PA**), sendo o resto eliminado, principalmente, sob a forma de piridoxamina.

Resta saber se a excreção urinária do 4-PA pode refletir bem o estado funcional vitamínico B_6; trata-se de uma hipótese justificável, na medida em que os níveis urinários desse catabólito parecem estar correlacionados, principalmente, com o consumo alimentar de vitamina B_6.

5.2.4 Vitamina B_{12}

Para determinar o conteúdo de cobalamina, em um tecido ou em um compartimento do organismo, pode-se recorrer a dois tipos de análise: a quantificação direta da vitamina e as análises dinâmicas. A análise global, a partir do método microbiológico, consiste em medir o crescimento de uma fonte bacteriana capaz de sintetizar a cobalamina em presença da amostra a ser analisada, e os resultados obtidos são comparados com a solução-padrão. Outro método de quantificação da vitamina B_{12} é a análise realizada por radiodiluição com isótopos, que permite reduzir os problemas de assepsia e de espera (sete dias) do método microbiológico. Essa análise baseia-se no princípio da fixação da cobalamina sérica endógena em uma solução-padrão, ou de fator intrínseco, ao qual se junta, em seguida, a solução de base nos limites conhecidos.

As análises dinâmicas compreendem o teste de Schilling (teste de absorção da cobalamina), o estudo da excreção do ácido metilmalônico e um teste que se baseia na repercussão da deficiência de vitamina B_{12} sobre o metabolismo do ácido fólico. Essas análises apresentam o interesse de informar sobre o *pool* de cofatores, efetivamente disponível para as reações cobalamina-dependentes.

5.2.5 Folatos

Os métodos de dosagem dos folatos, no soro, correspondem à análise por diluição com isótopos e aos métodos microbiológicos que se baseiam na existência de diferentes fontes bacterianas autotróficas. A análise da folatemia é um bom indicador do estado vitamínico, porque a folatemia diminui rapidamente após uma baixa ingestão de folato.

No entanto, a análise de folato intraeritrocitário fornece uma melhor ideia das reservas tissulares.

5.2.6 Vitamina C

A avaliação do estado vitamínico C é fundamentada, geralmente, na análise do ácido ascórbico no plasma, no soro e nos leucócitos, e em um teste de sobrecarga, que tende a refletir o estado de saturação vitamínico do organismo. A análise de ácido ascórbico leucocitário é considerada o melhor reflexo das reservas tissulares, tendo-se em vista que a vitamina C se situa, essencialmente, nos tecidos periféricos e, em particular, nas células sanguíneas, tais como os leucócitos.

A exploração dinâmica é pouco utilizada; nenhuma exploração funcional está bem definida até os dias de hoje.

A seleção de um processo analítico para o ácido ascórbico, em materiais biológicos, deve ser feita com precaução, considerando-se os vários problemas técnicos existentes.

5.2.7 Vitamina A

A análise funcional do estado vitamínico A compõe-se de uma série de testes complementares: dosagem plasmática do retinol, da *retinol binding protein* (**RBP**) e do betacaroteno.

Em condições fisiológicas, 95% da vitamina A circulante está sob a forma de retinol ligado à RBP, e isso justifica a necessidade de realizar as duas análises, levando a uma melhor compreensão do estado vitamínico A.

Existem, no entanto, muitas dificuldades na interpretação desses dados. Por um lado, a definição dos níveis plasmáticos do retinol, a partir dos quais se estima a presença de deficiência, levando-se em conta que os níveis considerados "normais" propostos variam muito, de 10 a 40 µg por 100 mL e, por outro lado, o fato de, em caso de deficiência de vitamina A, a síntese da RBP modificar-se só tardiamente.

A concentração sérica do betacaroteno é considerada um bom indicador de consumo alimentar de provitamina A. Certos autores admitem que as concentrações de betacarotenos iguais ou superiores a 300 µg/L refletem o consumo alimentar em provitamina A suficiente para manter uma concentração plasmática de retinol correta. Em nossos estudos, desenvolvidos em laboratório, os valores de betacaroteno considerados normais foram de 160 a 300 µg/L.

A análise do retinol hepático constitui o método mais preciso e mais direto de avaliação de uma deficiência, considerando-se que, em um indivíduo normal, o fígado tem 90% das reservas do organismo em vitamina A. Como a biopsia transcutânea hepática não é uma prática possível em estudos nutricionais, um método não invasivo, capaz de avaliar as reservas hepáticas de vitamina A, o teste de resposta a doses relativas de retinol, ou teste RDR, foi desenvolvido.

5.2.8 Vitamina E

A análise funcional clássica do estado bioquímico E limita-se à concentração plasmática de α-tocoferol, principal forma circulante da vitamina. Uma concentração < 4 mg/L indica carência de vitamina E.

5.2.9 Vitamina D

A concentração sérica de 25(OH)D é o melhor parâmetro para ter acesso aos níveis/estado total/geral de vitamina D (Dawson-Hughes *et al.*, 2010). As diretrizes atuais da Fundação Internacional de Osteoporose recomendam o nível-alvo de 30 ng/mL, que está associado com a supressão máxima do paratormônio (PTH) (Dawson-Hughes *et al.*, 2010; Matyjaszek-Matuszek *et al.*, 2015). Os critérios diagnósticos do estado vitamina D são apresentados na Tabela 5.1. Existem vários ensaios comerciais disponíveis para a avaliação de 25(OH)D que produzem resultados confiáveis, mas apresentam viés significativo em comparação com o método de referência: o HPLC. Vale a pena saber que a variação entre laboratórios pode ser tão alta quanto 30%. A espectroscopia de massa em *tandem* de cromatografia líquida (LC-MS) é considerada o padrão-ouro para a avaliação do estado da vitamina D; devido a métodos comercialmente disponíveis tais como RIA, ELISA, o ensaio de quimioluminescência pode não medir todas as formas circulantes de vitamina D (Zerwekh, 2008; Matyjaszek-Matuszek *et al.*, 2015).

Alguns estudos definem deficiência leve de vitamina D como concentrações séricas de 25(OH)D menores que 50 nmol/L (Holick *et al.*, 2011; Thacher; Clarke, 2011; Sinha *et al.*, 2013).

TABELA 5.1. Critérios de diagnóstico dos níveis de vitamina D

	Deficiência severa	Deficiência	Insuficiência	Concentração ótima	Risco de toxicidade
25(OH)D concentração (ng/mL)	0-10	10-20	20-30	30-80	> 100

Fonte: Dawson-Hughes *et al.*, 2010; Matyjaszek-Matuszek *et al.*, 2015.

5.3 CONSIDERAÇÕES SOBRE A FIDEDIGNIDADE DAS AVALIAÇÕES DO CONSUMO E DAS CONCENTRAÇÕES SANGUÍNEAS DE VITAMINAS

Pode-se estimar que o α-ET-K reflete melhor a atividade funcional vitamínica B_1, enquanto o TPP reflete melhor o aporte alimentar.

Em nosso estudo sobre a fidedignidade das avaliações, observou-se que 20% a 30% da população estudada apresentavam uma deficiência bioquímica latente em B_1, que, eventualmente, pode se manifestar clinicamente na velhice ou em condições de estresse em longo prazo.

Deve-se ponderar os resultados da avaliação do estado vitamínico B_2, inclusive no que diz respeito aos valores do coeficiente α-EGR, compreendidos como normais, que variam entre 1,10 e 1,30. Em estudos de populações, observou-se que os riscos de deficiência nas mulheres são menores do que nos homens; essa diferença pode estar relacionada à densidade vitamínica B_2 da alimentação, sendo mais elevada nas mulheres do que nos homens.

Quanto à vitamina B_6, é considerada boa a correlação entre os parâmetros PLP e α-EGOT.

A hipótese de que nos países desenvolvidos não existem riscos de carência de consumo vitamínico nem sempre é confirmada; esse fato leva a questionar se as quantidades recomendadas de vitamina B_6 para cobrir as necessidades fisiológicas não estariam além das necessidades reais do organismo. Outra questão a ser colocada é a frequência preocupante de deficiência bioquímica B_6, de aproximadamente 25% da população de países desenvolvidos, podendo-se, igualmente, questionar se os valores sanguíneos considerados normais para essa vitamina não seriam muito elevados. É fundamental que os pesquisadores e profissionais de nutrição estejam atentos para observar o equilíbrio quantitativo dessa vitamina na alimentação da população, ao mesmo tempo em que devem ser criadas estratégias voltadas para a otimização dos parâmetros do estado bioquímico B_6.

Não se observa correlação entre consumo de vitaminas e o estado vitamínico bioquímico. Uma das explicações para essa falta de correlação pode ser a pequena duração do período de coleta de dados (sete dias), principalmente para as vitaminas lipossolúveis.

Intervêm, igualmente, as limitações verificadas na precisão dos dados fornecidos pelas tabelas de composição dos alimentos, sobre o teor de vitaminas, e, em particular, na apreciação das formas de estocagem e de cocção dos alimentos.

Deve-se enfatizar também que entre a fase inicial, ou seja, a ingestão alimentar, e a última fase do destino das vitaminas a partir dos níveis circulantes no sangue, em que os valores de diferentes parâmetros refletem sua atividade funcional, intercalam-se as etapas de absorção intestinal, de modalidades de reservas tissulares, de utilização e de inativação metabólica. É necessário levar em conta, igualmente, os fatores intervenientes, tais como tabaco, álcool, atividade física, consumo de contraceptivos orais nas mulheres, dentre outros. Deve-se considerar que o consumo alimentar constitui um elemento essencial na apreciação do estado nutricional vitamínico. Por definição, as vitaminas, com exceção das vitaminas **D** e **K**, não são sintetizadas pelo organismo e devem ser consumidas obrigatoriamente a partir da alimentação. Apesar da ausência de correlação entre consumo e estado vitamínico pelas razões já relatadas, essa correlação pode ser claramente evidenciada quando se faz referência aos efeitos da suplementação, demonstrados em laboratórios de vários países.

É justificável que, com um consumo alimentar de vitaminas inferior às quantidades recomendadas durante um período significativo, o organismo utilize mecanismos de adaptação que permitam o aumento dos níveis de absorção e do rendimento de sua utilização, favorecendo o equilíbrio precário do seu estado bioquímico, que pode piorar por ocasião de certas situações de estresse ou de alterações funcionais ligadas à idade. Os resultados obtidos na maioria da população considerada de risco, como atletas, indivíduos idosos e gestantes, tendem a um consenso sobre a necessidade de maior atenção com a ingestão de vitaminas na alimentação, para manter uma boa saúde e permitir uma velhice com melhor qualidade de vida. Assim, pode-se, por outro lado, conhecer melhor os problemas das relações entre ingestão alimentar vitamínica e saúde, que representam um aspecto importante no domínio da prevenção e no binômio alimentação/saúde.

A discussão desses dados, neste capítulo, tem como principal mérito incentivar a atenção de estudiosos da área, na implementação de estudos nesse domínio tão complexo, difícil, mas promissor, no campo da compreensão da importância das vitaminas na qualidade de vida e incentivar também a criação de um protocolo que possa ser aplicado com eficiência.

A propósito, não se encontra bem definido, até o momento, se o consumo diário de alimentos ricos em vitamina A é eficaz para o tratamento da cegueira noturna. Nesse sentido, Haskell *et al.* (2005) investigaram o efeito da suplementação com vitamina A, do alimento ou de fontes sintéticas, nas concentrações sanguíneas de retinol e no tratamento da cegueira noturna em mulheres grávidas do Nepal. Os suplementos de vitamina A foram oferecidos na forma de equivalentes de retinol, contendo em torno de 850 μg de palmitato de retinil, além de alimentos fortificados com vitamina A, como fígado de cabra, arroz enriquecido com vitamina A, cenouras e 2.000 μg de equivalente retinol por dia, na forma de palmitato de retinil. Os níveis de retinol no plasma aumentaram nas mulheres, principalmente naquelas que consumiram o fígado de cabra e a vitamina A sintética; no entanto, não houve efeito significativo sobre a cegueira noturna com o uso dos suplementos nem com o uso dos alimentos.

A suplementação com vitamina A só é recomendada para mulheres grávidas em áreas onde a deficiência de vitamina A é um grave problema de saúde pública, para prevenir a cegueira noturna. Sendo um problema grave de saúde pública se > 5% das mulheres de uma população tiverem história de cegueira noturna em sua gravidez mais recente nos últimos três a cinco anos que terminou em um nascimento vivo, ou se > 20% das mulheres grávidas apresentarem nível sérico de retinol < 0,70 mol/L. A determinação da deficiência de vitamina A como um problema de saúde pública envolve estimar a prevalência de deficiência em uma população usando indicadores bioquímicos e clínicos específicos dos níveis de vitamina A (WHO, 2016).

Um estudo de revisão recente relatou que a ingestão insuficiente de vitamina A está também associada à má saúde óssea (Tanumihardjo, 2013). Resultados da deficiência de vitamina A na concentração total de glutationa GSH, uma enzima antioxidante, sugeriu que a deficiência de vitamina A aumentou o nível de peróxidos lipídicos, interrompendo o sistema antioxidante em ratos. Isso indica que a suplementação adequada de vitamina A pode ter efeitos benéficos no sistema antioxidante (Vávrová et al., 2011; Cha et al., 2016). Quanto à prevenção de deficiência dessa vitamina, Campbell et al. (2009) sugerem que o padrão alimentar que apresenta uma maior proporção de alimentos à base de arroz e um consumo menor de fontes alimentares de origens vegetal e animal pode estar associado a um maior risco de deficiência clínica de vitamina A em mulheres em idade fértil.

Kabagambe et al. (2005) realizaram um estudo com o objetivo de determinar se o consumo e as concentrações plasmáticas de nutrientes antioxidantes em adolescentes são similares aos de seus pais ou avós, como forma de avaliar se os hábitos dietéticos dos pais estão sendo passados para as crianças e adolescentes. O consumo desses nutrientes foi avaliado aplicando-se um questionário de frequência alimentar validado, e as suas concentrações no plasma foram avaliadas utilizando-se a cromatografia líquida de alta resolução. Os resultados comprovaram que os adolescentes consumiam grandes quantidades de frutas, leite e derivados, carne vermelha, bebida carbonada, gordura poli-insaturada e pequenas quantidades de fibras e micronutrientes (carotenoides, vitaminas A e B_6, folato, potássio, magnésio e zinco). As concentrações plasmáticas de todos os carotenoides eram mais baixas nos adolescentes do que nos adultos, com exceção do licopeno, que, da mesma forma que o tocoferol, apresentava concentrações semelhantes às dos adultos. Os autores concluíram sugerindo que os adolescentes deveriam adquirir os hábitos alimentares dos pais quanto ao consumo habitual dos alimentos ricos em micronutrientes, fato não verificado, uma vez que a dieta deles contém menos micronutrientes do que a de seus familiares.

Schleicher et al. (2009) realizaram um estudo sobre as concentrações de vitamina C no soro e a prevalência de deficiência nos Estados Unidos com civis não institucionalizados, de idade igual ou superior a 6 anos. Por meio de entrevistas, foi questionado se os indivíduos consumiram vitaminas, minerais ou suplementos dietéticos nos últimos 30 dias, tendo sido também realizadas mensurações sanguíneas da vitamina C. Foram encontradas concentrações mais elevadas em crianças, idosos, mulheres e adultos não fumantes; e foi observado que a prevalência da deficiência diminuiu com o aumento do poder aquisitivo, a utilização de suplementos modernos ou a ingestão dietética adequada.

Qian *et al.* (2017) estabeleceram com sucesso a recuperação da deficiência de vitamina B_6 utilizando o modelo de ratos BALB/c com dietas contendo as doses 0, 12 e 120 mg dessa vitamina. Os resultados desse estudo demonstraram que a deficiência de vitamina B_6 influenciou o sistema imunológico de três maneiras: (1) regulando negativamente a expressão de SOCS-1, bem como regulando positivamente a expressão de T-bet, (2) suprimindo a diferenciação de linfócitos T e (3) diminuindo os níveis de interleucina (IL)-2 e aumentando os níveis de secreção de IL-4. Assim, a suplementação adequada de vitamina B_6 poderia recuperar a imunidade prejudicada causada pela deficiência dessa mesma vitamina a curto prazo. Contudo, ainda são necessários mais estudos para investigar profundamente os efeitos da deficiência de vitamina B_6 em outras vias de sinalização como a JAK/STAT.

Em um amplo levantamento realizado nos Estados Unidos e Reino Unido, aproximadamente 6% da população com idade igual ou superior a 60 anos apresentou deficiência de vitamina B_{12} (concentrações plasmáticas inferiores a 148 pmol/L), tendo sido observado que essa prevalência aumentava de acordo com a idade. A partir disso, a fortificação da farinha com essa vitamina foi sugerida por Allen (2009), que considerou a importância de conhecer o risco de deficiência e os indivíduos que necessitam desse processo. Concluiu-se que a ingestão inadequada e o baixo consumo de alimentos de origem animal são as principais causas de deficiência de vitamina B_{12} em adultos jovens e provavelmente nas populações pobres do mundo inteiro. Para Green (2009), essa alta prevalência ocorre em maior proporção nas pessoas idosas e adultos jovens de vários países, já que, muitas vezes, essas deficiências são subclínicas e não associadas a manifestações de morbidade. Nga et al. (2009) observaram que a fortificação de biscoitos com ferro (6 mg), zinco (5,6 mg), iodo (35 mg) e vitamina A (300 mg equivalentes de retinol), em crianças entre 6 e 8 anos alunas de duas escolas vietnamitas, reduz a alta prevalência de anemia e infecção parasitária, melhorando o estado de micronutrientes desses escolares.

Ng'eno et al. (2017) selecionaram e convidaram um total de 2.640 crianças de 6 a 23 meses de idade de dois distritos do Nepal para participarem do estudo. Os achado da análise revelaram alta prevalência de deficiência de vitamina B_{12}, que foi associada com os fatores: ser mais jovem, ter desnutrição ou baixo peso e não consumir alimentos de origem animal – para avaliar o consumo da criança de alimentos de origem animal no dia anterior, perguntou-se às mães (recordatório de 24 horas) se a criança tinha sido amamentada ou se consumiam carnes (frango, de carneiro, boi, peixe, aves, fígado, rim, coração, ovos) ou produtos lácteos (leite, requeijão, queijo ou outros). Não foi encontrada deficiência de folato. Assim, é provável que a deficiência de vitamina B_{12} possa representar outros problemas de saúde pública subjacentes.

Um estudo concluiu que mulheres de baixa renda da Califórnia consomem dietas densamente calóricas e de baixo custo. Por meio de questionário de frequência alimentar, foram calculados a densidade energética e o custo dos alimentos. Segundo Townsend et al. (2009), uma baixa densidade de energia da dieta foi associada significativamente a uma maior ingestão de fibra dietética e vitaminas A e C e a um consumo menor de gorduras totais e saturadas. As intervenções políticas podem ser necessárias para permitir que famílias de baixa renda nos EUA melhorem a qualidade de suas dietas, evitando as restrições alimentares.

Na sociedade atual, o uso de suplementos nutritivos ganha espaço como coadjuvante na busca da melhor qualidade de vida; nesse sentido, McNaughton *et al.* (2005) realizaram um estudo epidemiológico longitudinal associando o estado de saúde ao uso de suplementos. O método utilizado foi o inquérito de consumo alimentar, durante cinco dias, paralelamente à aplicação de um questionário, para a coleta de outras informações. A casuística foi constituída de 1.776 indivíduos, e 45,1% das mulheres e 25,2% dos homens relataram consumir suplementos. O uso de suplementos foi associado a baixo índice de massa corporal (IMC), menor circunferência da cintura, concentrações mais elevadas de folato e de vitamina B_{12} no plasma, ausência de tabagismo, maior participação em atividade física e nível mais alto de escolaridade nas mulheres; nos homens, verificou-se essa associação com maiores concentrações de folato no plasma e maior participação em atividades físicas. Houve uma tendência dos não usuários de suplemento a consumirem menos cereais, frutas e seus sucos, iogurte, peixes oleosos e óleo de oliva, além de apresentarem baixa ingestão de potássio, magnésio, fósforo, ferro e vitamina C.

Diante desses resultados, os nutricionistas devem refletir sobre a postura de intervenção nutricional, considerando que uma dieta equilibrada contém todos os nutrientes necessários para uma boa qualidade de vida e que os suplementos só devem ser indicados em situações de carência clínica, diagnosticada a partir dos resultados de exames bioquímicos e/ou do quadro clínico apresentado pelos pacientes.

Se os baixos níveis de ingestão de vitamina C têm efeitos adversos na incidência e gravidade das infecções, esse fato deve ser observado em todos os grupos populacionais, não apenas nos países em desenvolvimento, mas também nos países ocidentais (Hemilä, 2017).

Sabe-se que o consumo de frutas e vegetais é um bom indicador do estado de saúde dos indivíduos e que esse consumo pode ser avaliado utilizando-se questionários de frequência alimentar e outros inquéritos de consumo alimentar. Com esse objetivo, Michels *et al.* (2005), em um estudo realizado com 4.487 participantes, constataram, ao compararem o resultado desses dois inquéritos (questionário de frequência alimentar e inquérito de consumo alimentar de sete dias), que o consumo estimado a partir do inquérito de frequência alimentar era aproximadamente duas vezes mais elevado do que o do inquérito alimentar de sete dias e que, quando o consumo das frutas e vegetais foi categorizado em quintis, os dois questionários produziram associações similares relativas à vitamina C do plasma, porém não houve associação entre a ingestão absoluta de vitamina C e os níveis de vitamina C no plasma (Tabela 5.2).

Segundo Tian *et al.* (2005), o tratamento com nutrientes antioxidantes impede danos e lesão renal, além de reduzir a pressão arterial em ratos sensíveis ao sal, especificamente os antioxidantes C e E.

Song *et al.* (2009), ao investigarem os efeitos a longo prazo da suplementação com vitaminas C, E e βetacaroteno na prevenção primária do diabetes tipo 2, em 8.171 profissionais do sexo feminino com história de doença cardiovascular (DCV) ou de três ou mais fatores de risco para DCV, não observaram nenhum benefício ou dano significativo com a suplementação dessas vitaminas antioxidantes sobre a prevenção primária de diabetes tipo 2. Embora as análises tenham sugerido um modesto efeito protetor da vitamina C, esse resultado deve ser confirmado em futuras investigações.

Quanto às propriedades antioxidantes dos carotenoides, pouco se sabe sobre a relação entre a ingestão dietética deles e o risco de síndrome metabólica. A partir dessa premissa, um recente estudo realizado por Sluijs *et al.* (2009) analisou a ingestão dietética de carotenoides e a associação à síndrome metabólica e seus fatores de risco em homens de meia-idade e idosos, e verificou que aportes de carotenoides (10 mg/dia) e licopeno foram inversamente associados à presença de síndrome metabólica; além disso, o consumo total de carotenoides, βetacaroteno, alfacaroteno e licopeno foi associado a menor circunferência da cintura, gordura visceral e massa subcutânea de gordura.

Existe um consenso universal de que não é interessante que os indivíduos de uma população tenham concentrações circulantes de 25(OH)D em torno de 25 a 30 nmol/L (Cashman *et al.*, 2016).

TABELA 5.2. Títulos/valores de referência utilizados na avaliação do estado vitamínico bioquímico

		Risco de deficiência vitamínica elevada				Risco de deficiência vitamínica subclínica				
	Valores de Referência	Homens		Mulheres		Valores de Referência	Homens		Mulheres	
		n	%	n	%		n	%	n	%
Vitamina B₁										
• a-ET-K	> 1,20	1	0,7	4	2,2	1,10 a 1,20	30	19,4	48	26,7
• TPP (ng/mL)	< 60	12	7,8	13	7,2	60 a 80	20	12,9	48	26,7
Vitamina B₂										
• a-EGR	> 1,20	1	0,6	2	1,1	1,10 a 1,20	29	18,7	42	23,3
Vitamina B₆										
• a-EGR	> 1,80	47	30,7	61	34,1	–	–	–	–	–
• PLP plasmático (nmol)	< 40	37	20,0	38	21,2	–	–	–	–	–
Vitamina C										
• Ácido ascórbico sérico (mg/L)	< 0,20	0	0	0	0	0,20 a 0,80	31	20	14	7,8
Vitamina A										
• Retinol sérico (mg/L)	< 0,40	0	0	5	2,8	0,40 a 0,60	5	3,2	14	7,8
Vitamina E										
• α-tocoferol sérico (mg/L)	< 4	2	1,3	1	0,6	–	–	–	–	–
Vitamina B₁₂	< 150	0	0	0	0	–	–	–	–	–
Folatos (ng/mL)	< 3	0	0	0	0	–	–	–	–	–

Fonte: Costa *et al.*, 1996.

Bani-issa *et al.* (2017) encontraram associações bivariadas significativas de obesidade, diabetes tipo 2 e depressão com deficiência de vitamina D. Essas associações eram independentes umas das outras e persistiam após o controle de outras covariáveis. Nos resultados, adultos obesos (IMC ≥ 30 kg/m^2) apresentaram altos níveis de deficiência de vitamina D, sendo consistente com os resultados de estudos anteriores (Lagunova *et al.*, 2009; Sadiya *et al.*, 2014).

Em um estudo, foi determinado que a deficiência de vitamina D, ao nascer, estava associada ao índice de massa óssea e se verificou uma frequência elevada de deficiência de vitamina D em mães e crianças recém-nascidas e, nessas últimas, a deficiência de vitamina D foi associada ao baixo peso e ao menor comprimento do corpo. Foi sugerida a realização de novos estudos para verificar se o uso de suplementos, ou de fórmulas infantis fortificadas, pode melhorar o índice de massa óssea.

A suplementação de vitamina D não é recomendada para mulheres grávidas a fim de melhorar resultados maternos e perinatais, e os estudos elucidando essa temática ainda não são claros (WHO, 2012; 2016; Rostami *et al.*, 2017; Takaoka *et al.*, 2017).

Cashman *et al.* (2016) foram os primeiros a relatar as estimativas de prevalência de deficiência de vitamina D com base em dados padronizados do soro de 25(OH)D, sugerindo deficiência dessa vitamina de forma geral na Europa e que essas taxas de prevalência atendem aos critérios de uma pandemia (Last, 2001).

Embora haja variação considerável dependendo do grupo etário, da mistura étnica e latitude das populações estudadas, 13% da população total com amostras combinadas de criança, adolescente, adultos e idosos em toda a Europa (n = 55.844), variando de estados do sul ao norte da Europa (35-698 N), tinha deficiência de vitamina D (isto.é, 30 nmol/L). O fato de que 13 em 100 cidadãos europeus têm concentrações séricas de 25(OH)D de 30 nmol/L, usando mesmo essa definição relativamente conservadora de deficiência de vitamina D, se traduz em um número enorme de indivíduos e destaca a necessidade de conceber estratégias para a prevenção da deficiência de vitamina D na Europa. Por exemplo, tendo as estimativas de deficiência de vitamina D de 12,5% a 15,2%, 12,3% e 22,0% dos inquéritos de nutrição/saúde nacionais representativos para a Alemanha, a Irlanda e o Reino Unido, incluídos neste estudo, se relacionariam com 10,9, 0,6 e 14,1 milhões de indivíduos, respectivamente, somente nesses estados-membros com base em seus dados recentes do censo (Cashman *et al.*, 2016).

Vale também ressaltar que outros órgãos especialistas têm sugerido deficiência de vitamina D com base em um limiar de 25(OH)D superior a 50 nmol/L (Holick *et al.*, 2011). Utilizando o soro 25(OH)D, 50 nmol/L nos mesmos inquéritos traduziriam para 44,9, 2,1 e 32,6 milhões de indivíduos na Alemanha, Irlanda e Reino Unido, respectivamente, com deficiência, tal como definido por esse limiar. A importância do uso de dados padronizados de soro 25(OH)D na presente avaliação da prevalência de deficiência de vitamina D na Europa foi exemplificada na revisão para cima e para baixo das estimativas de prevalência após a padronização em alguns estudos L (Cashman *et al.*, 2016).

De acordo com Vogiatzoglou *et al.* (2009), a quantidade de informações sobre a associação entre o estado da vitamina B_{12} e a ingestão de diferentes fontes dietéticas é limitada. Segundo o autor, parece que a vitamina B_{12} da carne é menos biodisponível em relação ao leite e ao peixe, o que pode ter implicações nas recomendações para manter um bom estado dessa vitamina; em seu estudo de base populacional envolvendo 5.937 pacientes, foi observada uma diferença significativa na concentração plasmática de vitamina B_{12} com o aumento da ingestão dela, a partir de quantidades crescentes de vitamina B_{12} originadas de produtos lácteos (248 a 389 g/dia) e de peixe (65 a 99 g/dia), e a ingestão de produtos lácteos levou a maior aumento na concentração do plasma dessa vitamina. Portanto, a vitamina B_{12} parece ser mais biodisponível a partir de laticínios.

Bibliografia

Allen LH. How common is vitamin B-12 deficiency? Am J Clin Nutr. 2009;89(2):693S-6S.

Asciutti-Moura LS, Guilland JC, Fuchs F, Richard D. Vitamin A intake and vitamin A status in an elderly, institutionalized population. Nutr Rep Int. 1989;39(6):1107-15.

Asciutti-Moura LS, Guilland JC, Fuchs F, Richard D. Vitamins E, C, thiamin, riboflavin and vitamin B-6 status of institutionalized elderly including the effects of supplementation. Nutr Res. 1993;13(12):1379-92.

Bani-Issa W, Eldeirawi K, Harfil S, Fakhry R. Vitamin D Deficiency and Its Determinants in Adults: A Sample from Community-Based Settings in the United Arab Emirates. Int J Endocrinol. 2017;2017:3906306.

Barakat RM, Ekins RP. Assay of serum vitamin B12 in blood: a simple method. Lancet. 1961;278(7192):25-6.

Campbell AA, Thorne-Lyman A, Sun K, de Pee S, Kraemer K, Moench-Pfanner R, et al. Indonesian women of childbearing age are at greater risk of clinical vitamin A deficiency in families that spend more on rice and less on fruits/vegetables and animal-based foods. Nutr Res. 2009;29(2):75-81.

Cashman KD, Dowling KG, Škrabáková Z, Gonzalez-Gross M, Valtueña J, De Henauw S, et al. Vitamin D deficiency in Europe: pandemic? Am J Clin Nutr. 2016;103(4):1033-44.

Cha JH, Yu QM, Seo JS. Vitamin A supplementation modifies the antioxidant system in rats. Nutr Res Pract. 2016;10(1):26-32.

Costa MJC, Guilland JC, Moreau D, Boggio V, Fuchs F. Vitamin status of health subject in Burgundy (France). Ann Nutr Metabol. 1996;40(1):24-51.

Costa MJC. Guia prático para diagnóstico da hipovitaminose C. João Pessoa: Mimeo; 1998.

Costa MJC, Terto ALQ, Santos LMP, Rivera MAA, Ascciuti LS. Efeito da suplementação com acerola nos níveis sanguíneos de vitamina C e hemoglobina em crianças pré-escolares. Rev Nutr. 2001;14(1):13-20.

Dawson-Hughes B, Mithal A, Bonjour JP, Boonen S, Burckhardt P, Fuleihan GE, et al. IOF position statement: vitamin D recommendations for older adults. Osteoporos Int. 2010;21(7):1151-4.

Ferreira MFL. Estudo dos efeitos de uma suplementação com vitaminas antioxidantes e selênio na cavidade oral, e depois do tratamento quimioterápico em pacientes com câncer de mama [tese]. João Pessoa: Universidade Federal da Paraíba; 2002.

Glatzle D, Weber F, Wiss O. Enzymatic test for the detection of riboflavin deficiency. NADPH-dependent glutathione reductase of red blood cells and its activation by FAD in vitro. Experientia. 1968;24(11):1122.

Green R. Is it time for vitamin B-12 fortification? What are the questions? Am J Clin Nutr. 2009;89(2):712S-6S.

Haskell MJ, Pandey P, Graham JM, Peerson JM, Shrestha RK, Brown KH. Recovery from impaired dark adaptation in nightblind pregnant Nepali women who receive small daily doses of vitamin A as amaranth leaves, carrots, goat liver, vitamin A-fortified rice, or retinyl palmitate. Am J Clin Nutr. 2005;81(2):461-71.

Hemilä H. Vitamin C and infections. Nutrients. 2017;9(4):339.

Holick MF, Binkley NC, Bischoff-Ferrari HA, Gordon CM, Hanley DA, Heaney RP, et al.; Endocrine Society. Evaluation, treatment, and prevention of vitamin D deficiency: an Endocrine Society clinical practice guideline. J Clin Endocrinol Metab.2011;96(7):1911-30.

Kabagambe EK, Baylin A, Irwig MS, Furtado J, Siles X, Kim MK, et al. Costa Rican Adolescents have a deleterious nutritional profile as compared to adults in terms of lower dietary and plasma concentrations of antioxidant micronutrients. J Am Coll Nutr. 2005;24(2):122-8.

Lagunova Z, Porojnicu AC, Lindberg F, Hexeberg S, Moan J. The dependency of vitamin D status on body mass index, gender, age and season. Anticancer Res. 2009;29(9):3713-20.

Last J. A dictionary of epidemiology. 4th ed. Oxford (United Kingdom): Oxford University Press; 2001.

Lehmann J, Martin HL. Improved direct determination of a and b-tocopherols in plasma and platelets by liquid chromatography with fluorescence detection. Clin Chem. 1982;28(8):1784-7.

Leinert J, Simon I, Hotzel D. Methoden und deren wertung zur bestimmung des vitamin B6 versorgungszustandes beim menschen. 6. Mitteilung. S-PLP. Aussagefahigkeit des parameters. Int J Vitamin Nutr Res. 1983;53:166-78.

Lemay A, Dodin S, Kadri N, Jacques H, Forest JC. Flaxseed dietary supplement versus hormone replacement therapy in hypercholesterolemic menopausal women. Obstet Gynecol. 2002;100(3):495-504.

Lequeue B. Méthodes de dosage de la vitamine B6 et aplication à la déterminatiom du statut vitaminique du rat soumis à un régime contrôle en chlorydrate de pyridoxal. Thèse Pharmacie, Dijon; 1983.

MacClean SW, Ruddel ME, Cross EG. Liquid-chromatographic assay for retinol (vitamin A) and retinol analogs in therapeutic trials. Clin Chem. 1982;28(4):693-6.

Maio R, Dichi JB, Burini RC. Implicações do alcoolismo e da doença hepática crônica sobre o metabolismo de micronutrientes. Arq Gastroenterol. 2000;37(1):52-7.

Mancini G, Carbonara AO, Heremans SJF. Immunochemical quantitation of antigens by single radial immunodiffusion. Immunochemistry. 1965;2(3):235-54.

Matyjaszek-Matuszek B, Lenart-Lipińska M, Woźniakowska E. Clinical implications of vitamin D deficiency. Prz Menopauzalny. 2015;14(2):75-81.

McNaughton SA, Mishra GD, Paul AA, Prynne CJ, Wadsworth ME. Supplement use is associated with health status and health-related behaviors in the 1946 British Birth Cohort. J Nutr. 2005;135(7):1782-9.

Michels KB, Welch AA, Luben R, Bingham SA, Day NE. Measurement of fruit and vegetable consumption with diet questionnaires and implications for analyses and interpretation. Am J Epidemiol. 2005;161(10):987-94.

Mioranza SL, Costa MJC, Rivera MAA, Frade JS. Níveis plasmáticos de ácido ascórbico em pacientes infectados pelo HIV após suplementação com acerola (Malpighia glabra L.). Rev Bras Anál Clín. 1998;30(1):9-12.

Nga TT, Winichagoon P, Dijkhuizen MA, Khan NC, Wasantwisut E, Furr H, et al. Multi-micronutrient-fortified biscuits decreased prevalence of anemia and improved micronutrient status and effectiveness of deworming in rural Vietnamese school children. The J Nutr. 2009 May;139(5):1013-21.

Ng'eno BN, Perrine CG, Whitehead RD, Subedi GR, Mebrahtu S, Dahal P, et al. High Prevalence of Vitamin B12 Deficiency and No Folate Deficiency in Young Children in Nepal. Nutrients. 2017;9(1). pii: E72.

Qian B, Shen S, Zhang J, Jing P. Effects of Vitamin B6 Deficiency on the Composition and Functional Potential of T Cell Populations. J Immunol Res. 2017;2017:2197975.

Reis NT, Rodrigues CSC. Nutrição clínica: alcoolismo. Rio de Janeiro: Rubio; 2003.

Roe JH, Kuether CA. The determination of ascorbic acid in whole blood and urine through the 2,4-dinitrophenylhydrazine derivative of dehydroascorbic acid. J Biol Chem. 1943;147:399-407.

Rostami M, Ramezani Tehrani F, Simbar M, Hosseinpanah F, Alavi Majd H. Rationale and Design of Khuzestan Vitamin D Deficiency Screening Program in Pregnancy: A Stratified Randomized Vitamin D Supplementation Controlled Trial. JMIR Res Protoc. 2017;6(4):e54.

Sadiya A, Ahmed SM, Skaria S, Abusnana S. Vitamin D status and its relationship with metabolic markers in persons with obesity and type 2 diabetes in the UAE: a cross-sectional study. J Diabetes Res. 2014;2014:869307.

Santos RD, Coord. III Diretrizes Brasileiras sobre Dislipidemias e Diretriz de Prevenção da Aterosclerose do Departamento de Aterosclerose da Sociedade Brasileira de Cardiologia. Arq Bras Cardiol. 2001;77(Suppl 3):1-48.

Santos RD, Timerman S, Spósito AC, orgs. Diretrizes para cardiologistas sobre excesso de peso e doença cardiovascular dos Departamentos de Aterosclerose, Cardiología Clínica e

FUNCOR da Sociedade Brasileira de Cardiologia. Arq Bras Card. 2002;78(Suppl 1).

Schleicher RL, Carroll MD, Ford ES, Lacher DA. Serum vitamin C and the prevalence of vitamin C deficiency in the United States: 2003-2004 National Health and Nutrition Examination Survey (NHANES). Am J Clin Nutr. 2009;90(5):1252-63.

Sinha A, Cheetham TD, Pearce SH. Prevention and treatment of vitamin D deficiency. Calcif Tissue Int. 2013;92(2):207-15.

Sluijs I, Beulens JW, Grobbee DE, van der Schouw YT. Dietary carotenoid intake is associated with lower prevalence of metabolic syndrome in middle-aged and elderly men. J Nutr. 2009;139(5):987-92.

Song Y, Cook NR, Albert CM, Van Denburgh M, Manson JE. Effects of vitamins C and E and beta-carotene on the risk of type 2 diabetes in women at high risk of cardiovascular disease: a randomized controlled trial. Am J Clin Nutr. 2009;90(2):429-37.

Takaoka N, Nagao M, Umezawa M, Sairenchi T, Haruyama Y, Kobashi G. Distribution of serum 25-hydroxyvitamin D levels of reproductive age Japanese women. Nihon Koshu Eisei Zasshi. 2017;64(3):133-42.

Tanumihardjo SA. Vitamin A and bone health: the balancing act. J Clin Densitom. 2013;16(4):414-9.

Thacher TD, Clarke BL. Vitamin D insufficiency. Mayo Clin Proc. 2011;86(1):50-60.

Tian N, Thrasher KD, Gundy PD, Hughson MD, Manning RD Jr. Antioxidant treatment prevents renal damage and dysfunction and reduces arterial pressure in salt-sensitive hypertension. Hypertension. 2005;45(5):934-9.

Townsend MS, Aaron GJ, Monsivais P, Keim NL, Drewnowski A. Less-energy-dense diets of low-income women in California are associated with higher energy-adjusted diet costs. Am J Clin Nutr. 2009;89(4):1220-6.

Vávrová A, Popelová O, Stěrba M, Jirkovský E, Hašková P, Mertlíková-Kaiserová H, et al. In vivo and in vitro assessment of the role of glutathione antioxidant system in anthracycline-induced cardiotoxicity. Arch Toxicol. 2011;85(5):525-35.

Vogiatzoglou A, Smith AD, Nurk E, Berstad P, Drevon CA, Ueland PM, et al. Dietary sources of vitamin B-12 and their association with plasma vitamin B-12 concentrations in the general population: the Hordaland Homocysteine Study. Am J Clin Nutr. 2009;89(4):1078-87.

Warnock LG. The measurement of erythrocyte thiamin pyrophosphate by high-performance liquid chromatography. Analytical Biochemistry. 1982;126(2):394-7.

Weiler H, Fitzpatrick-Wong S, Veitch R, Kovacs H, Schellenberg J, McCloy U, et al. Vitamin D deficiency and whole-body and femur bone mass relative to weight in healthy newborns. CMAJ. 2005;172(6):757-61.

World Health Organization (WHO). Guideline: vitamin D supplementation in pregnant women. Geneva: World Health Organization; 2012.

World Health Organization (WHO). WHO Recommendations on antenatal care for a positive pregnancy experience. Geneva: World Health Organization; 2016.

Zerwekh JE. Blood biomarkers of vitamin D status. Am J Clin Nutr. 2008;87(4):1087S-91S.

6

Interpretação de Importância em Nutrição de Hemograma

Maria José de Carvalho Costa
Raquel Patricia Ataíde Lima
Diego Valois da Mota Ribeiro
Fernando Caldeira Filho

6.1 HEMOGRAMA

Os dados fornecidos pelo hemograma são essenciais na investigação das doenças hematológicas. O hemograma constitui um importante exame laboratorial que permite avaliar o estado de saúde geral de um indivíduo. As alterações observadas nesse exame permitem ao médico avaliar patologias relacionadas às séries vermelha (anemias, policitemia, malária), branca (leucemias, infecções diversas) e plaquetas (púrpuras, trombocitopenias), e relacioná-las aos achados clínicos observados no paciente.

No hemograma, a série vermelha, a série branca e plaquetas são avaliadas quanto ao número e à citomorfologia. Para a série vermelha, são analisados os seguintes parâmetros: contagem de eritrócitos (hemácias), valor do hematócrito, quantidade de hemoglobina (Hb), volume corpuscular médio (VCM), hemoglobina corpuscular média (HCM) e concentração de hemoglobina corpuscular média (CHCM); com respeito à série branca, são analisados os leucócitos.

6.2 VALORES LABORATORIAIS DE REFERÊNCIA

Na Tabela 6.1 são apresentados os valores de referência do hemograma segundo Korolkovas (2008).

6.3 SÉRIE VERMELHA

6.3.1 Hematimetria

Para a verificação do número total de eritrócitos por mL de sangue, realiza-se a hematimetria, cujos valores de referência variam de acordo com a idade e o sexo, devendo apresentar 4.500.000 a 6.000.000 para homens, 4.000.000 a 5.500.000 para mulheres e 5.000.000 a 7.000.000 para recém-nascidos. Em geral, as mulheres apresentam taxas mais baixas (+ efeito hormonal, a testosterona estimula mais medula óssea). Quando há uma baixa no número de hemácias significa que o indivíduo possui anemia; o inverso também pode ocorrer, ou seja, um número elevado de hemácias indicando que o indivíduo está acometido

TABELA 6.1. Valores de referência do hemograma

Série vermelha			
Hemácias (por mm³)		**Hemoglobina**	
Homem	4.500.000 a 6.000.000	Homem	14 a 18 g
Mulher	4.000.000 a 5.500.000	Mulher	12 a 16 g
Recém-nascido	5.000.000 a 7.000.000	Criança	12 a 14 g
		Recém-nascido	14,5 a 24,5 g
Hematócrito			
Homem	38% a 54%		
Mulher	36% a 47%		
VCM (volume corpuscular médio)			82 a 92 fL³
HCM (hemoglobina corpuscular média)			27 a 33 µg
CHCM (concentração de hemoglobina corpuscular média)			32% a 36%
Obs.: Células normocíticas e normocrômicas.			
Série branca			
Total			
Adulto		4.500 a 10.000/mm³	
Criança		4.500 a 13.500/mm³	
Obs.: Sem alterações citomorfológicas.			
Contagem diferencial			
Neutrófilos			
Segmentados	40% a 70%	Basófilos	0% a 3%
Mielócitos	0%	Eosinófilos	0% a 4%
Metamielócitos	0%	Linfócitos	20% a 50%
Bastonetes	1% a 5%	Monócitos	2% a 6%
Plaquetas			
Total	130.000 a 400.000/mm³		
Obs.: Morfologia normal.			

por poliglobulia, que pode ser fisiológica em pessoas que habitam em locais altos, que apresentam rarefação crônica de O_2, e patológica, mais presente em pacientes com doença pulmonar obstrutiva crônica que apresentam baixa saturação de O_2 e quando há aumento do rim.

A Hb é uma proteína que tem grupos porfirínicos de ferro (que dão a pigmentação vermelha às hemácias), responsável pelo transporte de oxigênio. Valores normais: 12% a 14%, ⁻® a hipocromia, nas anemias por deficiência crônica de ferro, posteriormente poderá ocorrer micrositose, ou seja ⁻ do tamanho das hemácias com concentração de Hb.

O teor dessa proteína está intimamente relacionada com o número de eritrócitos e, em menor grau, com o número de Hb em cada eritrócito. Os valores de referência para recém-nascidos são mais elevados do que para crianças e adultos. As crianças de ambos os sexos apresentam aproximadamente os mesmos níveis de Hb até cerca dos 11 anos de idade, aumentando lentamente para mulheres até os 15 anos e para os homens até os 18 anos. Além disso, fatores como gravidez, indivíduos fumantes, desidratação, raça, mudança da posição em decúbito para a posição ereta pré-coleta, entre outros, podem alterar os níveis de Hb medidos no hemograma.

Outro parâmetro verificado no hemograma é o hematócrito, que é a porcentagem de massa de eritrócitos em relação ao volume original de sangue. Por conseguinte, o hematócrito depende principalmente do número de eritrócitos, embora seja afetado em grau muito menor pelo tamanho médio das células. Valores normais: 40% a 45%. Na anemia, esses valores podem estar baixos e, na poliglobulia, altos. Esses valores têm correlação com a hemodiluição.

Os índices eritrocíticos dados no hemograma são: VCM, HCM e CHCM.

O VCM, geralmente dado em fentolitros (fL), é uma medida média do tamanho dos eritrócitos, obtida dividindo-se o valor do hematócrito pela contagem de eritrócitos. Dentre os principais fatores que podem aumentar o VCM (macrocitose), podemos citar: deficiência de folato ou de vitamina B_{12}, hepatopatia crônica, quimioterapia citotóxica, reticulocitose e alcoolismo crônico. Nessas carências juntas, o valor médio pode ser normal, apresentando uma falsa normalidade no hemograma, pois existe anisocitose, ou seja, diferentes tamanhos celulares. Há também as anemias normocíticas presentes em doenças e infecções crônicas.

As causas mais comuns de diminuição do VCM (microcitose) são: deficiência crônica de ferro, anemias crônicas e alfa e betatalassemia.

A HCM indica a quantidade (peso) de Hb em média no eritrócito. Quando diminui, pode refletir anemia. Valores normais: 28% a 32%. Reticulócito = hemácia proveniente da medula, recentemente lançada no sangue. Valores altos nas anemias hemolíticas ou carenciais após o consumo de ferro. Valores baixos nas anemias aplásicas mesmo com valores de ferro normais.

A CHCM representa a concentração média de Hb no eritrócito. Valores abaixo dos de referência são geralmente dados por deficiência de ferro, enquanto valores aumentados são sugestivos de hemólise intravascular, lipemia grave, esferocitose (eritrócitos redondos que carecem da palidez central) e tabagismo inveterado.

Todos os parâmetros da série vermelha do hemograma já descritos anteriormente, se analisados de maneira adequada, permitem o diagnóstico de várias doenças que levem à alteração da quantidade de Hb, hematócritos ou eritrócitos, dentre as quais podemos citar a anemia.

6.3.2 Anemias

São um conjunto de distúrbios hematológicos com redução do número de glóbulos vermelhos do sangue, da quantidade de Hb ou do número do volume de glóbulos vermelhos compactados (hematócrito). As anemias podem ser provocadas por vários fatores e se classificam segundo os critérios morfológicos (normocítica/normocrômica; microcítica/hipocrômica; macrocítica/normocrômica), e as principais consequências incluem hipoxia e redução da capacidade de transporte de oxigênio. Uma avaliação mais minuciosa pode incluir a determinação das concentrações séricas de ferritina, ferro, vitamina B_{12} e ácido fólico, e exame microscópico de esfregaços da medula óssea. São apresentados adiante, de forma simplificada, os tipos de anemias, seus conceitos, sinais e sintomas, recomendações dietoterápicas e considerações relacionadas à nutrição.

Anemia por deficiência de ácido fólico

Diminuição dos glóbulos vermelhos no sangue decorrente da deficiência de folato (ácido fólico). As causas desse tipo de anemia incluem as dietas pobres em ácido fólico, como no alcoolismo crônico, as síndromes de má absorção (doença celíaca e espru) e o uso de certos medicamentos. Pode haver também deficiência por aumento das necessidades, como ocorre no terceiro trimestre da gestação. Os fatores de risco são: dietas pobres (observadas em pessoas de baixa renda, idosos e pessoas que não consomem frutas frescas ou vegetais), consumo de alimentos hipercozidos, alcoolismo, história de síndrome de má absorção e gestação. A incidência é de 4 em 100 mil pessoas.
- **Sinais e sintomas:** perda de peso, anorexia, desnutrição e diarreia.
- **Recomendações dietoterápicas:**
    - *Principais fontes:* as melhores fontes de folato são as vísceras, o feijão e os vegetais de folhas verdes, como espinafre, aspargo e brócolis. Outros exemplos de alimentos fontes de ácido fólico são: abacate, abóbora, batata, carne de vaca, carne de porco, cenoura, couve, fígado, laranja, leite, maçã, milho, ovo e queijo. A folacina não é estável ao calor e, por isso, o processamento de alimentos a temperaturas elevadas

resulta em perdas consideráveis de ácido fólico; a cocção dos alimentos reduz 50% do seu teor.

Anemia por deficiência de cobre

O cobre é encontrado, em quantidades variáveis, na maioria dos alimentos, assim como contaminante natural da água. A ingestão diária é de cerca de 1 a 5 mg, dos quais 35% são absorvidos. As recomendações da Organização Mundial de Saúde (OMS) são de 30 μg/kg/dia para adultos e de 40 μg/kg/dia para crianças. O cobre é necessário para a formação da Hb em quantidades mínimas. Pessoas com dietas deficientes em cobre podem adquirir anemias por deficiência de cobre, que podem também ser relacionadas com deficiência de ferro e proteínas.
- **Sinais e sintomas:** perda de peso, fadiga e irritabilidade.
- **Recomendações dietoterápicas:**
  - *Principais fontes*: as boas fontes de cobre compreendem ostras, nozes, fígado e leguminosas.

Anemia hemolítica por deficiência de vitamina E

Na anemia causada por deficiência de vitamina E, os glóbulos vermelhos têm membrana anormal, o que resulta em hemólise.
- **Sinais e sintomas:** edema, anemia, respiração ruidosa e pálpebras inchadas.
- **Recomendações dietoterápicas:**
  - *Principais fontes:* espinafre, amêndoas, castanhas e cereais integrais.

Anemia por deficiência de ferro

A deficiência de ferro é definida por uma redução em níveis de ferritina que geralmente resultam de uma dieta em que a biodisponibilidade do ferro é inadequada ou de um aumento da necessidade de ferro durante um período de intenso crescimento (gravidez, adolescência e infância).

6.3.3 Diminuição da ferritina

Os níveis também podem ser consequência de perda de sangue, quer em condições hemorrágicas, quer em casos de sangramento oculto ou após inflamação, processos causados por várias doenças crônicas.

A anemia por deficiência de ferro (IDA) é o estágio mais avançado de falta de ferro. É caracterizada não apenas pela baixa Hb e níveis de hematócrito, mas também por uma redução ou depleção de ferro, por baixos níveis de ferro sérico e diminuição da saturação de transferrina.

O ferro é conhecido por desempenhar um papel importante na formação de Hb, mioglobina e outras proteínas heme. Na dieta, o ferro está presente na carne vermelha, nos ovos, nos vegetais e grãos. A sua absorção depende, em grande parte, do seu equilíbrio no corpo. Comumente, cerca de 10% de ferro na ingestão é absorvido. Bebês e crianças, particularmente escolares, precisam de dietas ricas em ferro para o seu crescimento, desenvolvimento psicomotor e capacidade intelectual. Evidências de que a deficiência de ferro dificulta o desenvolvimento psicomotor e a função cognitiva estão atraindo mais e mais interesse, uma vez que essas alterações, ocorrem mesmo na presença de anemia relativamente leve (níveis de Hb <11 g/dL) e sua reversibilidade permanece incerta (De Andrade Cairo et al., 2014).

- **Sinais e sintomas:** fraqueza, cabelos frágeis, unhas fracas, queilite, fadiga, vertigens, cefaleia, irritabilidade, azia, disfagia, dores, flatulência, anorexia, glossite, estomatite, tez pálida, edema de tornozelo, formigamento das extremidades e palpitações.
- **Recomendações dietoterápicas:**
    - *Principais fontes*: proteínas fontes de ferro heme, como fígado e outras vísceras, grãos e cereais integrais, vegetais verde-escuros, atum e camarão.
    - *Informações relevantes*: fornecer meio ácido para favorecer a absorção do ferro. As principais fontes alimentícias de vitamina C são as

frutas cítricas, tais como laranja, acerola, goiaba e caju. Reduzir os inibidores de ferro: fibra em excesso (como grãos integrais), ácido fítico (como espinafre, farelo, produtos de soja), taninos nos chás e polifenóis no café e vinho tinto.
- **Considerações relacionadas à nutrição:**

A anemia ferropriva está relacionada com a deficiência de ferro no organismo devido à dieta pobre em ferro ou à existência de enteroparasitoses. A carência de ferro pode causar diminuição da imunidade e efeitos adversos no desenvolvimento mental e motor. Por outro lado, o excesso de ferro pode promover o risco de câncer e o aumento de problemas cardiovasculares.

Dentre os fatores estimuladores da dieta, estão as carnes e os ácidos orgânicos, como o cítrico, málico, tartárico, lático e, principalmente, o ácido ascórbico. O efeito da carne como estimulador relaciona-se especificamente à proteína muscular. A suplementação com ácido ascórbico tem sido sugerida para melhorar a biodisponibilidade de ferro da dieta e aumentar as reservas orgânicas de ferro em mulheres em idade reprodutiva.

Dentre os inibidores da absorção, estão os polifenóis, fitatos, fosfatos e oxalatos. Os polifenóis são metabólitos secundários de origem vegetal, ricos em grupos hidroxil fenólicos que formam complexos insolúveis com ferro. Os taninos, presentes no chá e no café, são os maiores inibidores da absorção de ferro dos alimentos. Os fitatos, presentes em muitos cereais, inibem a absorção do ferro não heme da dieta por meio da formação de complexo insolúvel de fitato di e tetraférrico.

Artigos recentes relacionados com as modificações da dieta sugerem três formas importantes de aumentar as reservas orgânicas de ferro por meio da dieta: diminuir, durante as refeições, o consumo dos inibidores da absorção de ferro (chá, café, alguns cereais, leite e derivados), aumentar o consumo de vitamina C e outros estimuladores da absorção de ferro nas refeições e aumentar o consumo de ferro heme.

É de grande importância ressaltar que a fortificação de alimentos não substitui necessariamente a suplementação com ferro nem as orientações sobre modificações da dieta, mas a longo prazo pode aumentar as reservas de ferro de uma população. Os programas de fortificação necessitam da identificação de uma fonte de ferro biodisponível não reativo e veículos (alimentos) adequados à fortificação. Em alguns casos, a fortificação pode ser dirigida a grupos vulneráveis, por exemplo, alimentos de desmame (Gillespie *et al.*, 1991).

Anemia por deficiência de vitamina B_{12}

A anemia perniciosa (PA) é uma anemia macrocítica causada pela falta de vitamina B_{12}. A deficiência de vitamina B_{12} pode ser devida a ingestão inadequada, má absorção de vitamina B_{12}, falta de fatores intrínsecos ou células parietais, mal absorção ileal em pacientes com enterite ou ressecção ileal, competição biológica, incluindo crescimento excessivo de bactérias e infestação de tênia e transporte defeituoso como deficiência de transcobalamina II. O fator intrínseco, que é produzido pelas células parietais do revestimento do estômago, pode se unir avidamente à vitamina B_{12} dietética. O fator intrínseco da vitamina B_{12} é levado ao íleo terminal, onde é absorvido após a ligação aos receptores do fator intrínseco nas membranas luminais das células ileais. No caso da PA, existem dois mecanismos que causam a deficiência ou inativação do fator intrínseco: primeiro, cerca de 85% dos pacientes com PA possuem os anticorpos das células parietais gástricas (GPCA) que induzem a destruição das células parietais e, por sua vez, resultam na falha na produção de fatores intrínsecos; segundo, 40% a 80% dos pacientes com PA têm anticorpos de fatores intrínsecos que se ligam ao local de ligação à vitamina B_{12} do fator intrínseco e, posteriormente, inativam a função de absorção de vitamina B_{12} do fator intrínseco. A incidência é maior no sexo feminino e em pacientes com doenças da tireoide e com vitiligo.

Os pacientes com deficiência de vitamina B_{12} devem ter deficiência de Hb e macrocitose (VCM ≥ 100 fL), que finalmente leva à PA. No entanto, não está claro se todos os pacientes com deficiência de vitamina B_{12} têm PA, alto VCM ou positividade de GPCA no soro. Na nossa clínica de mucosa oral, há muitos pacientes com síndrome da boca ardente, ulcerações aftosas recorrentes, glossite atrófica ou líquen plano oral. Para esses pacientes, a contagem sanguínea completa e o exame de níveis séricos de ferro, vitamina B_{12}, ácido fólico e homocisteína são geralmente ordenados para verificar se eles têm anemia microcítica ou macrocítica, talassemia e deficiências de hematina. Se os pacientes com doença mucosa oral tiverem deficiências hemi-nérgicas, o tratamento com suplementos hematínicos múltiplos frequentemente resulta em correção do estado anêmico e melhora dos sintomas e sinais orais. Embora não sejam frequentemente encontrados, pacientes com deficiência de vitamina B_{12} (nível sérico de vitamina B_{12} < 200 pg/mL ou 148 pM) são, às vezes, descobertos em nossa clínica de mucosa oral.

- **Sinais e sintomas:** fraqueza, fadiga, vertigens, cefaleia, irritabilidade e azia.
- **Recomendações dietoterápicas:**
  - *Principais fontes*: as boas fontes de vitamina B_{12} compreendem fígado, mariscos, outras carnes, peixe, aves, ovos e produtos fortificados com leite de soja.

Anemia por deficiência de proteína

A anemia é resultante da ingestão deficiente de proteína, que é necessária para a produção de Hb e glóbulos vermelhos do sangue, portanto, quando a ingestão é deficiente, o organismo libera proteína dos glóbulos vermelhos para outras finalidades.

- **Sinais e sintomas:** a deficiência de proteína leva ao edema nutricional, que pode mascarar os sinais de uma nutrição deficiente.
- **Recomendações dietoterápicas:**
  - *Principais fontes*: proteínas de alto valor biológico.

6.3.4 Visão atual sobre nutrição e anemia

A anemia é definida como uma condição na qual o número de glóbulos vermelhos (hemácias) e sua capacidade de transportar oxigênio são insuficientes para atender às necessidades fisiológicas do corpo. Globalmente, a anemia é o problema nutricional mais comum e inflexível que afeta cerca de 2 bilhões da população mundial, com grande impacto na saúde humana e no desenvolvimento social e econômico; e mais de 89% desse ônus ocorreu em países em desenvolvimento (Mengistu et al., 2019).

Contabilizando metade de todos os casos, a anemia ferropriva é a causa mais comum de anemia. No entanto, outras condições como deficiências nutricionais, inflamação aguda e crônica, infecções parasitárias, estirão de crescimento, aumento das necessidades de ferro, aumento da perda de ferro do corpo durante a menstruação, distúrbios hereditários ou adquiridos da síntese de Hb, produção de eritrócitos ou sobrevivência também são consideradas causas de anemia.

Embora a IDA possa ocorrer em todos os estágios da vida, é mais prevalente em mulheres grávidas, crianças pequenas e adolescentes. Uma vez que a necessidade geral de ferro aumenta de duas a três vezes durante a adolescência devido ao surto de alto crescimento e à perda de 12,5 a 15 mg de ferro por mês, as adolescentes são vulneráveis à anemia. A anemia durante a adolescência é um problema nutricional e tem efeitos negativos irreversíveis no crescimento, no desempenho cognitivo e no trabalho, e tem impacto sério ao longo dos anos reprodutivos da vida. A ocorrência de gravidez durante a adolescência com anemia aumenta não apenas a morbidade e a mortalidade materna, baixo peso ao nascer e prematuridade, e também tem impacto negativo no status de ferro infantil (Mengistu et al., 2019).

O impacto da anemia entre meninas adolescentes ainda é um problema de saúde pública globalmente, embora existam ações específicas como incentivar o consumo de alimentos ricos em ferro por meio de mudanças na dieta e educação nutricional, o tratamento e a prevenção de infecções parasitárias e a suplementação semanal de ferro para prevenir a anemia ferropriva, e melhorar o *status* de ferro entre meninas adolescentes (World Health Organization, 2011).

Thi Le *et al.* (2006) estudaram crianças com média de idade de 87,3 ± 10,3 meses e deficiência de ferro, e verificaram que a prevalência da anemia diminuiu significativamente nos grupos que consumiram alimentos fortificados, com maior diminuição no grupo que recebeu alimentos fortificados com ferro e mebendazol (Fe + MEB), 9,7%, e suplementação com 2 mg de sulfato ferroso e MEB (Fe + comprimido de MEB). A concentração de Hb aumentou em ambos os grupos, de forma mais pronunciada no grupo Fe + MEB. No entanto, o risco de permanecerem anêmicos foi reduzido consideravelmente em ambos os grupos de estudo fortificados e suplementados. A fortificação do alimento parece ter maior efeito benéfico sobre a redução da anemia em relação à suplementação com sulfato ferroso.

A anemia por doença crônica (ACD), também chamada de anemia "da inflamação", é a anemia mais prevalente em pacientes hospitalizados. A ACD se desenvolve em indivíduos com doenças agudas que envolvem a ativação imune crônica e em pacientes com infecções, neoplasias ou doenças autoimunes. A diferença entre a ACD e a IDA é clinicamente importante, porque a suplementação de ferro para pacientes com ACD que apresentam infecções e doenças malignas pode ter efeitos prejudiciais resultantes do aumento do processo infeccioso e da promoção de ferro em células tumorais e microrganismos e efeitos negativos do ferro sobre a função imune inata. Em contraste, os pacientes com IDA necessitam de ferro para realizar metabolismo basal e eritropoiese. No entanto, muitos pacientes apresentam tanto ACD quanto IDA, sendo a última resultante da perda de sangue crônica. Indivíduos com ACD/IDA têm significativamente níveis mais baixos de hepcidina do que pacientes com ACD, e pessoas com ACD/IDA, em contraste com pacientes com ACD, foram capazes de absorver ferro da dieta pelo intestino e mobilizar ferro de macrófagos. Níveis circulantes de hepcidina afetam o tráfego de ferro na ACD e na ACD/IDA e são mais sensíveis às exigências para eritropoiese do ferro do que para a inflamação. A determinação de hepcidina pode ajudar a diferenciar entre ACD e ACD/IDA e na seleção terapêutica adequada para esses pacientes (Theurl et al., 2009).

Em estudo realizado na Andaluzia (sul da Espanha) por Sánchez et al. (2009), avaliou-se a ingestão de nutrientes e sua associação com parâmetros bioquímicos em uma amostra aleatória de 3.421 indivíduos (1.747 homens e 1.674 mulheres, com idade entre 25 e 60 anos). Em amostras de sangue, foram medidas as células vermelhas do sangue, a Hb, hematócrito, a capacidade total de ligação do ferro (TIBC) e a concentração no plasma de Fe e Zn. De acordo com os resultados obtidos, o consumo foi inferior a dois terços dos subsídios dietéticos recomendados (RDA) em 22,45% da amostra quanto ao Fe e em 56,45% para o Zn. Deficiência de ferro (considerando dois ou mais valores anormais de plasma de Fe, TIBC e saturação de transferrina e VCM) foi encontrada em 12,7% da amostra. Análise de regressão logística mostrou que o sexo feminino e a idade foram associados ao risco de baixa ingestão de Fe e Zn.

6.4 SÉRIE BRANCA

A série branca do sangue é avaliada pelo leucograma.

Os leucócitos exercem papel essencial nos mecanismos imunológicos do organismo. São as únicas células nucleadas no sangue dos mamíferos, cujos valores de referência são 4.500 a 13.500/mm^3 para crianças e 4.500 a 10.000/mm^3 para adultos, como mostrado na Tabela 6.1.

O quadro clínico referente a valores acima dos de referência é chamado de leucocitose, enquanto a redução dos leucócitos é denominada leucopenia.

A leucocitose pode ser devida ao aumento de um, dois e até três tipos de células, sendo as mais importantes: neutrófilos, eosinófilos e linfócitos. Pode ser decorrente de estresse orgânico com liberação de cortisol, como nas infecções agudas causadas por bactérias, pós-operatórios, processos inflamatórios ou neoplásicos, uso de corticosteroides, septicemia, leucemia etc. Podem existir em infecções graves, em uma sequência de maturação como: neutrófilos segmentados, bastonetes, metamielócitos, mielócitos e raramente originando blastos (reação leucemoide).

A leucopenia pode decorrer de um padrão transitório como a dengue e a leishmaniose visceral, uso de medicamentos como anti-inflamatórios e quimioterápicos, ou pode assumir padrão definitivo dado por intoxicação por solventes orgânicos ou aplasia medular. Na maioria das vezes, a leucopenia é devida à baixa de neutrófilos.

Os neutrófilos originam os bastonetes ou bastões; estes, em valores iguais ou acima de 10% dos neutrófilos segmentados, significam desvio para a esquerda e ocorrem em estresse orgânico, pneumonias agudas etc.

A neutrofilia geralmente está presente nas infecções bacterianas graves.

- Valores ↑ de linfócitos (+ presentes em infecções agudas por viroses ou crônicas por bactérias).
- Valores ↓ de linfócitos totais = linfopenia (+ em situações de imunossupressão, como na AIDS).
- Valores ↑ de eosinófilos (+ em infecções parasitárias por helmintos como áscaris, anciióstomos, enteróbios e estrongiloides e em processos alérgicos).

A Tabela 6.2 resume as principais alterações na contagem dos leucócitos.

6.5 PLAQUETAS

As plaquetas estão envolvidas primariamente na coagulação e nos fenômenos trombóticos, mas também desempenham um papel na inflamação. Seus valores de referência são 130.000 a 400.000/mm³, com morfologia normal.

O aumento do número de plaquetas pode ser decorrente de doenças mieloproliferativas, febre reumática, artrite reumatoide, colite ulcerativa, carcinomas, doença de Hodgkin e outros linfomas.

TABELA 6.2. Principais alterações das células da série branca e algumas causas relacionadas

Célula	Alteração celular		Causas que podem estar relacionadas
Neutrófilos	↑ nº de células	Neutrofilia	Destruição de tecido, neoplasia, infecções piogênicas, intoxicações, dentre outras.
	↓ nº de células	Neutropenia	Anemia perniciosa, deficiência de vitamina A, anemia ferropriva, medicamentos, infecções graves, dentre outras.
Basófilos	↑ nº de células	Basofilia	Anemia hemolítica crônica, leucemia mieloide crônica, varicela, varíola, dentre outras.
Eosinófilos	↑ nº de células	Eosinofilia	Infecções parasitárias, principalmente por helmintos, doenças alérgicas, dermatoses, dentre outras.
	↓ nº de células	Eosinopenia	Esforço físico extenuante, estados tóxicos, corticosteroides, dentre outras.
Linfócitos	↑ nº de células	Linfocitose	Leucemia linfocítica e linfomas, infecções crônicas, dentre outras.
	↓ nº de células	Linfocitopenia	Estados de imunodeficiência, cirrose hepática, fase inicial de neoplasias, dentre outras.
Monócitos	↑ nº de células	Monocitose	Infecções por protozoários, leucemia monocítica, certas infecções bacterianas, dentre outras.
	↓ nº de células	Monocitopenia	Desnutrição, fase aguda de processos infecciosos, dentre outras.

As plaquetopenias, diminuição do número de plaquetas, podem ser hereditárias ou adquiridas, sendo estas mais comuns e geralmente causadas por anemias aplástica e megaloblástica, doenças autoimunes, malária, dengue, dentre outras.

6.6 VISÃO ATUAL SOBRE ÁCIDO FÓLICO E VITAMINA B_{12}

Deficiências de nutrientes como vitamina B_{12}, ácido fólico e ferro são frequentemente associadas a comprometimento da memória, concentração e capacidade de aprendizagem. Deficiências desses micronutrientes são muito raras em países desenvolvidos e comuns em países em desenvolvimento. Um estudo realizado relatou que não há nenhuma correlação entre anemia, baixos níveis de ácido fólico e desempenho escolar. Porém, os resultados indicaram alta prevalência de deficiência de vitamina B_{12} entre crianças da escola primária, que pode estar ligada à ingestão inadequada de carne nas refeições, e o desempenho escolar dessas crianças foi afetado.

6.7 DEFICIÊNCIA DOS MICRONUTRIENTES

A desnutrição de micronutrientes, causada pela deficiência de uma ou mais vitaminas e minerais essenciais, é amplamente prevalente e significativamente associada à carga global de pobreza e doença. Embora o controle global da deficiência de iodo pareça estar ao alcance, o baixo ferro, a vitamina A e o zinco continuam a ser fatores de risco significativos para desfechos de saúde insatisfatórios. Mulheres e crianças grávidas e lactantes são as mais vulneráveis, particularmente aquelas que vivem em países de baixa e média renda, onde as dietas consistem, em grande parte, de alimentos básicos que não fornecem valor nutricional suficiente para alcançar a ingestão diária recomendada desses micronutrientes essenciais (Keats et al., 2019).

A fortificação de alimentos é uma estratégia que tem sido usada com segurança e eficácia para evitar deficiências de micronutrientes em países de alta renda há mais de um século. A fortificação de alimentos em larga escala é definida como a adição obrigatória ou voluntária de micronutrientes essenciais a alimentos e condimentos básicos amplamente consumidos, durante a sua produção. É uma solução especialmente adequada quando existe evidência de deficiência de micronutrientes em nível populacional. Está se tornando um investimento cada vez mais atraente nos países de baixa e média renda por várias razões adicionais, incluindo a rápida urbanização e o aumento do poder de compra das famílias, levando a uma proporção maior da população baseada em alimentos processados centralmente (Keats *et al.*, 2019).

6.7.1 Fortificação de vitamina A

Em um total de quatro estudos analisando o impacto da fortificação da vitamina A, os locais geográficos incluíam a Indonésia, a África do Sul, a Guatemala e a Nicarágua, e os veículos de alimentação incluíam açúcar, farinha de milho e óleo. A duração da intervenção variou de 12 a 24 meses, com média de 14 meses. A análise conjunta dos estudos mostra que a fortificação da vitamina A está associada a um aumento significativo no retinol sérico. O efeito foi significativo para cada uma das faixas etárias avaliadas e, particularmente, para crianças mais velhas. Estudos únicos examinando o efeito da fortificação da vitamina A em crianças com idade inferior a 1 ano também indicaram melhorias no retinol sérico.

Considerando o efeito combinado para todas as crianças (0 a 9 anos), descobriu-se que os níveis séricos de retinol melhoraram em 0,28 μg/dL [intervalo de confiança (IC) de 95%: 0,14, 0,43 μg/dL] após a fortificação dos alimentos com vitamina A, por uma média de 14 meses. Hoje, a prevalência global de deficiência de vitamina A (definida como concentração sérica de retinol < 0,70 μmol/L) para crianças com idade < 5 anos é de 33,3%, equivalente a 190 milhões de crianças (atualmente não há estimativas globais para crianças com idade de 5 a 10 anos) (Keats et al., 2019).

6.7.2 Fortificação de ferro

As populações do estudo consistiram de mulheres e crianças de diferentes faixas etárias, incluindo dois estudos referentes especificamente a mulheres grávidas e outro estudo observando os efeitos da fortificação em crianças anêmicas. Os veículos de comida foram variados e incluíram farinha de milho, farinha de trigo, arroz, molho de soja, molho de peixe e leite. Vários fortificantes foram utilizados, incluindo etilenodiaminotetracetato (NaFeEDTA) de ferro sódico, sulfato ferroso, fumarato ferroso, bisglicinato ferroso, ferro eletrolítico e ortofosfato férrico. Em muitos países, vários compostos de ferro foram aprovados para uso e podem diferir dependendo do produtor de alimentos e do tipo de alimento a ser fortificado. Os estudos foram geograficamente diversos, com a maioria vindo da Ásia e da América do Sul. Um foi multinacional, relatando a prevalência de anemia em 12 países diferentes. A duração da intervenção variou de 18 meses a 16 anos, com média de 5,3 anos.

Alimentos fortificados com ferro foram associados a um aumento pequeno, mas significativo, na concentração de Hb em populações combinadas (pré-escolares e crianças em idade escolar). No entanto, quando desagregados por idade e estado (populações grávidas e anêmicas no início do estudo), o efeito permaneceu significativo apenas para mulheres grávidas. Os alimentos fortificados com ferro foram associados com um declínio de 34% na prevalência de anemia para grupos etários (principalmente para mulheres em idade reprodutiva). Houve também uma mudança estatisticamente significativa na prevalência de anemia entre as crianças mais jovens (< 7 anos) (Keats et al., 2019).

6.8 CASO CLÍNICO COMENTADO

6.8.1 Identificação do paciente

A paciente M. S. S., de 80 anos de idade, sexo feminino, teve sua primeira admissão no Hospital Universitário Lauro Wanderley em outubro de 2016. No dia 10/04/2017, a paciente retornou ao hospital com as mesmas queixas. A idosa é viúva e aposentada, residente no bairro do Castelo Branco, João Pessoa, PB. Os familiares da paciente relataram que não receberam a assistência adequada na Unidade Básica de Saúde quanto aos cuidados da úlcera por pressão, o que aumentou a extensão dela. Segundo o acompanhante, há dez anos a idosa começou a evoluir com fraqueza nas pernas, que começou com quedas e progrediu até a perda dos movimentos. Há um ano a paciente começou a desenvolver úlceras. Hoje está acamada e encontra-se depressiva, rejeitando a alimentação e não aguentando ficar na posição de decúbito lateral. No hospital, a paciente se queixava de incômodo na região da úlcera quando se movimentava no leito, mas negava dor.

De acordo com anamnese da paciente, a hipótese de diagnóstico é úlcera de decúbito infectada grau IV, síndrome de imobilização e depressão. Dessa maneira, faz-se necessário acompanhamento de uma equipe multiprofissional para que se analisem todos os sinais e sintomas da paciente e se dê toda a assistência em benefício do seu estado de saúde.

6.8.2 Diagnóstico

Tomando por base os sintomas descritos pela paciente e seus familiares, como também os sinais observados, a hipótese de diagnóstico confirma: úlcera de decúbito infectada grau IV, síndrome de imobilização e, como consequência, depressão.

6.8.3 Fisiopatologia

Síndrome da fragilidade

O termo "fragilidade" tem sido utilizado na prática para designar, entre a população de idosos, aqueles que apresentam características clínicas atribuídas ao envelhecimento, associadas à existência de comorbidades, por exemplo, diminuição da massa e da força muscular, exaustão, alteração da marcha e do equilíbrio, anorexia e perda de peso progressiva. Todos esses fatores levam a maior risco de eventos adversos como quedas, incontinência urinária, hospitalização e morte. A fragilidade está associada à idade, embora não seja resultante exclusivamente do processo de envelhecimento, já que a maioria dos idosos não se torna frágil obrigatoriamente. Ela está relacionada com a presença de comorbidades, pois as doenças crônicas que surgem nas fases mais avançadas da vida tendem a ser menos letais e a se acumular durante o processo de envelhecimento.

Mais recentemente, para ser considerado frágil, o idoso deve atender a um critério, dentre vários. Devem-se incluir doença crônica incapacitante, estado de confusão mental, depressão, quedas, incontinência urinária, desnutrição, úlceras por pressão e problemas socioeconômicos. Assim, a fragilidade pode ser observada quando o idoso preenche no mínimo quatro das seguintes características: idade igual ou superior a 80 anos, depressão, instabilidade de equilíbrio e marcha, diminuição da força de preensão palmar, uso de sedativos, diminuição da força nas articulações dos ombros e joelhos, déficits nos membros inferiores (MMII) e déficit visual.

Úlceras por pressão

Uma úlcera por pressão é uma lesão localizada da pele e/ou tecido subjacente, normalmente sobre uma proeminência óssea, em resultado da pressão ou de uma combinação entre essa e forças de torção. As úlceras por pressão também estão associadas a fatores contribuintes e de confusão, cujo papel ainda não se encontra totalmente esclarecido.

Seu aparecimento se dá a partir de dois determinantes etiológicos críticos: a intensidade e a duração da pressão. Afeta aproximadamente 9% de todos os pacientes hospitalizados, sobretudo os idosos, e 23% dos pacientes acamados com cuidados domiciliares. Esse problema pode ser de difícil solução e, geralmente, resulta em dor, deformidades e tratamentos prolongados. Entretanto, uma assistência efetiva e individualizada pode minimizar seus efeitos deletérios e apressar a recuperação, contribuindo para o bem-estar dos pacientes.

Depressão

A depressão é um transtorno do humor grave, que pode ocorrer em todas as faixas etárias, destacando-se o crescente aumento de casos entre jovens e idosos. Por motivos que ainda não estão totalmente esclarecidos, a depressão está se transformando em uma patologia cada vez mais frequente neste século. Nos próximos anos, segundo a OMS, ocorrerá uma mudança significativa nas necessidades de saúde da população, uma vez que doenças como as cardiopatias e a depressão estão se tornando cada vez mais comuns.

Os sintomas passam por alterações no apetite ou peso, sono e atividade psicomotora, diminuição da energia, sentimentos de desvalorização pessoal ou culpa, dificuldades em pensar, concentrar-se ou tomar decisões, pensamentos recorrentes a propósito da morte ou ideação, planos ou tentativas suicidas.

Desnutrição

O envelhecimento, apesar de ser um processo natural, submete o organismo a diversas alterações anatômicas e funcionais, com repercussões nas condições de saúde e nutrição do idoso. Além dos condicionantes específicos do próprio envelhecimento, existem outros fatores que podem afetar o estado nutricional dessa população, tais como: situação social (pobreza, isolamento social), alterações psicológicas (demência, depressão), condição de saúde (doenças crônicas, disfagia, polifarmácia, alterações na mastigação, perda da capacidade funcional e autonomia), dentre outros.

As consequências dos fatores de risco acima mencionados estão muitas vezes associadas ao menor consumo alimentar, tornando os idosos vulneráveis do ponto de vista nutricional. O desequilíbrio nutricional no idoso está relacionado positivamente ao aumento da morbimortalidade, à suscetibilidade a infecções e à redução da qualidade de vida.

6.8.4 Quadro clínico

A paciente encontra-se em quadro de depressão, desnutrição e síndrome da imobilidade. Mostra-se consciente, orientada, comunicativa, cooperativa, normotérmica e hidratada. Apresenta duas ulcerações – uma extensa na região sacral e outra na região inguinal –, ambas já submetidas ao desbridamento cirúrgico, isto é, remoção do tecido desvitalizado presente na ferida, que foi concluído sem intercorrências. A mobilidade física encontra-se prejudicada, de modo que a paciente segue acamada. A paciente apresenta edema de MMII classificado em anasarca e equimoses em membros superiores (MMSS). Sono, evacuação e diurese estão preservados, porém a aceitação alimentar segue prejudicada.

6.8.5 Avaliação nutricional

É considerado idoso qualquer indivíduo com idade igual ou superior a 60 anos, porém tal consideração é avaliada segundo o envelhecimento fisiológico, o que não impede uma pessoa de ser social e intelectualmente ativa.

O envelhecimento afeta diretamente o estado nutricional do indivíduo por todas as alterações que ocorrem no organismo, tais como: diminuição dos botões gustativos, redução do olfato e paladar, diminuição da secreção salivar e gástrica, falha na mastigação (pela ausência de dentes e/ou próteses mal adaptadas) e constipação intestinal devida à redução da motilidade. A desnutrição em idosos, quando não diagnosticada precocemente, pode resultar em deterioração da saúde. Além disso, a depressão também pode afetar o estado nutricional do idoso, sendo necessário avaliar se a falta de apetite é um sintoma da doença. A avaliação nutricional pode detectar precocemente a desnutrição e auxiliar os profissionais no tratamento para a recuperação e a promoção da saúde dos idosos.

A Miniavaliação do Estado Nutricional (*Mini Nutritional Assessment* – MAN) é um método eficiente, inovador e não invasivo, para determinar o risco de desnutrição. A MAN consiste de questões e medidas antropométricas para determinar um escore indicador de desnutrição. Avaliou-se o estado nutricional do idoso por meio da MAN, a qual está dividida em duas categorias: cuidados gerais (estilo de vida, uso de medicação e mobilidade) e antropometria (peso, altura e perda de peso). O resultado é obtido por meio da soma dos pontos das categorias.

Como a paciente não deambula, foi feita a altura estimada pela altura do joelho.
- ♀ Altura (cm) = 84,88 − [0,24 × idade (anos)] + [1,83 × altura do joelho (cm)]
- ♀ Altura (cm) = 84,88 − [0,24 × 80 (anos)] + [1,83 × 48,26 (cm)]
- ♀ Altura (cm) = 84,88 − (19,2) + (88,31)
- ♀ Altura (cm) = 65,68 + 88,31
- ♀ Altura (cm) = 153,99 cm → ♀ Altura (cm) = 154 cm

Realizada em 12/04/2017

- Peso atual estimado: 30,4 kg
- Altura estimada: 154 cm
- Índice de massa corporal: 12,8 kg/m² − Magreza
- Circunferência braquial (CB): 17 cm
- % adequação da CB: 59,86%
- Desnutrição grave

Foi realizada a triagem nutricional conforme a MAN, com escore igual a zero, indicando desnutrição grave. E também avaliação nutricional segundo a MAN com escore 3,5, confirmando o quadro de desnutrição. Devido à presença de edema 4+ classificado como anasarca, descontam-se 10 kg para cada membro inferior, ficando 30,4 kg como peso seco. Dessa maneira, pode-se concluir que, conforme consta em todos os índices avaliados, o estado nutricional da paciente é de desnutrição grave, precisando de intervenção nutricional adequada.

6.8.6 Semiologia

A paciente apresenta-se com sinais de desnutrição, atrofia da musculatura bitemporal, perda da bola gordurosa de Bichat, perda da musculatura supra e infraclavicular e atrofia da musculatura do braço. Além disso, apresenta alopecia. O abdome encontra-se flácido, depressivo e indolor à palpação.

A pele encontra-se hipocorada, com equimoses em MMSS, porém sem sinais de desidratação. Os MMII apresentam-se edemaciados em classificação de quatro cruzes, isto é, anasarca. As unhas e cabelos mostram-se quebradiços e com sinais de alopecia.

6.8.7 Interação entre fármaco e nutriente

Ciprofloxacino

O ciprofloxacino é um antibiótico sistêmico, pertencente à família das quinolonas, capaz de inibir a DNA girase bacteriana, bloqueando, assim, o metabolismo bacteriano, o que leva à eliminação do microrganismo. Assim, o ciprofloxacino tem um elevado efeito bactericida sobre um amplo espectro de microrganismos, sendo um dos mais utilizados na prática médica, servindo para o tratamento de infecções no ouvido, olhos, rins, pele, ossos, órgãos genitais, cavidade abdominal, articulações, trato urinário ou trato respiratório e sinusite, em adultos. Além disso,

O ciprofloxacino também é indicado no tratamento de casos de infecção generalizada no corpo.

A administração concomitante desse medicamento e laticínios ou bebidas enriquecidas com minerais (por exemplo, leite, iogurte, suco de laranja enriquecido com cálcio) deve ser evitada, pois pode reduzir a absorção do ciprofloxacino. Assim, o medicamento deve ser tomado uma a duas horas antes ou pelo menos quatro horas após o consumo desses alimentos.

O uso de antibióticos comumente afeta a microbiota intestinal que sintetiza as vitaminas K e B_{12}, podendo reduzir a disponibilidade dessas vitaminas. Recomenda-se, portanto, a oferta de probióticos (iogurte e leite) e prebióticos (cereais integrais, aveia, feijões, soja, grão-de-bico, ervilha, brócolis, repolho etc.) na dieta para preservar a flora intestinal.

Além disso, de acordo com a bula, a diarreia é considerada um sintoma comum desse medicamento. Nesse caso, deve-se atentar para a reposição hidroeletrolítica utilizando soluções de reidratação oral, sopas e caldos, visando evitar ou tratar a desidratação decorrente da perda de líquidos

Apesar de ser considerada uma reação rara, o ciprofloxacino pode causar redução de glóbulos vermelhos, isto é, anemia. O hemograma precisa ser frequentemente monitorado e, em caso de anemia ferropriva comprovada, se faz necessário adequar o consumo de alimentos fonte de ferro como: carne vermelha, fígado e vegetais verde-escuros como brócolis, couve e espinafre. A associação de fontes de ferro a fontes de vitamina C como laranja, acerola e abacaxi otimiza a absorção do micronutriente.

Metronidazol

Esse medicamento é utilizado no tratamento de infecções intestinais e vaginais, porém abrange também outras doenças, tais como: giardíase, amebíase, vaginites, tricomoníase e infecções causadas por *Bacteroides fragilis, Fusobacterium* sp., *Eubacterium* e cocos anaeróbios.

O metronidazol é um composto com propriedades anti-infecciosas e atividade antimicrobiana, contra microrganismos anaeróbios, isto é, microrganismos que crescem na presença de baixas concentrações ou completa ausência de oxigênio. Além disso, possui atividade antiparasitária, eliminando vermes e parasitas do corpo.

O metronidazol pode provocar algumas reações adversas como desconforto no trato gastrointestinal, particularmente, náuseas algumas vezes acompanhadas de dor de cabeça, anorexia e gosto metálico na boca, e ocasionalmente vômito, diarreia, epigastralgia e cólica abdominal. Nesse caso, a recomendação é que o medicamento seja ingerido com o alimento para evitar desconforto gastrointestinal. Devem-se fazer refeições frequentes, pequenas e que sejam atraentes para combater a anorexia.

Clexane® (enoxaparina)

Esse medicamento é uma terapia anticoagulante utilizado como profilaxia da trombose venosa pulmonar e recidivas, profilaxia do tromboembolismo pulmonar e prevenção da coagulação do circuito extracorpóreo durante hemodiálise.

Assim como com outros anticoagulantes, pode ocorrer hemorragia na presença de fatores de risco associados, tais como: lesões orgânicas suscetíveis a sangramento, procedimentos invasivos ou uso concomitante de medicamentos que afetam a hemostasia.

Caso o paciente tenha hemorragia, é necessário ficar atento aos alimentos que contêm uma substância chamada salicilato, pois este retarda o processo de coagulação, podendo piorar o quadro hemorrágico. Dentre eles, estão as frutas como morango, uva, ameixa *in natura*, pêssego, tangerina ou mexerica e maçã, e as hortaliças como pepino, tomate, pimenta e batata, e as castanhas em geral.

O gengibre, a cebola e o alho, embora não tenham salicilatos, podem atrasar a coagulação sanguínea, com ação antitrombótica, sendo contraindicados em casos de hemorragias e plaquetas baixas.

Lactulona

É indicada para o tratamento sintomático da constipação intestinal, assim como para a prevenção e o tratamento de encefalopatia hepática, tanto no pré-coma quanto no coma hepático.

A ação esperada é a de restabelecer a função regular do intestino, pois intensifica o acúmulo de água no bolo fecal. Os primeiros efeitos serão obtidos após a sua utilização por alguns dias seguidos (até quatro dias). Seu efeito pode ser desejável também em pessoas com mau funcionamento do fígado, numa condição específica chamada "encefalopatia hepática", melhorando seu nível de consciência.

Os antibióticos podem diminuir a ação da lactulona no intestino, reduzindo seus efeitos esperados. Esse medicamento não deve ser administrado associado com outros laxantes ou antiácidos, pois pode ocorrer aumento ou diminuição dos seus efeitos. Não há dados na literatura que relacionem a interação desse fármaco com algum alimento.

Clonazepam (Rivotril®)

O clonazepam é uma benzodiazepina, classe farmacológica que possui como características a inibição leve das funções do sistema nervoso central, ocasionando efeito anticonvulsivante, relaxamento muscular, efeito tranquilizante e sedação.

Está indicado isoladamente ou como adjuvante no tratamento das crises epilépticas, transtornos do humor e de ansiedade, e síndromes psicóticas.

Com relação ao medicamento clonazepam, a literatura apresenta dados referentes à ação antagônica ao medicamento realizada pela cafeína; desse modo, a ingestão desse nutriente (por exemplo, café) não deve ser feita em horários próximos ao uso do medicamento.

6.8.8 Exames bioquímicos

A Tabela 6.3 corresponde aos exames bioquímicos da paciente em estudo neste caso clínico realizados durante a sua permanência no Hospital Universitário Lauro Wanderley. Notamos uma relevante carência em relação à realização de exames bioquímicos para o acompanhamento da glicemia e perfil lipídico, o que dificulta o acompanhamento mais detalhado e abrangente do estado de saúde da paciente.

TABELA 6.3. Interpretação de exames bioquímicos

Marcador	12/04	19/04	24/04	27/04	Referência
Ureia	48	9	15	21	21 a 43 mg/dL
Creatinina	0,5	0,42	0,44	0,47	0,6 a 1,1 mg/dL
Albumina	1,6	-	-	-	3,5 a 4,8 g/dL
Hemácias	3,48	2,94	3,05	3,35	3,9 a 5,4 milhões/m^3
Hemoglobina	10,3	8,9	9,5	10,1	12 a 15,6 g/dL
Leucócitos	18,67 mil	6,33 mil	4,11 mil	4,41 mil	4 mil a 11 mil/mm^3
Plaquetas	329 mil	204 mil	279 mil	279 mil	150 mil a 450 mil/mm^3

Marcadores renais.

A ureia e a creatinina são produtos do metabolismo de proteínas e marcadores da função renal. Os valores séricos de creatinina elevam-se nos pacientes com doença renal. O resultado de apenas uma dosagem de creatinina deve ser cuidadosamente interpretado, não devendo ser utilizado como único parâmetro para avaliação da função renal, pois, no geral, ela somente se eleva nos quadros de insuficiência renal crônica, quando cerca de 50% ou mais dos néfrons estão comprometidos. Os valores abaixo dos níveis de referência podem ser são explicados pelo quadro de desnutrição grave, no qual o metabolismo proteico se encontra severamente prejudicado. Apesar disso, é possível observar uma gradual recuperação a partir do dia 19/04, como consequência da progressiva recuperação do estado nutricional da paciente. Nesse caso, a recuperação do estado nutricional ocorre por meio de uma conduta dietoterápica hipercalórica, devendo ser observada a aceitação do paciente e avaliada a necessidade de uso de suplemento alimentar caso essa aceitação alimentar esteja prejudicada.

Albumina

A albumina é um dos parâmetros disponíveis para a avaliação do estado nutricional e tem sido amplamente utilizada para esse fim. No quadro de desnutrição energético-proteica, a albumina sofre grande redução de seus níveis séricos, sendo a ingestão alimentar insuficiente ou inadequada um dos principais responsáveis. Em pacientes com doença hepática, síndrome nefrótica, queimaduras, síndromes de má absorção ou doença inflamatória aguda, os níveis séricos de albumina costumam estar abaixo do valor de referência.

No dia 12/04, foi realizada a dosagem de albumina, demonstrando valor muito abaixo da referência e correspondendo ao grau de desnutrição grave apresentado. Os baixos níveis de albumina também explicam o quadro de edema apresentado pela paciente, visto que essa proteína é responsável por manter a pressão coloidosmótica dentro dos vasos, impedindo o extravasamento de líquidos.

Para retornar aos valores de referência relativos a esse marcador, a principal conduta corresponde à recuperação do estado nutricional por meio de uma dieta equilibrada com oferta adequada de energia e macro e micronutrientes.

Hemácias e hemoglobina

Esses marcadores correspondem aos glóbulos vermelhos que compõem o sangue e são utilizados para identificar déficits nutricionais, hemorragia, hemólise, dentre outros. O acompanhamento clínico da paciente em estudo neste caso apontou quadro de anemia, o que, dentre outros fatores, pode ter sido desenvolvido a partir da perda de sangue através das ulcerações. O estado de anorexia também é um importante fator, visto que, com a redução do consumo alimentar, a dieta da paciente torna-se inadequada em macro e micronutrientes, como o ferro. O mesmo acontece com os valores de hemácias. No entanto, também é possível observar a gradual melhoria desses marcadores a partir do dia 19/04 devido à correção por procedimento cirúrgico das fístulas e gradual recuperação do consumo alimentar e do estado nutricional.

Para a melhoria do perfil dos marcadores sanguíneos, sugere-se dieta adequada em ferro (carne vermelha, fígado e vegetais verde-escuros) associada à oferta de fontes de vitamina C (laranja, abacaxi, acerola etc.) visando potencializar a absorção desse micronutriente.

Leucócitos

Também conhecidos como glóbulos brancos, os leucócitos elevam-se em pacientes com infecção, neoplasia e estresse, e tem seus níveis reduzidos nos quadros de doenças autoimunes, desnutrição energético-proteica e tratamento quimio ou radioterápico.

No terceiro dia de internação hospitalar (12/04), a paciente apresentou os maiores valores de leucócitos. Destaca-se que ela ainda não havia realizado o procedimento de desbridamento cirúrgico, portanto esses valores podem ser explicados pelo quadro de infecção decorrente das ulcerações. A partir do dia 19/04, posteriormente à realização do procedimento cirúrgico, os valores de leucócitos se mantiveram dentro do limite de referência.

Diante dos resultados gerais, sugere-se como intervenção a recuperação do estado nutricional para, assim, melhorar a resposta imunológica da paciente e dos marcadores proteicos como a albumina. Os alimentos imunomoduladores representam uma opção para potencializar a cicatrização das ulcerações; são exemplos: alimentos fontes de vitamina A (cenoura, manga, mamão e gema de ovo), vitamina C (laranja, acerola, caju e limão), vitamina E (grãos integrais, óleo de soja e azeite de oliva) etc.

6.8.9 Cálculos das necessidades

Energia

A taxa metabólica basal diminui com a idade em função das alterações na composição corporal. As necessidades de energia diminuem aproximadamente 3% por década nos adultos. Em contrapartida, em situações limitantes, como a desnutrição, a oferta calórica deve ser aumentada proporcionalmente ao grau de comprometimento nutricional do indivíduo. Nesse caso, considerando o estado de desnutrição grave da paciente, adotamos a equação de Harris-Benedict, recomendada para pacientes hospitalizados, para a estimativa de suas necessidades energéticas.

Calculamos, em caráter comparativo, a estimativa da necessidade energética com base na equação daOrganização das Nações Unidas para a Alimentação e a Agricultura (FAO - 2004), utilizando o peso ajustado de 35,8 kg (calculado a partir do peso teórico mínimo de 52 kg).

- Harris-Benedict:
  TMB (mulher): 655 + 9,6 × peso (kg) + 1,8 × altura (cm) − 4,7 × idade (anos)
  TMB = 655 + (9,6 × 30,4) + (1,8 × 154) − (4,7 × 80)
  = 858 calorias
  GET = TMB × FA (fator atividade) × FI × FT
  GET = 858 × 1,2 × 1,5 × 1 = 1.544 calorias
- FAO (2004):
  TMB = 9,082 × peso (kg) + 658,5
  TMB = 9,082 × 35,8 + 658,5 = 983,6 calorias
  GET = TMB × FA
  GET = 983,6 × 1,56 = 1.534,4 calorias

Proteína

O organismo de um idoso saudável apresenta entre 60% e 70% do conteúdo proteico dos adultos jovens, sugerindo menor necessidade de proteína dietética. Os idosos apresentam diminuição na síntese e degradação proteica, além de menor massa magra, assim, o fornecimento proteico é fundamental. A síndrome da fragilidade piora com mudanças do metabolismo de proteína relacionadas à idade, aumentando ainda mais o catabolismo proteico muscular e diminuindo a massa muscular. Considerando o quadro de síndrome da fragilidade e de desnutrição, bem como o aumento da necessidade de síntese proteica para a recuperação do tecido na área das ulcerações, prescreve-se conduta hiperproteica com 1,8 g de proteína/kg/dia. A oferta proteica diária calculada foi de 54,7 g ou 218 calorias, aproximadamente 14% do valor energético total.

Carboidrato

De acordo com a FAO/OMS (2002), a oferta de carboidratos para idosos deve estar em torno de 55% a 75% do valor calórico total da dieta. Adotamos o percentual de 59%, perfazendo um total de 910 calorias ou 227,5 g.

Lipídios

Seguimos as recomendações da FAO/OMS (2002), que estimam cerca de 10% a 30% de ingestão de lipídios em relação ao valor calórico total da dieta. Utilizamos o percentual de 27%, que corresponde a 416 calorias ou 46 g.

6.8.10 Conduta dietoterápica

A administração da dieta é feita por via oral. Foi realizada distribuição de modo que será ofertada, por meio da fórmula Nutridrink Compact Protein, cerca de 39% da necessidade energética total da paciente, que corresponde a 600 calorias e 250 mL do suplemento alimentar. O total de 250 mL de Nutridrink oferece: 24 g de proteína, correspondente a aproximadamente 44% da necessidade proteica, 75 g de carboidrato e 23,2 g de lipídeo. Dessa forma, será ofertado, por meio dos alimentos, cerca de 61% do valor energético total, que corresponde a 944 calorias. Para o cálculo das calorias ofertadas por meio dos alimentos, foi subtraído do percentual calculado de cada macronutriente a quantidade já ofertada via fórmula alimentar, encontrando, assim, o valor restante que deveria ser ofertado por meio dos alimentos para suprir as necessidades totais calculadas.

Nutridrink Compact Protein é considerada uma terapia nutricional oral completa, hipercalórica e hiperproteica. A dieta é ofertada em consistência líquida pastosa, por causa da ausência da dentição e preferência da paciente. A dieta geral (alimentos + fórmula) ofertada à paciente caracteriza-se como hipercalórica, hiperproteica (1,8 g/kg/dia), normoglicídica, normolipídica e hipossódica. Além disso, deve ser adequada em ferro, pois os exames bioquímicos mostraram a presença de anemia. Cada embalagem contém 125 mL, logo, a paciente receberá duas unidades por dia.

A paciente segue em acompanhamento para reavaliação nutricional e ajustes dietéticos necessários.

▶ **Cardápio qualitativo**

Desjejum	Lanche	Almoço	Lanche	Jantar	Ceia
Mamão	Nutridrink Compact Protein	Legumes cozidos amassados	Nutridrink Compact Protein	Consumê de legumes	Pão assado sem casca
Papa de aveia		Feijão peneirado			Suco de laranja
		Arroz misturado ao caldo de legumes			
		Fígado assado triturado			
		Suco de Acerola			

▶ **Cardápio quantitativo**

7 h – Desjejum:

- Mamão:
- Mamão – 1 fatia pequena amassada

Papa de aveia:

- Aveia – 2 colheres de sopa rasas
- Leite integral – 1 xícara
- Açúcar – 1 colher de sopa

9 h – Lanche da manhã:

- Nutridrink Compact Protein – 125 mL via oral

12 h – Almoço:

- Legumes cozidos amassados:
- Cenoura cozida e amassada – 1 colher de sopa
- Abóbora cozida e amassada – 1 colher de sopa
- Beterraba cozida e amassada – 1 colher de sopa

Feijão:

- Feijoada simples – 1 concha pequena

Arroz branco:

- Arroz cozido – 1/3 de xícara
- Fígado assado e triturado:
- Fígado – 30 g
- Óleo de soja – 2 colheres de chá

Suco de acerola:

- Suco de acerola – ¾ de xícara

15 h – Lanche da tarde:

- Nutridrink Compact Protein – 125 mL via oral

18 h – Jantar:

- Consomê de legumes:
- Cenoura cozida – 1 colher de sopa
- Couve cozida – 1 colher de sopa
- Acelga cozida – 1 colher de sopa
- Ovo – 1 gema inteira
- Inhame – 4 fatias finas
- Macarrão cozido – 50 g
- Azeite – 1 colher de chá

21 h – Ceia:

- Pão assado com azeite:
- Pão macio sem casca – 1/2 unidade
- Azeite – 1/2 colher de chá

Suco de laranja:

- Suco de laranja – 1/2 xícara

▶ Análise e adequação

	Calculado	Ofertado via oral	Ofertado total	Adequação
Energia	1.544 cal	600 cal	1.530,50	99,15%
Carboidrato	227,5 g	75 g	224,50 g	98,60%
Proteína	54,7 g	24 g	55,3 g	102,35%
Lipídeo	46 g	23,2 g	45,7 g	98,68%

Evolução dietoterápica

A paciente foi admitida e está sendo acompanhada no Hospital Universitário Lauro Wanderley há pouco mais de um mês, e, nesse período, as informações registradas no prontuário a respeito de ganho de peso, calorias ofertadas na dieta, fracionamento das refeições, dentre outras coisas, são bastante limitadas. Sabe-se que durante todo o período de internação a paciente apresenta dificuldades quanto à aceitação alimentar, de forma que a nutricionista que acompanha o caso chegou a sugerir no dia 18/04 que fosse utilizada a via enteral para suprir 100% das necessidades nutricionais da paciente, visto que ela estava consumindo apenas cerca de 60% dessas necessidades. Contudo, até o momento essa sugestão não foi acatada, sendo o uso do suplemento nutricional uma estratégia para suprir suas necessidades calóricas em pequenos volumes de acordo com a tolerância.

A via de administração manteve-se oral, bem como a consistência líquida pastosa, devido à ausência de dentes.

▶ Considerações finais

O profissional da saúde, nesse caso em especial, o de Nutrição, deve estar preparado para lidar com as diferentes situações. Diante da perspectiva da atenção à saúde, o idoso está relacionado a uma categoria que merece maior atenção, devido às fragilidades que são desenvolvidas ao longo do processo de envelhecimento. Sendo assim, o acompanhamento de uma equipe multiprofissional é ideal para entender as necessidades desse grupo.

O atendimento domiciliar, no contexto da atenção primária à saúde, tem se tornado um importante instrumento para a operacionalização do processo de cuidar do idoso em diferentes contextos sociais.

Ao perceber as limitações desse paciente, o profissional nutricionista deve tomar alguma atitude de intervenção para que possa recuperar o estado nutricional desse idoso e seu bem-estar.

Bibliografia

Augusto ALP. Terapia nutricional. 2ª ed. Rio de Janeiro: Atheneu; 2000.
Bailey LB, Rampersuad GC, Kauwell GP. Folic acid supplements and fortification affect the risk for neural tube defects, vascular disease and cancer: evolving science. J Nutr. 2003;133(6):1961S-8S.

Batista-Filho M, Diniz AS. Combate às deficiências de micronutrientes no Brasil. In: Seminário, 1993, Brasília. Relatório final. Brasília: Instituto Nacional de Alimentação e Nutrição/ Organização Panamericana de Saúde; 1993. (Mimeo)
Davidsson L, Sarker SA, Jamil KA, Sultana S, Hurrell R. Regular consumption of a complementary food fortified with ascorbic acid and ferrous fumarate or ferric pyrophosphate is as useful as ferrous sulfate in maintaining hemoglobin concentrations >105 g/l in young Bangladeshi children. Am J Clin Nutr. 2009;89(6):1815-20.
De Andrade Cairo RC, Rodrigues Silva L, Carneiro Bustani N, Ferreira Marques CD. Iron deficiency anemia in adolescents; a literature review. Nutr Hosp. 2014;29(6):1240-9.
Frey L, Hauser WA. Epidemiology of neural tube defects. Epilepsia. 2003;44 Suppl 3:4-13.
Ganji V, Kafai MR. Hemoglobin and hematocrit values are higher and prevalence of anemia is lower in the post-folic acid fortification period than in the pre-folic acid fortification period in US adults. Am J Clin Nutr. 2009;89(1):363-71.
Gillespie S, Kevany J, Mason J. Controlling Iron Deficiency – Nutrition Policy Discussion Paper No. 9. Geneva: United Nations Administrative Committee on Coordination/ Subcommittee on Nutrition; 1991.
Hadler MC, Sigulem DM, Alves Mde F, Torres VM. Treatment and prevention of anemia with ferrous sulfate plus folic acid in children attending daycare centers in Goiânia, Goiás State, Brazil: a randomized controlled trial. Cad Saude Publica. 2008;24 Suppl 2:S259-71.
Honein MA, Paulozzi LJ, Mathews TJ, Erickson JD, Wong LY. Impact of folic acid fortification of the US food supply on the occurrence of neural tube defects. JAMA. 2001;285(23):2981-6.
Keats EC, Neufeld LM, Garrett GS, Mbuya MNN, Bhutta ZA. Improved micronutrient status and health outcomes in low- and middle-income countries following large-scale fortification: evidence from a systematic review and meta-analysis. Am J Clin Nutr. 2019;109(6):1696-708.
Korolkovas A. Dicionário terapêutico Guanabara – 2007-2008. Rio de Janeiro: Guanabara Koogan; 2008.
Mahan KL, Escott-Stump S, Raymond JL. Krause: alimentos, nutrição e dietoterapia. 13ª ed. Rio de Janeiro: Elsevier; 2013.
Mengistu G, Azage M, Gutema H. Iron Deficiency Anemia among In-School Adolescent Girls in Rural Area of Bahir Dar City Administration, North West Ethiopia. Anemia. 2019;2019:1097547.
Mitch WE, Klahr S. Handbook of nutrition and the kidney. 3. ed. Philadelphia: Lippincott-Raven; 1998.
Navas-Carretero S, Pérez-Granados AM, Sarriá B, Vaquero MP. Iron absorption from meat pate fortified with

ferric pyrophosphate in iron-deficient women. Nutrition. 2009;25(1):20-4.
Nogueira, NN, Colli C, Cozzolino SMF. Controle da anemia ferropriva em pré-escolares por meio da fortificação de alimento com concentrado de hemoglobina bovina (estudo preliminar). Cad Saúde Pública. 1992;8(4):270-86.
Oakley GP, Mandel JS. Commentary: folic acid fortification remains an urgent health priority. BMJ. 2004;329(7479):1376.
Pereira JV. Bioquímica clínica. João Pessoa: Editora Universitária da UFPB; 1998.
Rang HP, Dale MM, Ritter JM, Moore PK. Farmacologia. 5ª ed. Rio de Janeiro: Elsevier; 2004.
Ravel R. Clinical Laboratory Medicine: Clinical Application of Laboratory Data. 6th ed. Michigan: Mosby; 1995.
Sánchez C, López-Jurado M, Planells E, Llopis E, Aranda P. Assessment of iron and zinc intake and related biochemical parameters in an adult Mediterranean population from southern Spain: influence of lifestyle factors. J Nutr Biochem. 2009;20(2):125-31.
Sarari AS, Farraj MA, Hamoudi W, Essawi TA. Helicobacter pylori, a causative agent of vitamin B12 deficiency. The J Infect Dev Ctries. 2008;2(5):346-9.
Shils ME, Oolson JA, Shike AC. Tratado de nutrição moderna na saúde e na doença. 9ª ed. São Paulo: Manole; 2003.
Siekmann JH, et al. The impact of nutritional vitamin B12, folate and hemoglobin deficiency on school performance of elementary school children. J Pediatr Neurol. 2008;6(3):243-8.
Stabler SP. Clinical practice. Vitamin B12 deficiency. N Engl J Med. 2013;368(2):149-60.
Theurl I, Aigner E, Theurl M, Nairz M, Seifert M, Schroll A, et al. Regulation of iron homeostasis in anemia of chronic disease and iron deficiency anemia: diagnostic and therapeutic implications. Blood. 2009;113(21):5277-86.
Thi Le H, Brouwer ID, Burema J, Nguyen KC, Kok FJ. Efficacy of iron fortification compared to iron supplementation among Vietnamese schoolchildren. Nutr J. 2006;5:32.
World Health Organization. Child and adolescent health and development. Prevention of iron deficiency anaemia in adolescents. Role of weekly iron and folic acid supplementation. 2011. Disponível em: http://www.searo.who.int/entity/child_adolescent/documents/sea_cah_2/en/. Acesso em: 20 out. 2013.
World Health Organization. Micronutrient deficiencies: iron deficiency anaemia. Disponível em: http://www.who.int/nutrition/topics/ida/en/index.html. Acesso em: 20 out. 2013.

7

Influência da Alimentação nos Valores Sanguíneos de Marcadores Inflamatórios

Maria José de Carvalho Costa
Raquel Patricia Ataíde Lima
Rafaella Cristhine Pordeus Luna
Stéfany Kelly Martins de Oliveira
Judeiana da Nóbrega Andrade Silva

7.1 INTRODUÇÃO

A liberação de marcadores inflamatórios em decorrência de traumas infecciosos ou não caracteriza-se como a resposta do organismo humano a tais processos. Marcadores iniciadores desses processos, como as citocinas/interleucinas e o fator de necrose tumoral alfa, precedem o principal marcador inflamatório, a proteína C-reativa, sendo importante mediador em diversas patologias como as cardiovasculares, *diabetes melittus* e doença obstrutiva crônica. Trata-se de um marcador de fácil dosagem, porém muito sensível.

Atualmente, os termos "alimentação" ou "dieta anti-inflamatória" e "dieta inflamatória" têm sido demasiadamente utilizados por diversas fontes não científicas, entretanto, recentemente, as pesquisas sobre o impacto da inflamação aguda e crônica na saúde e na doença vem aumentando, demonstrando que alimentos específicos são agora conhecidos por exercer fortes efeitos sobre as vias inflamatórias no organismo humano, uma vez que a comunidade científica vem corroborando com inovações tecnológicas.

Para o profissional de Nutrição, não é aconselhável o emprego e a estimulação de tais conceitos na prática clínica, uma vez que não são baseados em dados clínicos consistentes, comprovados cientificamente, como veremos a seguir. Antes de iniciar a discussão sobre esse tema, revisaremos rapidamente alguns conceitos importantes que auxiliam no entendimento da utilização da rotulagem da referida dieta, tais como infecção, inflamação e sistema imunológico.

7.2 ALIMENTAÇÃO E MARCADORES INFLAMATÓRIOS

A infecção é a colonização de um organismo hospedeiro por uma espécie estranha. O organismo infectante, ou patógeno, interfere na fisiologia normal do hospedeiro e pode levar a diversas consequências.

A resposta do hospedeiro é, então, a inflamação. Por sua vez, a inflamação ou processo inflamatório é uma resposta dos organismos vivos homeotérmicos a uma agressão sofrida. Entende-se como agressão qualquer processo capaz de causar lesão celular ou tecidual. Essa resposta-padrão é comum a vários tipos de tecidos e é mediada por diversas substâncias produzidas pelas células danificadas e células do sistema imunitário que se encontram eventualmente nas proximidades da lesão. O sistema imunológico compreende todos os mecanismos pelos quais um organismo multicelular se defende de invasores internos, como bactérias, vírus ou parasitas. Essa defesa é caracterizada como resposta de fase aguda; há inicialmente a liberação dos macrófagos e posteriormente, caso não tenha sido suficiente a intervenção, há a indução na ativação de vias de sinalização, dentre elas o fator nuclear *kappa* B (NF-kB), a fim de controlar a alteração que está acontecendo no organismo. Existem dois tipos de mecanismos de defesa: os inatos ou não específicos, como a proteção da pele, a acidez gástrica, as células fagocitárias ou a secreção de lágrimas; e o sistema imunitário adaptativo, como a ação direcionada dos linfócitos e a sua produção de anticorpos específicos.

Os nutrientes denominados imunomoduladores atuam na resposta imunológica estimulando-a ou suprimindo-a, dependendo da quantidade ingerida e/ou administrada desses nutrientes. Entretanto, sabe-se que a imunossupressão é de origem multifatorial. Desnutrição, cirurgias de grande porte, transfusão de sangue, transplantes, sepse, infecções pós-cirúrgicas e tumores são situações clínicas que promovem imunossupressão, tanto a celular como a humoral. O que é a causa ou consequência ainda permanece inconclusivo. A Tabela 7.1 apresenta alguns alimentos com funções imunomoduladoras, as substâncias envolvidas e a respectiva função.

Algumas fontes não científicas têm pontuado essas dietas rotuladas como anti-inflamatórias e inflamatórias, como apresentado a seguir (Tabela 7.2).

Diversos alimentos com capacidade anti-inflamatória e inflamatória têm sido estudados. Dentre aqueles com ação anti-inflamatória, estão peixes de águas profundas, vegetais crus, frutas, leguminosas, derivados do leite, azeite de oliva, sementes oleaginosas e chá-verde. Dentre aqueles com função inflamatória, estão os alimentos com alto índice glicêmico consumidos em excesso, frituras, quando consumidas mais

TABELA 7.1. Alimentos com ações imunomoduladoras

Alimentos	Substância envolvida	Função
Trigo	Peptídeo com alto teor de glutamina	Imunoestimulação; se integral diminui triglicerídeo, melhora no diabetes tipo II e reduz o colesterol,
Lagosta (segurança alimentar)	Quitina e quitosana	Imunoestimulação.
Ovo (segurança alimentar)	Cistatina	Efeito antiviral.
Probióticos (lactobacilos) e prebióticos (frutooligossacarídeos)	Bactérias acidoláticas	Influenciam na atividade metabólica intestinal, promovendo melhora na resposta imunológica.
Alho	Gamaglutamil cisteína; Alicina	Estimula o sistema imunológico e diminui a pressão arterial, porém é desaconselhado por inibir a ação da terapia antirretroviral no caso da AIDS. Efeito antitrombótico, antiplaquetário, antioxidante, antibactericida, hipocolesterolêmico, hipoglicemiante e hipotensor.
Carnes, leguminosas, frutas oleaginosas e chocolate	Arginina e flavonoides	Contribui para melhorar a resposta imunológica.
Frutas e legumes (segurança alimentar)	Vitaminas antioxidantes, B_{12} e flavonoides	Reduz e/ou neutraliza a produção de radicais livres, melhorando a resposta imunológica.
Peixes e óleos vegetais	Ômega-3 e ômega-6	Contribuem no controle de processos inflamatórios e podem diminuir triglicerídeos e colesterol. Modulação de mediadores pró e anti-inflamatórios, além de vias envolvidas no processo inflamatório.

Fonte: Elaboração própria.

de duas vezes por semana, gordura saturada em excesso, aditivos e alimentos ricos ou estimulantes de aminas vasoativas consumidos em excesso e grande frequência e quando não consumidos em quantidades adequadas. O consumo deve ser realizado com qualquer alimento para a população em geral.

Em uma revisão publicada em 2014, a respeito de uma pesquisa sistemática realizada com 46 estudos, foi visto que intervenções feitas com dietas saudáveis apresentaram reduções de biomarcadores inflamatórios e estão diretamente associadas à redução dos riscos cardiovasculares e síndrome metabólica.

Os estudos que envolvem o ácido graxo essencial ômega-3 são os que apresentam dados mais consistentes em relação à melhora da resposta inflamatória (Jung *et al.*, 2009). Barceló-Coblijn *et al.* (2008), avaliando 62 indivíduos saudáveis por 12 semanas, observaram melhora da resposta inflamatória em intervenção com óleo de peixe *versus* óleo de girassol e óleo de linhaça (0,6 a 9 g). Chilton *et*

TABELA 7.2. Alimentos com ação anti-inflamatória e inflamatória

FI positivo (anti-inflamatório) Médio: de +1 a +100 Alto: de +101 a +500 Muito alto: acima de +500	FI negativo (inflamatório) Médio: de −1 a −100 Alto: de −101 a −500 Muito alto: acima de −500
Alto fator anti-inflamatório (≥ 101 pontos) Batata-doce Salmão Atum Bacalhau Acerola Goiaba vermelha Alho cru Cebola Pimentão vermelho Cenoura Nabo Amêndoa sem sal Castanha-do-pará Lentilha	Alto fator inflamatório (≤ 100 pontos) Pão francês Arroz branco Arroz parboilizado Granola Arroz integral Carne de porco Ovo frito Banana Batata frita Manteiga Bebida isotônica Chocolate ao leite Refrigerante

Fonte: Elaboração própria.

al. (2009), em estudo de revisão, demonstraram que óleos com quantidades equilibradas de ômega-6 e ômega-3, como a linhaça, podem melhorar a resposta inflamatória. Com relação a outros tipos de gorduras e óleos, estudando 314 homens e 407 mulheres com risco cardiovascular, Corella *et al.* (2009) observaram melhora da resposta inflamatória no grupo que recebeu dieta do Mediterrâneo suplementada com azeite de oliva extravirgem e nozes *versus* dieta hipolipídica. Raff *et al.* (2008), avaliando 38 homens saudáveis submetidos a uma dieta rica em manteiga do leite (115 g/dia contendo ácido linoleico conjugado – CLA), verificaram aumento da peroxidação lipídica, porém sem alterações em relação à inflamação. Esmaillzadeh e Azadbakht (2008), em estudo de 486 mulheres saudáveis do Oriente Médio, aproximando-se mais da realidade de ingestão adequada (óleo vegetal, 11 a 23 g/dia, *versus* gordura hidrogenada, 10 a 22 g/dia), constataram que a alta ingestão de gordura hidrogenada associou-se a elevada concentração de marcadores inflamatórios, ocorrendo o inverso para o grupo do óleo vegetal.

Em um estudo que avaliou ratos jovens com esteatose hepática induzida por dieta durante quatro semanas com oferta de dieta rica em lipídeos de 75% DRL+ probiótico (estreptococos, *Thermophilus* e *Lactobacillus* bifidobactéria), observou-se redução do processo inflamatório. Por outro lado, acompanhando 17 adultos saudáveis durante quatro semanas com oferta de simbióticos, prebióticos e probióticos, verificaram a modificação da composição da microflora fecal, mas não influências nos indicadores de inflamação. Dieta normocalórica rica em leite ou dieta hipocalórica rica em leite e cálcio foram seguidas por homens e mulheres obesos durante 24 semanas, e os autores constataram maior redução de marcador inflamatório na dieta hipocalórica rica em cálcio contido no leite.

Apesar de serem conhecidos os benefícios das frutas e vegetais para a saúde em relação a essa rotulagem anti-inflamatória, estudos multicêntricos longitudinais não têm apresentado associação entre o consumo desses alimentos, a incidência de câncer total (George et al., 2009) e a melhora da resposta inflamatória (Buijsse et al., 2009). Diante dos resultados encontrados na literatura, conclui-se que não devemos privilegiar um ou mais alimentos em detrimento dos outros para consumo diário, não somente pelo fato de podermos adquirir, simultaneamente, excesso de alguns nutrientes e carência de outros. Não devemos também rotular dietas, por não termos conhecimento suficiente para orientar com segurança o consumo de alimentos específicos diariamente, pois os vieses encontrados nos métodos das pesquisas muitas vezes levam a resultados conflitantes. Vale ressaltar que idade, dieta, estilo de vida e gordura corporal, são fatores que podem modificar a concentração do marcador inflamatório.

Seria mais prudente orientarmos a rotatividade do consumo diário com relação aos grupos de alimentos, pois assim estaríamos recomendando com embasamento em pesquisas mais fortalecidas, e não omitindo alimentos que derivam de resultados conflitantes ou que ainda não foram estudados. Além disso, não permaneceríamos incorrendo no erro de incentivar o consumo exagerado de um alimento, como na década passada, em relação aos alimentos ricos em ácidos graxos poli-insaturados, no caso ricos em ômega-6, estimulando o processo inflamatório. De modo semelhante, no caso de maior estímulo ao consumo de frutas vermelhas, uma vez que pesquisas recentes revelam que o *kiwi*, um fruto esverdeado, pode apresentar ação antioxidante mais forte. Logo, deve-se orientar uma dieta saudável com rotatividade de todos os grupos de alimentos, respeitando-se as diretrizes existentes.

Bibliografia

Barbaresko J, Koch M, Schulze MB, Nöthlings U. Dietary pattern analysis and biomarkers of low-grade inflammation: a systematic literature review. Nutr Rev. 2013;71(8):511-27.

Barceló-Coblijn G, Murphy EJ, Othman R, Moghadasian MH, Kashour T, Friel JK. Flaxseed oil and fish-oil capsule consumption alters human red blood cell n-3 fatty acid composition: a multiple-dosing trial comparing 2 sources of n-3 fatty acid. Am J Clin Nutr. 2008;88(3):801-9.

Baxter VC. Farmaconutrientes e imunonutrição e sua aplicabilidade na prática clínica. Rev Nutr Prof. 2009;2(10):12-9.

Buijsse B, Feskens EJ, Schulze MB, Forouhi NG, Wareham NJ, Sharp S, et al. Fruit and vegetable intakes and subsequent changes in body weight in European populations: results from the project on Diet, Obesity, and Genes (DiOGenes). Am J Clin Nutr. 2009;90(1):202-9.

Calder PC, Ahluwalia N, Albers R, Bosco N, Bourdet-Sicard R, Haller D, et al. A Consideration of biomarkers to be used for evaluation of inflammation in human nutritional studies. Br J Nutr. 2013;109 Suppl 1:S1-34.

Chilton FH, Rudel LL, Parks JS, Arm JP, Seeds MC. Mechanisms by which botanical lipids affect inflammatory disorders. Am J Clin Nutr. 2008;87(2):498S-503S.

Chun OK, Chung SJ, Claycombe KJ, Song WO. Serum C-reactive protein concentrations are inversely associated with dietary flavonoid intake in U.S. adults. J Nutr. 2008;138(4):753-60.

Corella D, González JI, Bulló M, Carrasco P, Portolés O, Díez-Espino J, et al. Polymorphisms cyclooxygenase-2 -765G>C and interleukin-6 -174G>C are associated with serum inflammation markers in a high cardiovascular risk population and do not modify the response to a Mediterranean diet supplemented with virgin olive oil or nuts. J Nutr. 2009;139(1):128-34.

Esmaillzadeh A, Azadbakht L. Home use of vegetable oils, markers of systemic inflammation, and endothelial dysfunction among women. Am J Clin Nutr. 2008;88(4):913-21.

George SM, Park Y, Leitzmann MF, Freedman ND, Dowling EC, Reedy J, et al. Fruit and vegetable intake and risk of cancer: a prospective cohort study. Am J Clin Nutr. 2009;89(1):347-53.

Hickling S, Hung J, Knuiman M, Divitini M, Beilby J. Are the associations between diet and C-reactive protein independent of obesity? Prev Med. 2008;47(1):71-6.

Jung UJ, Torrejon C, Tighe AP, Deckelbaum RJ. n-3 fatty acids and cardiovascular disease: mechanisms underlying beneficial effects. Am J Clin Nutr. 2008;87(6):2003S-9S.

Kushi LH, Byers T, Doyle C, Bandera EV, McCullough M, McTiernan A, et al.; American Cancer Society 2006 Nutrition and Physical Activity Guidelines Advisory Committee. American Cancer Society Guidelines on Nutrition and Physical Activity for Cancer Prevention: Reducing the Risk of Cancer With Healthy Food Choices and Physical Activity. CA Cancer J Clin. 2006;56(5):254-81; quiz 313-4.

Marcotuli I, Houston K, Schwerdt JG, Waugh R, Fincher GB, Burton RA, et al. Genetic Diversity and Genome Wide Association

Study of β-Glucan Content in Tetraploid Wheat Grains. PLoS One. 2016;5;11(4):e0152590.

Mayer LE, De Bona KS, Abdalla FH, Almeida FL, Pozzobon RCR, Charão MF, et al. Perspectivas laboratoriais na avaliação da resposta inflamatória. Rev Bras Farm. 2010;91(4):149-61.

Monagas M, Khan N, Andres-Lacueva C, Casas R, Urpí-Sardà M, Llorach R, et al. Effect of cocoa powder on the modulation of inflammatory biomarkers in patients at high risk of cardiovascular disease. Am J Clin Nutr. 2009;90(5):1144-50.

Nanri A, Yoshida D, Yamaji T, Mizoue T, Takayanagi R, Kono S. Dietary patterns and C-reactive protein in Japanese men and women. Am J Clin Nutr. 2008;87(5):1488-96.

Neale EP, Batterham MJ, Tapsell LC. Consumption of a healthy dietary pattern results in significant reductions in C-reactive protein levels in adults: a meta-analysis. Nutr Res. 2016;36(5):391-401.

Parker TL, Wang XH, Pazmiño J, Engeseth NJ. Antioxidant capacity and phenolic content of grapes, sun-dried raisins, and golden raisins and their effect on ex vivo serum antioxidant capacity. J Agric Food Chem. 2007;55(21):8472-7.

Raff M, Tholstrup T, Basu S, Nonboe P, Sørensen MT, Straarup EM. A diet rich in conjugated linoleic acid and butter increases lipid peroxidation but does not affect atherosclerotic, inflammatory, or diabetic risk markers in healthy young men. J Nutr. 2008;138(3):509-14.

Ribaya-Mercado JD, Maramag CC, Tengco LW, Blumberg JB, Solon FS. Relationships of body mass index with serum carotenoids, tocopherols and retinol at steady-state and in response to a carotenoid-rich vegetable diet intervention in Filipino schoolchildren. Biosci Rep. 2008;28(2):97-106.

Ricker MA, Hass WC. Anti-inflammatory Diet in Clinical Pratice: A Review. Nutr Clin Pract. 2017;32(3):318-25.

Silva PL, Silva EM, Carmo MGT, Cardoso FS. Fitoterapia, Allium sativum e hipercolesterolemia: uma revisão. Rev Atendimento Saúde. 2016;14(49):78-83.

Sposito AC, Caramelli B, Fonseca FAH, Bertolami MC, Rassi Júnior A, Afiune Neto A, et al. IV Diretriz Brasileira sobre Dislipidemias e Prevenção da Aterosclerose: Departamento de Aterosclerose da Sociedade Brasileira de Cardiologia. Arq Bras Cardiol. 2007;88(1):2-19.

Exames Laboratoriais na Prática do Nutricionista

Maria José de Carvalho Costa
Raquel Patrícia Ataíde Lima
Jéssica Vicky Bernardo de Oliveira
Erika Epaminondas de Sousa

8.1 ALIMENTOS E RECOMENDAÇÕES QUE AUXILIAM A ESTABILIZAÇÃO DE VALORES DE EXAMES BIOQUÍMICOS

A seguir, estão sumarizadas as principais recomendações em relação a alimentos, seus componentes, ações e quantidades recomendadas, para auxiliar na normalização dos valores de exames bioquímicos no que diz respeito às doenças cardiovasculares, ao diabetes e à inflamação, para auxiliar o nutricionista na prática clínica durante a elaboração de um plano alimentar adequado (Tabelas 8.1 a 8.6).

TABELA 8.1. Destaque para as doenças cardiovasculares

	Componente principal	Ação	Quantidade recomendada
		Leite e derivados	
Leite integral	Ácidos graxos	Hipolipemiante (auxilia na redução de LDL-C pequenas e densas).	2 a 3 porções de equivalentes por dia (leite ou derivados).
Chocolate amargo	Rico em fenóis	Melhora o fluxo sanguíneo.	Consumir com moderação.
Prebióticos e probióticos Fontes de pré: fibras dietéticas, amidos e oligossacarídeos – inulina e frutoligossacarídeos (FOS) = cebola, tomate, centeio, alho, banana e semente de girassol Fontes de pró: iogurte e Yakult (dentre outros)	Bifidobacterium e lactobacilos	Hipolipemiantes (auxiliam na redução dos valores de colesterol total).	2 a 3 porções de equivalentes por dia (derivados do leite) Verduras e frutas, 4 a 5 porções de equivalentes por dia/cada.
	Frutas variadas (4 a 5 porções ou equivalentes por dia)		
Abacate	Elevado teor de gordura monoinsaturada e vitamina E	Auxilia na relação MPS*, para redução do colesterol.	Incluir no consumo alimentar habitual entre as porções recomendadas.

(continua)

TABELA 8.1. Destaque para as doenças cardiovasculares (continuação)

	Componente principal	Ação	Quantidade recomendada
Banana	Potássio	Atua na fluidez do sangue e auxilia na diminuição da pressão arterial.	Incluir no consumo alimentar habitual entre as porções recomendadas.
Caju	Vitamina E e gordura monoinsaturada	Auxilia na prevenção das doenças cardiovasculares.	Incluir no consumo alimentar habitual entre as porções recomendadas.
Frutas vermelhas	Flavonoide e ácido elájico	Auxiliam na redução da oxidação das lipoproteínas.	Incluir no consumo alimentar habitual entre as porções recomendadas.
Maçã	Pectina e quercitina	Auxilia na redução do colesterol.	Incluir no consumo alimentar habitual entre as porções recomendadas.
Romã	Ácidos graxos púnicos	Auxilia na redução do colesterol.	Incluir no consumo alimentar habitual entre as porções recomendadas.

* Relação MPS = relação entre gorduras monoinsaturadas, poli-insaturadas e saturadas.

Vegetais variados (4 a 5 porções de equivalentes por dia)			
Vegetais em geral	Fitosteróis	Auxiliam na redução da absorção de colesterol alimentar e da concentração no sangue.	Incluir no consumo alimentar habitual entre as porções recomendadas.
Alho	Alicina	Auxilia bloqueando a oxidação de LDL-C e na inibição da síntese de colesterol hepático e colesterol no sangue.	Incluir no consumo alimentar habitual entre as porções recomendadas (600 a 900 mg = 1 dente de alho).
Berinjela	Ácido ferrúlico, ácido linolênico e licopeno	Auxilia na redução de triglicerídeos (TG).	Incluir no consumo alimentar habitual entre as porções recomendadas.
Cebola	FOS	Auxilia na redução do colesterol.	Incluir no consumo alimentar habitual entre as porções recomendadas.

(continua)

TABELA 8.1. Destaque para as doenças cardiovasculares (continuação)

	Componente principal	Ação	Quantidade recomendada
Espinafre	Coenzima Q10	Proteção da mitocôndria, pela supressão da peroxidação lipídica e radicais livres, auxiliando na redução da oxidação das lipoproteínas.	Incluir no consumo alimentar habitual entre as porções recomendadas.
Quiabo	Fibras solúveis	Auxilia na redução do colesterol.	Incluir no consumo alimentar habitual entre as porções recomendadas.
Tomate	Licopeno	Auxilia no bloqueio da oxidação de LDL-C.	Incluir no consumo alimentar habitual entre as porções recomendadas.
Vegetais folhosos verde-escuros	Ácido fólico (ressalta-se que vitaminas B_6 e B_{12} também são necessárias para que a ação descrita ao lado aconteça)	Auxiliam na redução dos valores de homocisteína no sangue, que representa fator de risco para aterosclerose quando elevada.	Incluir no consumo alimentar habitual entre as porções recomendadas.
Leguminosas (1 porção ou equivalente por dia)			
Cereais integrais, leguminosas em geral	Fibras solúveis e ácido fólico (ressalta-se que vitaminas B_6 e B_{12} também são necessárias para que a ação descrita ao lado aconteça)	Auxiliam na redução dos valores de homocisteína no sangue, que representa fator de risco para aterosclerose quando elevada.	Incluir no consumo alimentar habitual entre as porções recomendadas.
Feijão	Ácido fólico e fibra solúvel	Auxilia na redução dos valores de colesterol, além de contribuir na redução dos valores de homocisteína.	Incluir no consumo alimentar habitual entre as porções recomendadas.
Soja	Ácido fólico, isoflavona, saponinas e glicosídeos	Auxilia na redução de LDL-C e no aumento de HDL-C. Além disso, contribui para a redução dos valores de homocisteína.	Incluir no consumo alimentar habitual entre as porções recomendadas.

(continua)

TABELA 8.1. Destaque para as doenças cardiovasculares (continuação)

Componente principal	Ação	Quantidade recomendada
Grãos ou cereais ou amidos (5 a 9 porções ou equivalentes por dia)		
Aveia	β-glucana (fibra solúvel)	Eleva a síntese de ácidos biliares, auxiliando na redução do colesterol.	Incluir no consumo alimentar habitual entre as porções recomendadas. Farelo = 25 g
Farelo de arroz	Ácido fólico, β-glucana	Auxilia na redução dos valores de homocisteína no sangue, que representa fator de risco para aterosclerose quando elevada.	Incluir no consumo alimentar habitual entre as porções recomendadas.
Gérmen de trigo	Fitosteróis	Auxilia na redução de colesterol alimentar.	Incluir no consumo alimentar habitual entre as porções recomendadas.
Peixes, carnes, aves (3 a 5 equivalentes = 1 a 2 porções de 90 a 150 g por dia)		
Peixes (arenque, atum, salmão, cavala, sardinha, truta e fígado de bacalhau)	Ácido eicosapentaenoico (EPA) e ácido docosahexaenoico (DHA)	Auxiliam na redução de TG plasmáticos.	2 a 3 vezes por semana (3 a 5 equivalentes/dia).
Óleos e sementes oleaginosas (1 a 2 porções por dia = 2 a 4 colheres de chá por dia = 10 a 20 g por dia)		
Azeite de oliva	Ácidos graxos monoinsaturados (AGMI)	Auxilia na redução da agregação plaquetária e dos níveis de LDL-C e colesterol total.	1 a 2 equivalentes por dia
Linhaça (farinha e óleo)	Lignanas	Reduz a agregação plaquetária e TG.	1 a 2 equivalentes por dia
Óleos vegetais	Fitosteróis (citosterol, campesterol e estigmasterol)	Diminuem a absorção de colesterol alimentar.	1 a 2 equivalentes por dia
Oleaginosas (amendoim, amêndoas e castanha)	Resveratrol (ricas em AGMI); zinco; cálcio; selênio	Auxiliam na redução dos valores de LDL-C.	1 a 2 equivalentes por dia
Óleo de canola	Rico em ômega-3 e ômega-6	Auxilia na redução dos lipídeos.	1 a 2 equivalentes por dia

(continua)

Capítulo 8 Exames Laboratoriais na Prática do Nutricionista 251

TABELA 8.1. Destaque para as doenças cardiovasculares (continuação)

	Componente principal	Ação	Quantidade recomendada
Gergelim	Gorduras mono, poli-insaturadas e fitosterol	Reduz o colesterol.	1 a 2 equivalentes por dia
Chia	Rico em ômega-3 e ômega-6	–	–

Chás

	Componente principal	Ação	Quantidade recomendada
Chá-verde	Flavonoides (catequinas)	Antioxidante (auxilia inibindo a oxidação da LDL-C, reduzindo o potencial aterogênico).	Eventualmente ou 1 xícara por dia
Chá-preto	Flavonoides (catequinas)	Auxilia na redução do colesterol.	Eventualmente ou 1 xícara por dia

Álcool

Bebidas destiladas ou fermentadas	Etanol	Auxiliam no aumento da HDL-C.	1 dose/dia (mulher), 2 doses/dia (homem). 1 dose = 350 mL de cerveja ou 100 mL de vinho ou 30 mL de bebida destilada

Farelo de cereais, espinafre, carne bovina e sardinhas

–	Coenzima Q10	Proteção da mitocôndria pela supressão da peroxidação lipídica	–
Sal de cozinha	Cloreto de sódio	Quantidade considerada máxima saudável para a ingestão alimentar diária.	5 g de cloreto de sódio (que corresponde a 2 g de sódio). Na prática, recomenda-se o consumo de, no máximo, 3 colheres de café rasas (3 g), que somados aos 2 g de sal já existentes nos próprios alimentos contemplaria o total de 5 g.

Fonte: Elaboração própria.

TABELA 8.2. Destaque para diabetes

	Recomendação ou componente principal	Ação	Quantidade recomendada
Amidos, frutas, sucos de frutas, leite, iogurte e alimentos que contenham açúcar e outros carboidratos	Contagem de carboidratos	Contribui para estabilizar os níveis de glicose.	6 refeições por dia contendo, respectivamente, 15%, 10%, 30%, 10%, 25% e 10% de carboidratos
Manga × mamão	Índices glicêmicos (IG) semelhantes, mas resposta insulínica diferente	Contribuem para diminuir o peptídeo C, refletindo redução do nível sérico de insulina.	Incluir no consumo alimentar habitual entre as porções recomendadas.
Ricos em fibras solúveis: feijão, grãos secos, aveia de grão inteiro ou farinha de aveia, nozes, cevada, semente de linho, maçãs, laranjas, pêssegos, peras, ameixas, figos, alcachofras, brócolis, couve-de-bruxelas, cenouras, espinafre e ervilhas	Viscosidade	Contribuem para diminuir a glicemia pós-prandial.	Incluir no consumo alimentar habitual entre as porções recomendadas.
Dieta de baixa carga glicêmica e baixo IG: peixe, carne vermelha, queijo *cottage*, ovos, saladas cruas (30% a 35% de carboidratos, 25% a 30% de proteínas e 35% a 40% de lipídeos)	Carga glicêmica e IG	Contribuem para controlar glicemia.	Incluir no consumo alimentar habitual entre as porções recomendadas.
Uvas e outras frutas	Polifenóis (resveratrol, quercitina, catequinas, antocianinas etc.)	Auxiliam na redução de glicemia, melhorando a função das células beta.	Incluir no consumo alimentar habitual entre as porções recomendadas.
Cottage (cremoso e desnatado)	Rico em cálcio	Atua no aproveitamento de insulina e na deposição de cálcio nos ossos.	–
Fibras	Especialmente as fibras solúveis	As fibras alimentares reduzem o IG dos alimentos	30 a 50 g por dia
Ácidos graxos ômega-3	Peixes	Reduzem a resistência à insulina.	Duas ou mais porções de peixes por semana

Fonte: Elaboração própria.

TABELA 8.3. Destaque para inflamação (consumo inadequado)

Função anti-inflamatória	Contribuem na redução de leucócitos, linfócitos e proteína c-reativa
Peixes de águas profundas (ômega- 3; controle inflamatório, diminui a produção de citocinas inflamatórias)	
Vegetais crus (função antioxidante)	
Frutas (função antioxidante)	
Leguminosas (arginina; aumenta a atividade das células T)	
Derivados do leite (bactérias acidoláticas; melhoram a resposta imunológica)	
Azeite de oliva (polifenóis)	
Sementes oleaginosas e chá-verde (arginina)	

Fonte: Elaboração própria.

TABELA 8.4. Dieta recomendada para redução de triglicerídeos e LDL-C sanguíneos

Alimentos	Preferir	Usar com moderação	Consumir ocasionalmente
Cereais	Grãos integrais (ricos em ácido fólico, fibras solúveis, isoflavonas, fitosteróis etc. TG e LDL-C	Pão refinado, arroz e massas, biscoitos, flocos de milho	Doces, bolos, tortas, croissants
Vegetais	Vegetais crus e cozidos (fitosteróis)		Vegetais preparados na manteiga ou creme
Leguminosas	Todos (incluindo soja e proteína da soja, ricas em fitosteróis e fibras solúveis)		
Frutas	Frutas frescas (ricas em fitosteróis e fibras solúveis)	Frutas secas, geleia, compota, conservas de frutas, sorvetes, picolés	
Doces e adoçantes	Adoçantes não calóricos	Sacarose, mel, frutose, glicose, chocolate, doce	Bolo com cobertura, sorvetes "cremosos"
Carne e peixe	Peixe oleoso (ômega-3, redução de TG e LDL-C), galinha sem pele (4 a 10 g ao dia)	Cortes magros de boi, lombo de porco ou veado, marisco, frutos do mar	Salsicha, salame, bacon, costelas, cachorro-quente, carne "orgânica"

(continua)

TABELA 8.4. Dieta recomendada para redução de triglicerídeos e LDL-C sanguíneos

Alimentos	Preferir	Usar com moderação	Consumir ocasionalmente
Derivados do leite e ovos	Leite desnatado e iogurte (adicionados com fitosteróis), clara de ovo	Leite com pouca gordura, queijo com pouca gordura e outros produtos lácteos	Queijo integral, creme, gema de ovo, leite integral e iogurte
Gorduras e temperos	Vinagre, ketchup, mostarda, temperos sem gordura	Óleos vegetais, margarinas *light*, salada temperada com maionese	Manteiga, margarina sólida, ácidos graxos trans, óleo de coco e de palma, banha de porco, gordura do bacon, temperos feitos com gema de ovo
Nozes e sementes	Fitosterol	Todas	Coco
Procedimentos culinários	Grelhado ou a vapor	Refogado e assado	Fritura

Fonte: Elaboração própria.

TABELA 8.5. Quantidade de proteína na dieta que auxilia o controle da taxa de filtração glomerular (TFG), valores de ácido úrico, ureia e creatinina

TFG	Proteína	Referências
> 70 mL/min	0,8 a 1,0 g/kg/dia	*Expert Working Group Report on Nutrition* (Toigo et al., 2000a; 2000b),
> 55 mL/min	0,8 g/kg/dia	*National Institutes of Diabetes and Digestive and Kidney Diseases* (NIDDKD) (In: Mahan; Escott-Stump, 2013)
< 50 mL/min	0,6 a 0,8 g/kg/dia	*American Dietetic Association* (2010)
25 a 70 mL/min	0,55 a 0,6 g/kg/dia	*European Society for Clinical Nutrition and Metabolism* (ESPEN) (Cano et al., 2009)
25 a 55 mL/min	0,6 g/kg/dia	*National Institutes of Diabetes and Digestive and Kidney Diseases* (NIDDKD) (In: Mahan; Escott-Stump, 2010)
< 25 mL/min	0,6 a 0,75 g/kg/dia	*National Kidney Foundation* (NFK/DOQI, 2000)
	0,55 a 0,6 g/kg/dia OU 0,28 g proteína/kg/dia suplementada com uma mistura de cetoanálogos e aminoácidos essenciais	*European Society for Clinical Nutrition and Metabolism* (ESPEN) (Cano et al., 2009)

(continua)

Capítulo 8 Exames Laboratoriais na Prática do Nutricionista

TABELA 8.5. Quantidade de proteína na dieta que auxilia o controle da taxa de filtração glomerular (TFG), valores de ácido úrico, ureia e creatinina (continuação)

TFG	Proteína	Referências
Doença renal crônica + diabetes	0,8 a 0,9 g/kg/dia	*American Dietetic Association* (2010) KDOQI (2007)*
Hemodiálise	1,2 g/kg/dia	NFK/DOQI (2000)
Diálise peritoneal	1,2 a 1,4 g/kg/dia	*EBPG Guideline on Nutrition* (Fouque *et al.*, 2007) (Fouque *et al.* (2008)
Pós-transplante imediato	1,3 a 1,5 g/kg/dia	*Nutrition for the post-renal transplant recipients* (Martins *et al.*, 2004)
Pós-transplante tardio	1,0 g/kg/dia** 0,8 a 1,0 g/kg/dia	*Nutrition for the post-renal transplant recipients* (Martins *et al.*, 2004) *American Dietetic Association* (2010)

Garantir ao menos 50% de proteínas AVB (alto valor biológico).
* Ofertar 0,6 g/kg/dia caso se observe redução acentuada e rápida da TFG.
** Ofertar 0,6 a 0,8 g/kg/dia se houver rejeição crônica do enxerto.
Fonte: Elaboração própria.

TABELA 8.6. Necessidade de nutrientes de adultos com doença renal fundamentada no tipo de terapia

Terapia	Proteína	Líquidos	Potássio
Função renal comprometida	0,6-1,0 g/kg	À vontade	Variável, geralmente à vontade ou aumentada para repor as perdas com diuréticos
Hemodiálise	1,2 g/kg	750-1.000 mL/dia débito urinário	2-3 g/dia ou 40 mg/kg
Diálise peritoneal	1,2-1,5 g/kg	À vontade (mínimo de 2.000 mL/dia débito urinário)	3-4 g/dia
Transplante, 4-6 semanas após transplante	1,3-2 g/kg	À vontade	Variável; pode requerer restrição com hipercalemia induzida por ciclosporina
6 semanas ou mais após transplante	1 g/kg	À vontade	Variável

Fonte: Elaboração própria.

Bibliografia

American Dietetic Association. Recommendations Summary Chronic Kidney Disease (CKD) Protein Intake. Evidence Analysis Library, 2010. Disponível em: http://www.adaevidencelibrary.com. Acesso em: 8 out. 2018.

American Heart Association Nutrition Committee, Lichtenstein AH, Appel LJ, Brands M, Carnethon M, Daniels S, Franch HA, et al. Diet and lifestyle recommendations revision 2006: a scientific statement from the American Heart Association Nutrition Committee. Circulation. 2006;114(1):82-96.

Cano NJ, Aparicio M, Brunori G, Carrero JJ, Cianciaruso B, Fiaccadori E, et al.; ESPEN. ESPEN Guidelines on Parenteral Nutrition: adult renal failure. Clin Nutr. 2009;28(4):401-14.

European Association for Cardiovascular Prevention & Rehabilitation, Reiner Z, Catapano AL, De Backer G, Graham I, Taskinen MR, Wiklund O, et al. ESC/EAS Guidelines for the management of dyslipidaemias: The Task Force for the management of dyslipidaemias of the European Society of Cardiology (ESC) and the European Atherosclerosis Society (EAS). Eur Heart J. 2011;32(14):1769-818.

Fouque D, Kalantar-Zadeh K, Kopple J, Cano N, Chauveau P, Cuppari L, et al. A proposed nomenclature and diagnostic criteria for protein-energy wasting in acute and chronic kidney disease. Kidney Int. 2008;73(4):391-8.

Fouque D, Vennegoor M, Ter Wee P, Wanner C, Basci A, Canaud B, et al. EBPG guideline on nutrition. Nephrol Dial Transplant. 2007;22(Suppl 2):ii45-87.

KDOQI. KDOQI Clinical Practice Guidelines and Clinical Practice Recommendations for Diabetes and Chronic Kidney Disease. Am J Kidney Dis. 2007;49(2 Suppl 2):S12-154.

Kushi LH, Byers T, Doyle C, Bandera EV, McCullough M, McTiernan A, et al.; American Cancer Society 2006 Nutrition and Physical Activity Guidelines Advisory Committee. American Cancer Society Guidelines on Nutrition and Physical Activity for cancer prevention: reducing the risk of cancer with healthy food choices and physical activity. CA Cancer J Clin. 2006;56(5):254-81; quiz 313-4.

Mahan L, Escott-Stump S. Krause: alimentos, nutrição e dietoterapia. 12ª ed. Rio de Janeiro: Elsevier; 2010. p. 928-9.

Mahan L, Escott-Stump S. Krause: alimentos, nutrição e dietoterapia. 13ª ed. Rio de Janeiro: Elsevier; 2013. p. 928-29.

Martins C, Pecoits-Filho R, Riella MC. Nutrition for the post-renal transplant recipients. Transplant Proc. 2004;36(6):1650-4.

NFK/KDOQI. National Kidney Foundation. Kidney disease outcomes quality initiative. Clinical practice guidelines for nutrition in chronic renal failure. I. Adult guidelines. A maintenance dialysis. Am J Kidney Dis. 2000;35(2):S17-55.

Oliveira JEP, Vencio S. Diretrizes da Sociedade Brasileira de Diabetes (2015-2016). São Paulo: A.C. Farmacêutica; 2016.

Simão AF, Precoma DB, Andrade JP, Correa Filho H, Saraiva JFK, Oliveira GMM, et al. I Diretriz Brasileira de Prevenção Cardiovascular. Sociedade Brasileira de Cardiologia. Arq Bras Cardiol. 2013;101(6 Supl 2):1-63.

Toigo G, Aparicio M, Attman PO, Cano N, Cianciaruso B, Engel B, et al. Expert Working Group report on nutrition in adult patients with renal insufficiency (part 1 of 2). Clin Nutr. 2000a;19(3):197-207.

Toigo G, Aparicio M, Attman PO, Cano N, Cianciaruso B, Engel B, et al. Expert working group report on nutrition in adult patients with renal insufficiency (Part 2 of 2). Clin Nutr. 2000b;19(4):281-91.

Índice Remissivo

A

Abacate, 247
Ácido(s)
  fólico, 212
  graxos ômega-3, 252
  linoleico, 104
  úrico, 97
Alanina aminotransferase, 131
Albumina, 151, 159, 225
Álcool, 251
Alho, 248
Alimentos
  com ação anti-inflamatória e inflamatória, 240
  com ações imunomoduladoras, 239
  e marcadores inflamatórios, 237
  e recomendações que auxiliam a estabilização de valores de exames bioquímicos, 247
  em relação à função renal, 106
  funcionais com destaque para doenças cardiovasculares, 35
ALT, AST
  cirrose hepática e, 143
  doença hepática
    alcoólica e, 141
    gordurosa não alcoólica e, 139
  hepatites
    agudas virais e, 133
    crônicas e, 135
      de etiologia não viral e, 137
      virais, 135
  hepatocarcinoma e, 145
  icterícia, 133
AMGS, 68
Aminotransferases, 129
Anemia(s), 200, 207
  hemolítica por deficiência de vitamina E, 202
  nutrição e, 207
  por deficiência
    de ácido fólico, 201
    de cobre, 202
    de ferro, 202
    de proteína, 206
    de vitamina B_{12}, 205
  por doença crônica, 208
Automonitoração da glicose sanguínea, 66
Avaliação nutricional, 218
Aveia, 250
Azeite de oliva, 250

Índice Remissivo

B
Banana, 248
Bebidas destiladas ou fermentadas, 251
Berinjela, 248
Bilirrubina total e frações, 147
Bolus de alimentação, 80

C
Caju, 248
Cálculos das necessidades, 227
Carboidrato, 228
Cebola, 248
Cereais, 249, 253
Cetoácidos, 105
Cetoacidose diabética, 69
Chá-preto, 251
Chá-verde, 32, 251
Chia, 251
Chocolate amargo, 247
Ciprofloxacino, 220
Cirrose hepática, 143
Clearance de creatinina, 100
Clexane®, 222
Clonazepam, 223
Colesterol, 8, 12
Cottage, 252

D
Deficiência dos micronutrientes, 212
Depressão, 217
Derivados do leite e ovos, 254
Desnutrição, 217
 de micronutrientes, 212
Diabetes mellitus, 49, 252
 gestacional, 58
Dieta muito restrita em proteína suplementada com aminoácidos essenciais e cetoácidos, 105
Diminuição da ferritina, 203
Doces, 253
Doença(s)
 cardíaca, 18, 19
 cardiovasculares, 247, 251
  fitoesteróis e, 30
  flavonoides e, 27
  gordura e, 22
  nutrição e, 22
  ovo e, 25
 hepática(s), 127, 129

gordurosa não alcoólica, 139
  definições para a, 97
  efeitos da ingestão de proteínas e de outros nutrientes na, 101
  mecanismo de progressão da, 100
  renal, 97
    crônica, 110
    manejo dietético no paciente com, 112
Duração
  de jejum, perfil lipídico, 5
  do tempo do torniquete, perfil lipídico, 6

E

Efeito
  de exercícios, perfil lipídico, 6
  Somogyi, 70, 73
Energia, 227
Espécies reativas de oxidação (ERO), 19
Espinafre, 249
Esteatose hepática, 141
Estilo de vida, perfil lipídico, 4
Estimativa do *clearance* de creatinina, 100
Estocagem e manipulação da amostra, perfil lipídico, 7
Estresse oxidativo, 21

F

Farelo de arroz, 250
Feijão, 249
Ferro, 214
Fibras, 252
Ficha de cálculo de equivalentes, 81
Fígado, 127, 128
Filtração glomerular, 98
Fitoesteróis, 30
Flavonoides, 27
Folatos, 175
Fortificação
  de ferro, 214
  de vitamina A, 213
Fosfatase alcalina, 130, 148
Fósforo, 104
Frutas, 253
  vermelhas, 248
Frutosamina sérica, 51

G

Gergelim, 251
Gérmen de trigo, 250

GGT, 159
Glicemia, 59
  alterações no paciente diabético, 66
  consumo de alimentos em relação à, 73
  tipos de, 61
Glicose
  medicações orais para a redução da, 72
  no soro ou plasma, 49
  sanguínea, 51
  automonitoração, 66
  objetos-alvo da, 73
Gorduras, 22, 254
Gravidez, perfil lipídico, 3

H

HDL-colesterol, 8, 17
Hemácias, 225
Hematimetria, 197
Hemoglobina
  glicada, 50
  glicosada no soro, 51
Hemograma, 197
Hepatites agudas virais, 133
  A, 134
  alcoólica, 141, 142
  autoimune, 137
  B, 134
  crônica, 137
  C, 134
  crônica, 135, 136
Hepatocarcinoma, 145
Hepatopatias crônicas, 146
Hiperglicemia, 67, 72
Hiperinsulinismo alimentar, 62
Hipoglicemia, 72
  conceitos e tratamento de, 70
  de jejum, 62, 66
  de origem não diabética, 60, 72
  diagnóstico de, 62
  pós-prandial, 62
  seguida de hiperglicemia "rebote", 73
Hiponatremia, 158
Homocisteína, 11

I

Icterícia, 133
Idade e sexo, perfil lipídico, 3
Imunomoduladores, 238

Índices de estresse oxidativo, 19
Inflamação, 253
Insuficiência renal crônica, 112
Interação entre fármaco e nutriente, 220

L
Lactulona, 223
Latosterol, 31
LDL-colesterol, 9, 17
Leguminosas, 253
Leite integral, 247
Leucócitos, 209, 226
Leucocitose, 210
Leucopenia, 210
Linhaça, 250
Lipídios, 228
Lipoproteínas, 10

M
Maçã, 248
Manga, 252
Marcadores
  do estresse oxidativo, 21
  inflamatórios, 237
MCHC (*mean corpuscular hemoglobin concentration*), 157
Medicações orais para a redução da glicose, 72
Metronidazol, 221
Miniavaliação do estado nutricional (Mini Nutritional Assessment – MAN), 219

N
Neuroglicopenia, 73
Neutrofilia, 210
Neutrófilos, 210
Nozes, 254

O
Oleaginosas, 250
Óleo(s)
  de canola, 250
  vegetais, 250
Ovo, 25

P
PDW (*platelet distribution width*), 158
Peixes, 250
Plaquetas, 130, 211

Polifenóis, 29
Postura durante a coleta, perfil lipídico, 6
Prebióticos, 247
Prevenção dos sintomas hipoglicêmicos, 64
Proteínas, 112, 150, 227
Proteinúria, 108

Q
Quiabo, 249

R
RDW (*red cell distribution width*), 158
Redução de triglicerídeos e LDL-C sanguíneos, 253
Resistência à insulina, 68
Romã, 248

S
Sal de cozinha, 251
Série
   branca, 209
   vermelha, 197
Síndrome
   da fragilidade, 216
   hipoglicêmicas, 61
Sódio, 158
Soja, 249
Suplementação com vitamina
   A, 181
   D, 188

T
Taxa de filtração glomerular, 98
Teste(s)
   de avaliação
      da etiologia dos processos agressores, 130
      da reserva funcional parenquimatosa, 130
      da síntese hepatocelular, 130
      de lesão de hepatócitos, 129
      do fluxo biliar, 129
      de tolerância à glicose, 49
Tomate, 249
Transaminase(s) (TGO/TGP), 159
   glutâmico-pirúvica/ALT, 148
Tríade de Whipple, 67
Triglicérides, 10

U
Úlceras por pressão, 216
Ureia, 98
Uvas, 252

V
Variabilidade, perfil lipídico, 3
Vegetais, 248, 249, 253
Vitamina
  A, 176, 213
  B_1, 172
  B_2, 173
  B_6, 174
  B_{12}, 175
  C, 176
  D, 177
  E, 177
VLDL-C, 17